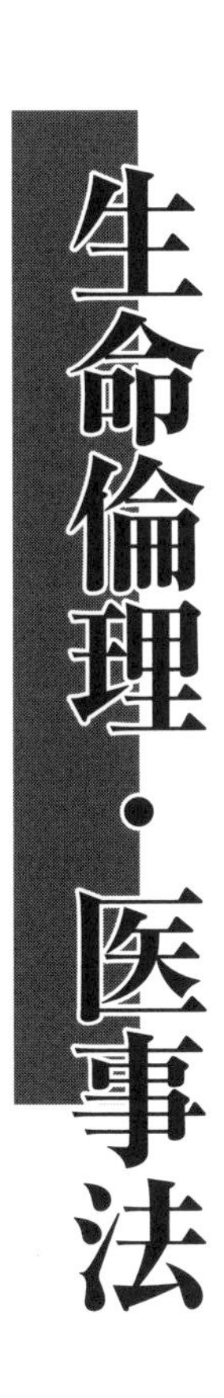

生命倫理・医事法

第3版

塚田 敬義　前田 和彦・編

著

塚田 敬義 ／ 冲永 隆子 ／ 谷口 泰弘
加藤 太喜子 ／ 武藤 香織 ／ 前田 和彦
桂川 純子 ／ 掛江 直子 ／ 黒澤 英明
内藤 智雄 ／ 水野　大 ／ 藤崎 和彦
紀ノ定 保臣

医療科学社

執筆者一覧〈執筆順〉

塚田　敬義

岐阜大学大学院医学系研究科　医学系倫理・社会医学分野　教授

冲永　隆子

帝京大学 共通教育センター　教授

谷口　泰弘

岐阜大学大学院医学系研究科　医学系倫理・社会医学分野　准教授

加藤太喜子

岐阜医療科学大学保健科学部　准教授

武藤　香織

東京大学医科学研究所　ヒトゲノム解析センター　公共政策研究分野

前田　和彦

九州保健福祉大学生命医科学部　医事法学研究室　教授

桂川　純子

豊橋創造大学保健医療学部　准教授

掛江　直子

国立成育医療研究センター　生命倫理研究室長

黒澤　英明

平成国際大学・帝京科学大学　非常勤講師

内藤　智雄

関東信越厚生局　統括指導医療官

水野　　大

山形大学医学部　法医学講座　准教授

藤崎　和彦

岐阜大学医学部　医学教育開発研究センター　教授

紀ノ定保臣

岐阜大学大学院医学系研究科　医療情報分野　教授

推薦の辞

1970年代の前半から1980年代にかけて米合衆国に誕生した生命倫理（Bioethics）は、「医学医療（biomedicine）と生命科学（life-sciences）とヘルスケア（healthcare）の領域における人間の行動から、道徳的価値と原則に照らして検討される限りにおいて、体系的に研究すること」であると定義されていた。1979年に著された「生命倫理学の諸原則」においてビーチャム（Beauchamp, T.L）とチルドレス（Childress,J.F）は生命倫理の原則を「自律尊重（autonomy）、無危害（non-maleficence）、善行（beneficence）、正義・公平（justice）」として、医学医療あるいは生命科学の研究における具体的な例に適用して、諸問題の解決を導くことにしたのであった。

生命倫理学と医事法学はわれわれの社会の中で生命に関する基本的な事項（性、生殖、生命、生と死、健康など）に関して、考え方や意見に差異があったとき、倫理的議論や法的考察をすることにより社会として最善の解決法を見出すプロセスとしての学問であるともいえる。

21世紀に入り生命科学、医学医療の進歩は著しいが、いかなる文明でも人類の生存を守ることでは共通するところである。それを前提にして倫理的議論や法的考察を積み重ねていくことで普遍的なものを作り出すことができると思われる。したがって、将来は医学医療、生命科学の研究に従事することになる大学生にとっては、『生命倫理・医事法』はリベラルアーツとしての大事な科目である。

現代では、生命倫理は広く知られる学問となったが、一般に生命倫理の学術的意義が評価されるようになったのは20世紀の後半からである。

この頃日本の医学医療における生命倫理の必要性を強く提唱した一人に医学者の星野一正（京都大学教授）がいた。彼はアメリカ合衆国やカナダにおいて、臨床医そして医学者としてバイオエシックスを体験して患者主体の新しい医療の倫理を、身をもって体験していた。彼は1977年に京都大学医学部の教授として赴任して、医学医療の分野においてのバイオエシックスの必要性を強く訴えて日本の先導的役割を果たしたのであった。当時の星野教授のところで研修員（リサーチ・フェロー）として生命倫理を研究していたのが編者の一人の塚田敬義であった。生命倫理学について法学者の立場から研究を深め今日の生命倫理学の第一人者になったのである。

このような次第で編者は日本の医学医療におけるバイオエシックスの歴史と発展をよく理解して、医療関係の学生にとっての生命倫理の教育の重要性を認識していると言える。

今回の出版が塚田敬義、前田和彦の両教授を編者として実現されたことは生命倫理の教育にあたって有益なものである。

編者は生命倫理を医療、保健、福祉まで広げて、医療に関係する分野の学生が修得できるように多角的な面から生命倫理、医事法に関して編集している。したがって、日本の医療関係に将来従事する医学・看護・薬学および生命科学などを専攻する学生にとっての必読書になることが期待される。

前上智大学生命倫理研究所所長・上智大学名誉教授　**青木　清**

第３版の発刊にあたって

本教科書は2015年の発刊、2018年の改訂版に続き、このたび第３版の発刊となりました。改訂版の発刊以降もこの領域に関する制度の変更がありました。「臨床研究法」の施行、ヒトゲノム・遺伝子解析の研究に関する倫理指針と人を対象とする医学系研究に関する倫理指針を統合した「人を対象とする生命科学・医学系研究に関する倫理指針」の施行が代表的なものです。このように科学技術の進歩のスピードが速くなり、これまで研究者の世界で議論されていた事柄が医療や研究・教育の現場など実社会で実用化されています。その変化の早さと内容のエッセンスを読者の皆さんが感じそして理解して頂きたく第３版を発刊しました。

執筆の先生方には、ちょうどコロナ禍で業務が増えた最中での改訂作業となりましたが、2022年度初めの講義に間に合うよう努力して頂き有難うございました。

初版の企画から根気強く支えて頂きました古屋敷真一社長が逝去されました。ここに深謝の意を表しご冥福を祈る次第です。10年余り前に前田和彦先生と一緒に教科書を出版しませんかとのお誘いを受け、何回となく会談を重ねお互いの絆を太くした結果が2015年の本教科書の発刊に繋がりました。まさに人との縁の賜と思っています。このような大変な時期での編集担当の齋藤聖之氏の尽力にも感謝を申し上げます。

2022年３月

岐阜大学大学院教授　**塚田敬義**
九州保健福祉大学教授　**前田和彦**

改訂版の発刊に際して

この度、本教科書は初版発刊から3年目に改訂版を出すことができました。平成28(2016) 年は、改正された個人情報保護法並びに関連法の5月からの施行にあわせ、平成27 (2015) 年2月に制定された「人を対象とする医学研究に関する倫理指針」や「ヒトゲノム・遺伝子解析研究に関する倫理指針」などを始め、医学の研究に関係する指針等の改正がなされ研究現場には大きな影響がありました。さらに今年、平成30 (2018) 年4月には「臨床研究法」が施行されます。種々の改正は「ディオバン事案」、「タシグナ事案」、「CASE-J事案」等の臨床研究を巡る不正案件が続いたことへの国の対応です。さらに、医事法学領域においても、2つの大学病院で起きた患者死亡事案に起因する特定機能病院の指定が取り消されました。これを受けて平成28 (2016) 年には医療法施行規則の改正があり医療安全に関する体制が強化されたところです。また、医療安全だけでなく、患者に適正な医療を提供する制度として、同年4月からは難病と闘う患者からの申請により保険外診療の高度な医療技術などを安全性・有効性を確認したうえで保険診療との併用を認める「患者申出療養」制度も始まり、さまざまな面から患者をサポートし、医療の適正と安全を守る改革が行われています。これも医療の安全性があってのことです。

このように医学・医療界においては、不祥事が続き社会からの信頼と患者の安全が揺らぐ事態となっていると言っても過言ではありません。その影響は医学以外の実験系領域においても同様であり、非実験系の研究においても研究の公正な遂行として取り組みが広がっています。

このような社会の変化に対応しなければならない時期に、新しく2人の先生を執筆陣に加えての改訂版の発刊は意義深いものと考える次第です。また、変化に即して大幅に加筆して頂いた章も複数あります。短い時間での執筆作業に対応して頂いた諸先生方に改めてお礼を申し上げます。最後に、冒頭の推薦の辞に記されている、京都大学名誉教授星野一正先生が平成28 (2016) 年4月4日に亡くなられました。京都大学時代の最後の教室員として指導を受けた塚田としては、改訂版の発刊が星野先生へ幾ばくかの恩返しができたのかなと、思っています。末筆ですが本教科書の発刊にあたり、企画から根気強く支えてくれています古屋敷信一社長と編集担当の齋藤聖之さんにも感謝を申し上げます。

2018年1月

塚田敬義
前田和彦

発刊にあたって

生命倫理の講義は、医学生、看護学生から始まり、薬学生をはじめとするコ・メディカル養成カリキュラムや国家試験出題基準への採用に至っています。さらにバイオ系学部においても講義が広がっています。その学問的背景については、推薦の辞を書いてくださいました青木清先生のお言葉に換えます。

われわれ編者は長年、生命倫理や医事法の講義を担当してきました。生命倫理と医事法において共通する項目が数多く存在しますが、その方向性には差異があります。しかし、共通する項目においてそれぞれの知識を補完しあうことは、より理解が深まることを経験して来ました。そこで本書を『生命倫理・医事法』との書名にした次第です。特に医療に直結する項目においては、現在の日本の医療制度、法令や裁判例を知る必要があり、その点に配慮した章立てをし、本書の特色といたしました。

執筆陣には、編者が親しく交流をしている先生方の中から、研究そして講義を担当している現役の先生方としました。担当の章は、それぞれの先生方が専門性を考慮して配分した経緯から、できるだけ各執筆者の個性を尊重して編集をしました。よって、共通する項目によっては記載の方向性が異なる可能性もあります。生命倫理は数学の公式とは異なり、多様性のある学問ですし、医事法においても解釈にはさまざまな説が存在することを理解してください。

本書は初学者を対象に執筆したものです。本書をきっかけにして、生命倫理や医事法に興味を持ち続けくれる学生さんが誕生してくれれば望外の喜びです。

2015 年 5 月

岐阜大学大学院教授　**塚田敬義**
九州保健福祉大学教授　**前田和彦**

目　次

第３章　インフォームド・コンセントの法理

谷口 泰弘

第４章　生殖技術

加藤 太喜子

第５章　ヒトゲノム解析と医療への応用をめぐる倫理的課題　87

武藤 香織

第６章　脳死・臓器移植の問題　103

前田 和彦、塚田 敬義

第7章　終末期をめぐる問題

谷口 泰弘

第8章　ケアする者の倫理――看護倫理

桂川 純子

第９章　胎児・小児をめぐる倫理的諸問題　161

掛江 直子

第10章　広義の生命倫理　185

谷口 泰弘、塚田 敬義

第13章　医療経済　231

谷口 泰弘

第14章　医事法序論　247

前田 和彦

第15章 医師の裁量権と保険診療 265

内藤 智雄

第16章 薬事制度と薬害 277

水野 大、前田 和彦

第17章 コミュニケーション論 297

藤崎 和彦

第18章 医療情報の取り扱いと個人情報の保護 307

紀ノ定保臣

第1章 生命倫理概論
――ニュルンベルク綱領まで

岐阜大学大学院医学系研究科　医学系倫理・社会医学分野　教授　**塚田敬義**

1. 古代における医師の責任と倫理

1-1　ハンムラビ法典

ハンムラビ法典はバビロニンの王ハンムラビ（紀元前 1792 ～ 1750 年）によるもので、成文法として歴史上古いもののひとつとされる（法典の石碑はルーヴル美術館にある）[1]。その条文には**表 1**

表 1　ハンムラビ「法典」テキスト（抄）

§215	もし医者が青銅のランセット（手術用小刀）でアウィールムに大傷を負わせるが、そのアウィールムを治したなら、あるいは青銅のランセットでアウィールムのこめかみを切開し、アウィールムの目を治したなら、彼は銀 10 シキル（約 83.3 グラム）を取ることができる。
§216	もしムシュケーヌム仲間なら、彼は銀 5 シキル（約 41.7 グラム）を取ることができる。
§217	もしアウィールムの奴隷なら、奴隷の所有者は医者に銀 2 シキル（約 16.7 グラム）を与えなければならない。
§218	もし医者がアウィールムに青銅のランセット（手術用小刀）で大傷を負わせ、そのアウィールムを死なせたなら、あるいはアウィールムのこめかみを青銅のランセットで切開し、そのアウィールムの目を損ったなら、彼らは彼（医者）の腕を切り落とさなければならない。
§219	もし医者がムシュケーヌムの奴隷に青銅のランセットで大傷を負わせ、死なせたなら、彼は同等の奴隷を償わなければならない。
§220	もし青銅のランセットで彼のこめかみを切開し彼の目を損ったなら、彼は彼（奴隷）の値段の半分の銀を支払わなければならない。
§221	もし医者がアウィールムの折れた骨を治したなら、あるいはひどい筋の痛みを治したなら、患者は医者に銀 5 シキル（約 41.7 グラム）を与えなければならない。
§222	もしムシュケーヌム仲間なら、彼は銀 3 シキル（約 25 グラム）を与えなければならない。
§223	もしアウィールムの奴隷なら、奴隷の所有者は医者に銀 2 シキル（約 16.7 グラム）を与えなければならない。

［中田一郎・訳：古代オリエント資料集成 1　ハンムラビ「法典」. 2 版，リトン，p59-61, 2002. 所収］

表2　ヒポクラテスの誓い（The Hippocratic Oath）

医師アポローン、アスクレーピオス、ヒュギエイア、パナケイアをはじめ、すべての男神・女神にかけて、またこれらの神々を証人として、誓いを立てます。そしてわたしの能力と判断力の限りをつくしてこの誓いとこの約定を守ります。この術をわたしに授けた人を両親同様に思い、生計をともにし、この人に金銭が必要になった場合にはわたしの金銭を分けて提供し、この人の子弟をわたし自身の兄弟同様とみなします。そしてもし彼らがこの術を学習したいと要求するならば、報酬も契約書も取らずにこれを教えます。わたしの息子たち、わたしの師の息子たち、医師の掟による誓約を行って契約書をしたためた生徒たちには、医師の心得と講義その他すべての学習を受けさせます。しかしその他の者には誰にもこれをゆるしません。わたしの能力と判断力の限りをつくして食養生法を施します。これは患者の福祉のためにするのであり、加害と不正のためにはしないようにつつしみます。致死薬は、誰に頼まれても、けっして投与しません。またそのような助言をも行いません。同様に、婦人に堕胎用器具を与えません。純潔に敬虔にわたしの生涯を送りわたしの術を施します。膀胱結石患者に截石術をすることはせず、これを業務とする人にまかせます。どの家に入ろうとも、それは患者の福祉のためであり、どんな不正や加害をも目的とせず、とくに男女を問わず、自由民であると奴隷であるとを問わず、情交を結ぶようなことはしません。治療の機会に見聞きしたことや、治療と関係なくても他人の私生活についての洩らすべきでないことは、他言してはならないとの信念をもって、沈黙を守ります。もしわたしがこの誓いを固く守って破ることがありませんでしたら、永久にすべての人々からよい評判を博して、生涯と術とを楽しむことをおゆるし下さい。もしこれを破り誓いにそむくようなことがありましたならば、これとは逆の報いをして下さい。

［ヒポクラテス・著，小川政恭・訳：古い医術について．岩波文庫，p191-192，1975．所収］

で示すとおり医師の法的責任と報酬について定められている。特に§218は実際にどの程度適用されたのか未知の部分があるが、今でいう医療過誤（事故）に対する制裁や報酬額を規定した意識の高さに驚くが、紀元前の人びとにおいても医師患者関係について法律を以て規律しなければならない緊張感があったと想像できる。

1-2　ヒポクラテスの誓い

『ヒポクラテスの誓い』は、ヒポクラテス（およそ紀元前370年没）[2] を中心とするコス派（ヒポクラテス学派）が形成したものを後年にまとめられた「ヒポクラテス全集」（4世紀頃、アレクサンドリアの図書館によって）[3] の一部として伝えられる（**表2**）。ヒポクラテスは古代ギリシャの医師であるが都市国家アテネではなくエーゲ海に浮かぶコス島で生まれ、同島を拠点に広くギリシャ各地を遍歴して活動した（多くのギリシャの医師とは異なり安楽死は行わなかった）[4]。ギリシャの医師は古代ローマにおいても医療活動をしており、コス派の医師によって継受された[5]。このことは不安定な社会的地位にあったコス派にとっては幸いした[6]。その後、「医神アポロン、アスクレピオス、ヒギエイア、パナケイアおよびすべての男神と女神に誓う」で始まる『ヒポクラテスの誓い』は忘れ去られるが[7]、中世において復活する（1311年没のペリエ大学教授ヴィラノヴァによって)[8),9)]。それは1～9の誓いの中に生命観と直結する人工妊娠中絶、安楽死に触れ、医師と患者関係の原則に因るものであったからと考えるのは深読みであろうか。

20世紀後半に成立したバイオエシックスを基調とする現在の医療界と『ヒポクラテスの誓い』の位置づけを考えると、患者の秘密保持、男女平等などは現在においても議論される課題ではあるが、基本的にはパターナリズムに基づく誓いであり過去のものといえる[10)]。

2. ナチス・ドイツ

2-1　安楽死・T4計画

1) 安楽死

> アドルフ・ヒトラー　ベルリン、1939年9月1日
>
> 帝国指導者ボウラーならびに医学博士ブラント
>
> に対し、その症状から厳密に判断して治癒見込みのない患者に、人道的見地から慈悲死を与える権限を、特定の医師に拡大して付与する責任を委託する。
>
> 署名：アドルフ・ヒトラー

慈悲死と表現された安楽死（国家による抹殺[11)]を意味する）の実際上の許可証としての効果を持つが、ヒトラーの個人的便箋に記された意味に注目しなければならない。つまり、ヒトラー自身、この安楽死計画が公式な制度としての公表は国内外の反発があること認識していた。本便箋にある9月1日の日付は後から記入とされたので正確な作成日は不明であり、すでに同日以前から遺伝病の子どもの安楽死計画は開始されていた[12)]。遺伝病の子どもの安楽死の実施は、成人の安楽死計画（T4計画）のような制度上の変更はなく、障害児は収容施設において連合軍に占領される1945年春まで抹殺は継続された。ナチスの安楽死（慈悲死）計画の承認とは、国家による「生きるに値しない命」を規定し、その存在を許さず抹殺の行為を実行した。

2) T4計画——生きるに値しない命

ナチスの人種主義によれば、優秀な人種（アーリア人、特にドイツ民族が最も優秀とされる）、劣等な人種（非アーリア人）に分けられる。人種を階層化し、特にユダヤ人、ロマ民族、スラブ人の大虐殺へ繋がった。ナチスの思想について、首相に就任したばかりのアドルフ・ヒトラーはインタビュー（「リバティ」1933年7月9日付）にて、「わたしが描くドイツ国家には、外国人が入り

込む余地はないし、浮浪者、高利貸し、投機家、その他生産的労働に従事する能力のない人間に用はない」と語った[13]。

さて、ドイツ民族である国民が遺伝病、精神病、身体障害があった場合にはどうするのか。年表（**表3**）にあるとおり、1933年の「遺伝病のこどもの出生を予防する法」、1935年の「不妊法」による不妊手術や中絶の施行、1936年の「精神病院に患者の遺伝病理学的データを提出」の施行によるデーターベースの構築など国家によるナチスの思想に優生思想の基づく政策が強制的に進められていた。次のステップとして、既存の制度から漏れた者への拡大とリストアップされた者への対応として「T4計画」が行われた（T4とは、T4計画の本部があったベルリン市内のティアガルテン通り4番地に由来する）。全国の施設からの調査票は本部に集められ、調査票を約30名の専門鑑定人が生存か「生きるに値しない命」かの決定がされ、調査票に「＋」のチェックが付いた者は、各施設から指定された施設に移送された[14]。安楽死施設となった精神病院（グラーフェネック、ブランデンブルク、ベルンブルク、ハルトハイム、ゾネンシュタイン、ハダマール）では、一酸化炭素ガス殺人部屋であるガス室と焼却炉（火葬場）が設置され稼働する。

調査票には「この患者は、1. 治療可能（もしくは実際に治癒可能とみることができる)、2. 治癒によって回復可能、3. 治癒不可能であるが労働能力あり、4. 施設の内部での就労可能、5. 治癒不可能、また労働能力なし[15]」の欄がある。5. の項目は、ヒトラー曰く「生産的労働に従事する能力のない人間に用はない」を意味した。

1940年1月～1941年8月までに6か所の安楽死施設での犠牲者は、各施設で約6000～約1万名で総計70,273名となる[16]。この犠牲者の数を見てもわかるように、あまりにも膨大なドイツ人が国内において殺害される異常な現実は秘密裏に運営し続けるには限界があり、カトリック教会からの抗議を受けて1941年8月24日にT4計画の中止命令が出された。しかし、一部の施設の稼働は停止されたが抹殺は1943年春まで継続され、ハルトハイムはマウトハウゼン強制収容所附属のガス室として1944年末まで稼働した[17]。T4計画の本部跡に建てられたベルリン・フィルハーモニー前のパネルには「忘れられた犠牲者に　……1933年から1945年までに　25万人もの　無防備の人々が殺された　かれらの生命は「生きるに値しない」ものといわれ、その殺戮は「安楽死」と呼ばれた……」と記されている[18]。

T4計画によって開発されたガス室のノウハウは、1941年9月以降アウシュビッツ（1940年5月から建設開始）における大量虐殺用のガス室（青酸殺虫剤のツィクロンBが使用された）に供された[19]。

2-2　人体実験

ナチスによる人体実験の代表例として、ミューヘン郊外のダッハウ強制収容所で行われた航空医学の実験を**図1**に示す[20]。

これ以外に広く知られている人体実験として、超高度実験、マラリア実験、毒ガス実験、サル

表3　年　表

年月日	出来事
1932年7月	ナチス党国会選挙で37.4%を獲得、第一党となる。
1933年1月30日	ヒトラー首相となる。
1933年3月22日	ダッハウに最初の強制収容所がつくられる。
1933年4月20日	「非アーリア人」および「国家の敵対者」を登録医師から排除する政令公布。
1933年7月14日	「遺伝病のこどもの出生を防止する法」制定される。遺伝の癲癇病患者、分裂病患者、躁鬱病患者、知的障害者、アルコール病患者などに強制的不妊手術を施すことを認める。
1935年9月15日	「ニュルンベルク法」公布。ユダヤ人とアーリア人の間の結婚を禁止。ユダヤ人の市民権を大幅に制限する。
1935年10月18日	「不妊法」の強化。遺伝病患者と「健康者」の間の結婚を禁止。「遺伝病患者」の妊娠6カ月までの胎児を中絶させる。
1936年2月5日	内務省令ですべての精神病院に患者の遺伝病理学的データを提出させる。
1939年8月18日	内務省令により、すべての医師と産婆は障害者、障害新生児を届け出ることを義務づけられた。身体障害児「安楽死」計画の始まり。
1939年9月1日	ドイツ軍ポーランドへ侵入（第2次世界大戦の始まり）。「安楽死」のためのヒトラーへの権能付与。「安楽死」はこの日に始まっている。
1939年10月	全国の精神病院へアンケートのカードが配布される。このカードによってどの患者に「安楽死」が与えられるかが決められた。
1941年8月	カトリックの司教カウント・フォン・ガレンらの抗議によって、精神病者の毒ガス殺戮が一時停止した。しかし殺戮はすぐ、より集中的かつ大規模におこなわれるようになった。
1942年1月20日	『ヴァンゼー会議』ハイドリヒ、アイヒマン、フライシャー、ミュラー、シュトゥッカーらSS将校や高級官僚が「ユダヤ人問題の最終的解決」のため、ベルリン＝ヴァンゼーに集まり、ヨーロッパ各国にいる1,100万人のユダヤ人の絶滅を論じ、決議する。これにより、3年間に600万人のユダヤ人が殺戮された。
1942年1－2月	ダッハウ強制収容所で囚人に低圧実験を始める。一連の人体実験の始まりである。
1942年8月5日	ダッハウ強制収容所で低温人体実験始まる。
1945年5月8日	ドイツ降伏。
1946年12月9日－1947年7月19日	ニュルンベルク米軍第1法廷で、強制収容所、研究所での人体実験や安楽死を計画実行した23人の医師、SS将校、官僚に対する裁判（「ニュルンベルク医師裁判」）がおこなわれた。

［クリスチアン・プロス，ゲッツ・アリ・著，林功三・訳：人間の価値―1918年から1945年までのドイツの医学．風行社，p142-144，1993．所収（一部改変）］

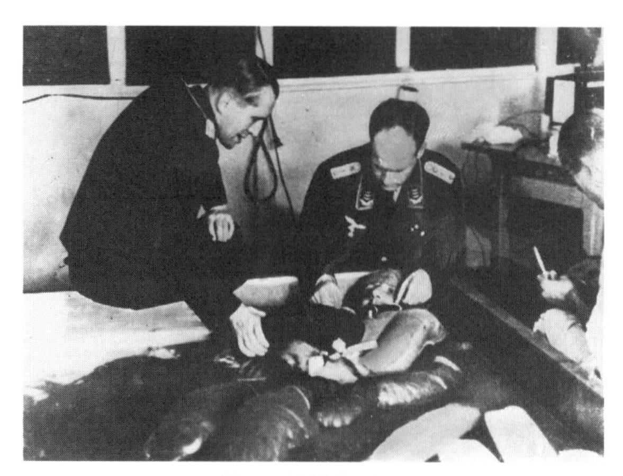

図1　低温実験[22]

ファー剤治療実験、骨・筋肉・神経の再生実験および骨移植実験、海水飲用実験、流行性黄疸（肝炎）実験、断種実験、発疹チフスなどの実験、毒物実験、焼夷弾治療実験、ユダヤ人骨標本コレクションなどが知られている[21]。

2-3　ニュルンベルク綱領――ニュルンベルク裁判

1945年5月8日、ナチス・ドイツは連合国に降伏した。生き残ったナチスの高官や軍の高官（指導者）を裁くための国際軍事裁判所の通称として広く知られている。同裁判所は、1945年8月8日ヨーロッパ枢軸国主要戦争犯罪人訴追処罰協定（ロンドン協定）に附属する国際軍事裁判所憲章によって設置された。同憲章第6条のA項「平和の罪」、B項「戦争犯罪」、C項「人道に対する罪」の3種の戦争犯罪および戦争犯罪の企画実行に加わった「共同謀議罪」が同裁判所の管轄する犯罪行為とされた。

本書との関係から、C項「人道に対する罪」を中心に説明する。「人道に対する罪」を規定する刑法や国際法は、ニュルンベルク裁判以前には存在しなかった。ナチス政権成立の1933年以降ドイツ国内で行われたさまざまな残虐な行為を裁きたいとする連合国側の政治的な要望に応じたものであり、「人道に対する罪。すなわち犯行地の国内法に違反すると否とを問わず、本裁判所の管轄に属する罪の遂行として、あるいは関連して、戦前もしくは戦時中に行われた、すべての民間人に対する殺人、絶滅、奴隷化、強制連行及びその他の非人道的行為、または政治的、人種的、ないし宗教的理由に基づく迫害行為」とする[23]。なお、A項「平和に対する罪」についても法律上の根拠（罪刑法定主義）に関して種々の議論があり[24]、不安定性を抱えていた。

1945年11月20日、ニュルンベルクの地にて開廷した。ヘルマン・ゲーリング国家元帥・空軍司令官ら24名と犯罪団体の指定を受けた内閣、ナチス党指導部、親衛隊・保安部、ゲシュタポ、突撃隊、参謀本部・国防軍統合司令部が起訴された。

1946年10月1日、判決の言い渡しがあり「人道に対する罪」の認定について、「本裁判所は、

表4　ニュルンベルク医師裁判

死　刑	ヴィクトー・ブラック（SS准将、総統官房第2局局長）
	カール・ブラント（医師、武装SS中将、帝国衛生健康問題責任者）
	ルドルフ・ブラント（法博、SS大佐、親衛隊帝国指導者ヒムラーの個人秘書）
	カール・ゲープハルト（医師、ホーエンリーヘン治療施設長、帝国医師親衛隊最上級医師、ヒムラーの侍医、ドイツ赤十字総裁）
	ワルデマー・ホーフェン（医師、SS大尉、ブーヘンワルト強制収容所医師）
	ヨアヒム・ムルゴウスキー（医師、SS准将、武装SS衛生研究所所長）
	ウォルフラム・ジーファース（社団法人「アーネンエルベ」事務総長）
終身禁固刑	フリッツ・フィッシャー（医師、SS少佐、ホーエンリーヘン治療施設医師）
	カール・ゲンツケン（医師、武装SS中将、武装SS衛生問題責任者）
	ジークフリート・ハントローザー（軍医総監、国防軍衛生問題責任者、軍衛生監督官）
	ゲルハルト・ローゼ（医師、予備役軍医将官、ロバート・コッホ研究所熱帯医学部門長、空軍衛生問題責任者付き衛生学熱帯医学顧問）
	オスカー・シュレーダー（医師、軍医総監、空軍衛生問題責任者、空軍衛生監督官）
禁固20年	ヘルマン・ベッカー－フライゼング（軍医大尉、空軍衛生監督局航空医学担当者）
	ヘルタ・オーバーホイザー（医師、ホーエンリーヘン治療施設医師、ラーヴェンスブリュック強制収容所医師）
禁固15年	ウィルヘルム・バイグルベック（軍医大尉、ウィーン第一大学病院医長）
禁固10年	ヘルムート・ポッペンデイック（医師、SS准将、SS人種移住局指導医、帝国医師親衛隊指導部人事部主任）
無　罪	クルト・ブローメ（医師、帝国健康指導者代理、帝国医師会会長代理）
	アドルフ・ポコーニー（医師、皮膚科性病科医師）
	ハンス・ウォルフガング・ロムベルク（医師、ドイツ空軍実験所部門長）
	パウル・ロシュトック（医師、予備役軍医将官、ベルリン大学病院外科教授、陸軍顧問医、医学研究機関主任）
	ジークフリート・ルフ（医師、社団法人ドイツ航空実験所飛行医学部門長（ベルリン））
	コンラート・シェーファー（医師、ベルリン航空医学研究所軍医候補生、シェリング社化学治療実験室研究員）
	ゲオルグ・アウグスト・ウェルツ（医師、軍医中佐、ミュンヘンの航空医学実験所長）

［ティル・バスティアン・著，山本啓一・訳：恐ろしい医師たち．かもがわ出版，p117-121，2005．所収］

表5　ニュルンベルク綱領（The Nuremberg code）

1947年 アメリカ軍事法廷

人間に対するある種の医学的実験は、それが充分納得のいく範囲内で、医療の倫理に依拠しておこなわれるときは、われわれに明証性の大きな重みを提示するものである。人体実験の推進者たちは、そのような実験が他の研究法や手段では得られない社会の善となる結果を生むという理由で、その見解の正当性を主張している。しかしながら、道徳的、倫理的および法的な考え方を満足するためには、いくつかの基本的原則を遵守しなければならぬことについては、だれしも認めるところである。

1　被験者の自発的同意は絶対的本質的なものである。これは、被験者本人が法的に同意する資格のあることを意味するが、さらに、暴力、欺瞞、虚偽、強迫や他の制約や強圧の間接的な形式のいかなる要素の干渉を除いた、自由な選択力を働かしうる状況におかれること、および実験目的を理解し、啓発された上での決断をうるために被験者に充分な知識と理解を与えなければならない。そのためには、被験者によって肯定的決断を受ける前に、実験の性格、期間および目的、行われる実験の方法、手段、予期しうるすべての不利と危険、実験に関与することからおこりうる健康や個体への影響などを知らさなければならない。

同意の性格を確認する義務と責任は、実験を計画するもの、指導するもの、実施するもの、すべてにかかわる。これは個人的な義務と責任であり、罰を免れている他人に委ねることはできない。

2　実験は社会の善となる結果を生むべきものであり、他の研究方法手段をもってはえられないものであり、さらに放縦・不必要な実験であってはならない。

3　実験は、動物実験の結果、病気の自然史の知識、または研究上の他の問題により、あらかじめ実験の実施を正当化する結果が予想されることを基盤にして設計されねばならない。

4　実験は、すべて不必要な肉体的ならびに精神的な苦痛や傷害をさけるようおこなわなければならない。

5　死や回復不能の傷害がおこると信ぜられる理由が演繹的にある場合、実験をおこなってはならない。ただし、実験をする医師自らが被験者になる場合は、この限りではない。

6　おこりうべき危険の程度は、その実験によって解かれる問題の人間への貢献度を越えるものであってはならない。

7　被験者を傷害、死から守るため、いかに可能性のすくないものであっても適切な設備を整えておかねばならない。

8　実験は科学的に資格のあるものによってのみおこなわれなくてはならない。実験を指導するもの、実施するものは、実験の全段階を通じて最高の技倆と注意を必要とする。

9　実験中、被験者は、実験を継続することが彼にとって不可能な肉体的精神的状態に達したときは、実験を中止する自由がなければならない。

10　実験中、責任をもつ科学者は、実験の続行が、被験者に傷害や死を結果しうると思われるときに要求される誠実性、技倆、判断力の維持に疑念の生じたときには、いつでも実験を中断する用意がなければならない。

［クムール・アンブロセリ・著，中川米造・訳：医の倫理．白水社，p117-119，1993．所収］

これらの罪の多くが、たとえいかに憤慨をかきたてるおぞましいものであったとしても、それらが侵略戦争の遂行として、あるいはそのような罪に関連してなされたものであるとは十分に立証されていないと考える。本裁判所はそれ故、1939年以前に行われた行為がこの憲章の意味での人道に対する罪であるとは一概に表明することはできない。しかし、1939年の戦争開始以後は、大規模な戦争犯罪が行われており、それらは人道に対する罪にも該当する。そして、起訴状にその責任が問われている戦争開始後に行われた非人的行為が戦争犯罪を構成していない場合であっても、それらはすべて侵略戦争の遂行として、あるいは侵略戦争に関連してなされたものであり、したがって人道に対する罪を構成する」と述べ、起訴状より後退したものであった。しかし、4種の訴因の有罪の数は、平和に対する罪が12件、戦争犯罪が16件、人道に対する罪が16件、共同謀議への関与が8件であった。戦争犯罪が人道に対する罪が同義のように取り扱われ、一方だけが無罪ないし有罪というケースは存しない[25)]。極刑に処せられた12名は人道に対する罪での無罪はない。本裁判の後に行われたアメリカ軍による「ニュルンベルク継続裁判」においても当然に引き継がれる[26)]。

「ニュルンベルク継続裁判」とは、前記の国際軍事裁判所で裁かれていない医師、法律家などを裁いた12の法廷の総称であり、個々法廷は「ニュルンベルク医師裁判」、「ニュルンベルク法律家裁判」等と称される。ニュルンベルク医師裁判は1946年10月25日に開廷した。被告は医師23名、SS将官および官僚それぞれ1名、訴因は戦争犯罪への共同謀議、戦争犯罪、人道に対する罪、犯罪組織への加入である[27)]。

判決の言い渡しは1947年8月20日になされ、その結果は**表4**のとおりである。判決において人体実験についての法規範を示している。その内容からバイオエシックス（生命倫理）の基礎となるインフォームド・コンセントの形成に大きな影響をもたらした[28)]。

3. 大日本帝国

3-1　731部隊（石井機関）

最大規模の人体実験は、満州（中国東北部）で石井四郎陸軍軍医中将が部隊長を勤めた「731部隊（関東軍防疫部給水部）」が有名である。陸軍軍医学校防疫研究室を拠点として、1933年ハルピン郊外に東郷部隊として発足し、1936年には関東軍防疫部、1938年にハルビンから15キロの平房に大規模な研究施設を建設し、1941年に731部隊と改称され、ソ連参戦（1945年8月9日）まで残虐な人体実験は続いた。人体実験に供された人びとは「マルタ」と称され、主に中国各地から憲兵隊により送り込まれた。行われた人体実験は流行性出出血熱感染実験、細菌（炭疽菌、ペスト菌、パラチフスA菌・B菌、赤痢菌、コレラ菌、鼻疽菌）感染実験、凍傷実験、飲水のみでの耐久実験、毒ガス実験、毒物実験がある。これらの実験は731部隊のみならず陸軍第9技術研究所

表6　ハバロフスク裁判判決文（抄）

第731部隊及び第100部隊は、その支部と共に、関東軍司令官の隷下に在った。此のことは、本件の1証拠文書－第731部隊の4支部の新設に関する1940年12月2日付、元関東軍司令官梅津美次郎大将の命令によって確証されている。

第731部隊は、ハルビン市を去る20キロメートルの地点、平房駅付近に特に建設され、厳重に警備されていた軍事村落に配置され、約3,000人の研究員及び技師・技手の定員及び最新式の技術、高性能の器具類で装備された研究室を有する細菌準備強大な研究所となっていた。

此の部隊の任務及び其の実際的業務は、その機構によって制約され、同部隊は若干の部から成っていたが、但し、ハルビン市内に配置されていた第3部のみが軍の給水問題に従事していた。

第1（研究）部の職能は、細菌攻撃兵器として利用する上に最も有効な殺人細菌の研究及び培養であった。

第2（実験）部は、研究の結果選択された細菌の効力を、生きた人間の身体を利用して検査し、敵方に細菌を投入する媒介物たる砲弾及び特殊撒布器の見本を作り、且つ、敵の領土内にペスト伝染病を流行させる媒介体たるペスト菌を以て汚染した蚤を繁殖していた。同部には齧歯類を利用して蚤を繁殖するための4,500の飼育器（培養器）があった。これ等の飼育器を以てすれば、短期間に幾1,000万匹のペスト蚤を繁殖することが出来た。第2部は、犯罪的実験を行うために安達駅付近に特設実験場を有し、且つ特殊器具を設備した飛行機を有する飛行隊を持っていた。

第4（製造）部は、実験的方法によって選択された細菌の繁殖をその任務とし、恰も急性流行病菌の工場の観を呈していた。

この部は、細菌戦の実行に必要な規模で細菌を大量繁殖する為の強大な技術設備を有していた。

同部の生産能力を以てすれば、1ヵ月にペスト菌300キログラム迄を繁殖することが可能であった。

第5（『教育』）部では、細菌戦用兵器を使用することが出来、細菌を伝播する方法によって、ペスト、コレラ、炭疽病、其他の重い疾病の流行を惹起することが出来る要員が養成されていた。

斯くて、第731部隊は、広大な地域の荒廃及び非交戦住民の殺戮のための細菌兵器として利用されるべき極めて多量の急性流行病菌を培養繁殖していた。

法医学鑑定人側の鑑定によれば、斯る規模の細菌繁殖は、積極的細菌戦の実行を目的としたものであった。

第100部隊は、長春市南10キロメートルの地点、孟家屯に配置され、第731部隊と同様の犯罪的業務に従事していた。

第100部隊の製造部は6つの課を有し、第1課は炭疽病菌、第2課は鼻疽菌、第3、第4課は他の流行性獣疫を惹起する細菌を夫々培養繁殖し、第5部は穀物を汚染し、それら根絶するための細菌の培養に従事し、第6課は牛疫病原菌の培養に従事していた。

予審及び法廷審理に於て判明した如く、中国中部及び中国南部の領域で行動していた日本軍にも『栄』部隊及び『波』部隊の名称によって秘匿された細菌兵器準備を目的とする2つの秘密部隊が編成されていた。それ等の業務は、第731部隊及び第100部隊の業務と類似していた。

細菌兵器を使用する際には、自国軍を感染させる危険が生ずることを考慮して、日本軍統帥部は、各大隊及び連隊に防疫隊を設置し、これらを各軍軍医部長の隷下に置いた。これは、細菌戦準備の一般計昼の構成部分であった。

第731部隊及び第100部隊で行われていた細菌戦実施の方法及び手段の研究は、生きた人間を使用して細菌兵器の効力を検査する犯罪的非人道的実験を件っていた。斯る実験中日本の狂信者共は、彼等の手中に落ちた幾千人の犠牲者を野獣的方法によって虐殺した。
数年間に亘って第731部隊及び第100部隊では、研究室で繁殖されたペスト菌、コレラ菌、チブス菌、炭疽病菌、ガス脱疽菌による人間の感染実験が行われた。感染されたものは大部分、恐るべき苦悶の裡に死亡した。健康を回復した者は、次々と実験に使用され、果ては虐殺されていたのである。
虐殺用の人間は、日本憲兵隊によって第731部隊にあった特殊構内監獄に送致されていた。尚日本憲兵隊は斯る業務に、『特移扱』の秘匿名名称を附していた。日本の鬼畜共の此等の犠牲者となったのは、反日活動の嫌疑を受け、殺戮に運命ずけられた中国愛国者及びソヴエト市民であった。日本の殺人犯共の瞠目すべき厚顔無恥性は、就中、監獄に収容され、犯罪的実験に使用されるべき人々を彼等が『丸太』と仮称していたことにも現われていた。

［牛島秀彦・解説：細菌戦部隊ハバロフスク裁判　細菌戦用兵器の準備及び使用の廉で起訴された日本軍軍人の事件に関する公判書類．海燕書房，p726-729，1982．（一部改変）］

表7　ハバロフスク裁判結果一覧

山田乙三	大将	元日本関東軍司令官	25年間を期限として、強制労働収容所に収容
梶塚隆二	軍医中将	医学博士、元日本関東軍軍医部長	25年間を期限として、強制労働収容所に収容
川島清	軍医少将	軍医少将、医学博士、元日本関東軍第731部隊製造部長	25年間を期限として、強制労働収容所に収容
西俊英	軍医中佐	医師・細菌学専門家、元日本関東軍第731部隊教育部長	18年間を期限として、強制労働収容所に収容
柄澤十三夫	軍医少佐	医師・細菌学専門家、元日本関東軍第731部隊製造部課長	20年間を期限として、強制労働収容所に収容
尾上正男	軍医少佐	医師・細菌学専門家、元日本関東軍第731部隊第六四三支部長	12年間を期限として、強制労働収容所に収容
佐藤俊二	軍医少将	医師・細菌学専門家、元日本関東軍第五軍軍医部長	20年間を期限として、強制労働収容所に収容
高橋隆篤	獣医中将	生理・科学者、元日本関東軍獣医部長	25年間を期限として、強制労働収容所に収容
平桜全作	獣医中尉	獣医、元日本関東軍第100部隊研究員	10年間を期限として、強制労働収容所に収容
三友一男	軍曹	元日本関東軍第100部隊員	15年間を期限として、強制労働収容所に収容
菊地則光	上等兵	元日本関東軍第731部隊第634支部衛生兵見習	2年間を期限として、強制労働収容所に収容
久留米裕司		元日本関東軍第731部隊第162支部衛生兵・実験手	3年間を期限として、強制労働収容所に収容

［牛島秀彦・解説：細菌戦部隊ハバロフスク裁判　細菌戦用兵器の準備及び使用の廉で起訴された日本軍軍人の事件に関する公判書類．海燕書房，p722-723，p736-738，1982．（一部改変）］

（登戸研究所）、関東軍軍馬防疫廠（100部隊）などとも連携している[29～30]。石井機関（731部隊）は、細菌爆弾などの生物兵器の開発に関連する研究が特徴として挙げられる。

731部隊関係者のほとんどの者は、8月15日の終戦前に実験データとともに日本本土への帰国を果たしていた。日本を占領したアメリカ陸軍は石井四郎はじめ幹部と接触し、最終的には戦争犯罪に問わないとの取引が成立し、その際に実験データや標本が米国調査団に引き渡された[31]。終戦前後の混乱により、731部隊の一部の関係者がソ連軍、中国軍に身柄を拘束され戦争犯罪人として裁かれた[32)～38]。例としてソ連軍による「ハバロフスク裁判」の判決文（抄）と結果一覧を示す。

ナチス・ドイツの人体実験と比べ、日本軍による人体実験に対する連合国側の対応の差には驚くものがあるが、国際情勢の変化が大きな要因と思われ、その過程のすべては明らかではない。

3-2　九大生体解剖事件（横浜BC級戦犯裁判）

日本国内で行われた人体実験として代表的な事例として、B29搭乗員であった捕虜を用いた九州帝国大学医学部解剖学実習室で行われた生体解剖事件がある。捕虜を拘束していた西部軍司令部（福岡）に負傷した捕虜がいた（1945年5月5日に撃墜された）。捕虜の治療を担当していたのが九大第1外科出身の小森拓陸軍軍医（見習士官）であり、西部軍司令部内での話し合いは必ずしも明確ではないが、その軍医が石山福二郎九大第1外科教授との話し合いの結果、同年5月17日～6月2日頃の間に4回、解剖学習室へ搬送された（解剖実習室の使用については、病理解剖室は狭く、隣の広い解剖実習室が適当として依頼が解剖学教室責任者の平光吾一解剖学2講座教授にあり承諾した。なお、解剖学2講座教授は立ち会っている）。では、その1例を紹介する。執刀医は第1外科教授、手術助手は前記の軍医による。全身麻酔をかけたのち、胸部を切開し心臓を一時停止のち心マッサージにて拍動を再開させたり、片肺を摘出する実験手術を施行する。手術中の輸液は海水の調整液を用いた。手術終了後、脱血して捕虜を死亡させた。死亡後、解剖学3講座のスタッフが標本を採取した。海水の調整液についてであるが、当時戦時特別学術会議化学部に緊急要請されている代用血液の研究（科学研究第91号）によるとされる[39]。当時第1外科ではウサギを用いた動物実験を行っていた[40]。

1945年8月15日の終戦後（降伏文書の調印は同年9月2日）[41]、占領軍（GHQ/SCAP）は、国際軍事裁判所憲章第6条及び極東国際軍事裁判所憲章第5条により本件関係者30名を「横浜BC級戦争犯罪裁判―相原事件」として裁いた（1948年3月11日に召喚、同年8月27日に判決の言い渡しがあった）[42)、43)、44]。その結果の一覧を**表8**に示す[45]。

石山教授は逮捕直後に自殺、企画を持ち込んだ小森軍医は6月19日の福岡空襲で受傷後死亡している。核心の2名が裁判前に死亡しており、重要な箇所が不明な事案である。事件名称も解剖という2文字は相応しくないと思われ、「九大生体実験事件」と称するのが適切と考える[46～48]。

以上のように日本における人体実験は、個々のB級［項］の捕虜虐待事件（C級［項］の人道に対する罪は現実には追求されなかった）や731部隊の免責[49]との認識が相まって、社会のみな

表８　横浜 BC 級裁判相原事件結果一覧

無　期	陸中将	横山　勇	西部軍司令官
7	中　将	稲田　正純	〃　参謀長
15	少　将	福島　久作	〃　参謀次長
10	〃	伊藤　章信	〃　法務部長
無　罪	〃	堀内　清馬	〃　医務部長
無　期	大　佐	穐田　弘志	〃　参　謀
無　期	大　佐	佐藤　義直	捕虜管理参謀
無　罪	中　佐	神　猪一郎	参　謀
無　期	中　佐	薬丸　勝哉	
10	大　尉	五位山信治	
20	大　尉	相原嘉一郎	西部軍関係
45	一般人	平尾　健一	九大助教授
25	〃	平光　吾一	九大教授
6	〃	五島　四郎	九大研究生
9	〃	牧野栄一郎	〃
25	一般人	森　良雄	九大講師
無　期	〃	森本　憲治	九大医局長
25	〃	野川　延吉	九大研究生
3	〃	笠　幹	〃
無　期	〃	仙波　嘉孝	〃
15	〃	田代　次郎	〃
15	〃	田代　友禧	〃
15	〃	久保　敏行	〃
10	〃	鳥巣　太郎	九大助教授
5	〃	筒井　静子	
無　罪	軍医大尉	鴉丸　広長	西部軍階行社
無　罪	陸軍属	小田　耐	
無　罪	少　尉	岸　達郎	
無　罪	大　尉	真竹真地郎	
無　罪	軍　属	伊藤　明	

［坂邦康・編著，持田晴一郎・監修：横浜法廷（1）．東潮社，p172-173，1967．（一部改変）］

らず医学界での議論はほとんどされてこなかった経緯がある。

4．現代における生命倫理の視点

本章は概ねニュルンベルク綱領までの生命倫理の誕生の前提となる歴史的事象を中心に記したものである。現在の生命倫理については第２章以降において縷々記載されているので、本節ではそれらの記述とは異なった視点で現在の到達点の２例を示す。

ニュルンベルク綱領が公表された後、医学研究の実施に際してのガイドラインの必要性が様々な所で検討されている[50)]。その集大成として 1964 年の世界医師会第 18 回総会で公表された「ヘルシンキ宣言――臨床研究に携わる医師への勧告」がある。その後、臨床研究は生物医学研究そして医学研究、勧告から倫理原則へとタイトルが変更されているが、９回の改定を経て現在に至っている[51)]。世界的にも影響のあるヘルシンキ宣言であるが、国際条約でもない宣言が現在まで改訂され続ける意義に注目しなければならない。ここに現行の「ヘルシンキ宣言」（日本医師会訳）を示しておく（**表９**）[52)]。

表9

WORLD MEDICAL ASSOCIATION

ヘルシンキ宣言
人間を対象とする医学研究の倫理的原則

1964年	6月	第18回WMA総会（ヘルシンキ、フィンランド）で採択
1975年	10月	第29回WMA総会（東京、日本）で修正
1983年	10月	第35回WMA総会（ベニス、イタリア）で修正
1989年	9月	第41回WMA総会（九龍、香港）で修正
1996年	10月	第48回WMA総会（サマーセットウェスト、南アフリカ）で修正
2000年	10月	第52回WMA総会（エジンバラ、スコットランド）で修正
2002年	10月	WMAワシントン総会（米国）で修正（第29項目明確化のため注釈追加）
2004年	10月	WMA東京総会（日本）で修正（第30項目明確化のため注釈追加）
2008年	10月	WMAソウル総会（韓国）で修正
2013年	10月	WMAフォルタレザ総会（ブラジル）で修正

序文

1．世界医師会（WMA）は、特定できる人間由来の試料およびデータの研究を含む、人間を対象とする医学研究の倫理的原則の文書としてヘルシンキ宣言を改訂してきた。
本宣言は全体として解釈されることを意図したものであり、各項目は他のすべての関連項目を考慮に入れて適用されるべきである。

2．WMAの使命の一環として、本宣言は主に医師に対して表明されたものである。WMAは人間を対象とする医学研究に関与する医師以外の人々に対してもこれらの諸原則の採用を推奨する。

一般原則

3．WMAジュネーブ宣言は、「私の患者の健康を私の第一の関心事とする」ことを医師に義務づけ、また医の国際倫理綱領は、「医師は、医療の提供に際して、患者の最善の利益のために行動すべきである」と宣言している。

4．医学研究の対象とされる人々を含め、患者の健康、福利、権利を向上させ守ることは医師の責務である。医師の知識と良心はこの責務達成のために捧げられる。

5．医学の進歩は人間を対象とする諸試験を要する研究に根本的に基づくものである。

6．人間を対象とする医学研究の第一の目的は、疾病の原因、発症および影響を理解し、予防、診断ならびに治療（手法、手順、処置）を改善することである。最善と証明された治療であっても、安全性、有効性、効率性、利用可能性および質に関する研究を通じて継続的に評価されなければならない。

7．医学研究はすべての被験者に対する配慮を推進かつ保証し、その健康と権利を擁護するための倫理基準に従わなければならない。

8．医学研究の主な目的は新しい知識を得ることであるが、この目標は個々の被験者の権利および利益に優先することがあってはならない。

9．被験者の生命、健康、尊厳、全体性、自己決定権、プライバシーおよび個人情報の秘密を守ることは医学研究に関与する医師の責務である。被験者の保護責任は常に医師またはその他の医療専門職にあり、被験者が同意を与えた場合でも、決してその被験者に移ることはない。

10. 医師は、適用される国際的規範および基準はもとより人間を対象とする研究に関する自国の倫理、法律、規制上の規範ならびに基準を考慮しなければならない。国内的または国際的倫理、法律、規制上の要請がこの宣言に示されている被験者の保護を減じあるいは排除してはならない。
11. 医学研究は、環境に害を及ぼす可能性を最小限にするよう実施されなければならない。
12. 人間を対象とする医学研究は、適切な倫理的および科学的な教育と訓練を受けた有資格者によってのみ行われなければならない。患者あるいは健康なボランティアを対象とする研究は、能力と十分な資格を有する医師またはその他の医療専門職の監督を必要とする。
13. 医学研究から除外されたグループには研究参加への機会が適切に提供されるべきである。
14. 臨床研究を行う医師は、研究が予防、診断または治療する価値があるとして正当化できる範囲内にあり、かつその研究への参加が被験者としての患者の健康に悪影響を及ぼさないことを確信する十分な理由がある場合に限り、その患者を研究に参加させるべきである。
15. 研究参加の結果として損害を受けた被験者に対する適切な補償と治療が保証されなければならない。

リスク、負担、利益

16. 医療および医学研究においてはほとんどの治療にリスクと負担が伴う。
人間を対象とする医学研究は、その目的の重要性が被験者のリスクおよび負担を上まわる場合に限り行うことができる。
17. 人間を対象とするすべての医学研究は、研究の対象となる個人とグループに対する予想し得るリスクおよび負担と被験者およびその研究によって影響を受けるその他の個人またはグループに対する予見可能な利益とを比較して、慎重な評価を先行させなければならない。
リスクを最小化させるための措置が講じられなければならない。リスクは研究者によって継続的に監視、評価、文書化されるべきである。
18. リスクが適切に評価されかつそのリスクを十分に管理できるとの確信を持てない限り、医師は人間を対象とする研究に関与してはならない。
潜在的な利益よりもリスクが高いと判断される場合または明確な成果の確証が得られた場合、医師は研究を継続、変更あるいは直ちに中止すべきかを判断しなければならない。

社会的弱者グループおよび個人

19. あるグループおよび個人は特に社会的な弱者であり不適切な扱いを受けたり副次的な被害を受けやすい。
すべての社会的弱者グループおよび個人は個別の状況を考慮したうえで保護を受けるべきである。
20. 研究がそのグループの健康上の必要性または優先事項に応えるものであり、かつその研究が社会的弱者でないグループを対象として実施できない場合に限り、社会的弱者グループを対象とする医学研究は正当化される。さらに、そのグループは研究から得られた知識、実践または治療からの恩恵を受けるべきである。

科学的要件と研究計画書

21. 人間を対象とする医学研究は、科学的文献の十分な知識、その他関連する情報源および適切な研究室での実験ならびに必要に応じた動物実験に基づき、一般に認知された科学的諸原則に従わなければならない。研究に使用される動物の福祉は尊重されなければならない。
22. 人間を対象とする各研究の計画と実施内容は、研究計画書に明示され正当化されていなければならない。
研究計画書には関連する倫理的配慮について明記され、また本宣言の原則がどのように取り入れられてきたかを示すべきである。計画書は、資金提供、スポンサー、研究組織との関わり、起こり得る利益相反、被験者に対する報奨ならびに研究参加の結果として損害を受けた被験者の治療および／または補償の条項に関する情報を含むべきである。

臨床試験の場合、この計画書には研究終了後条項についての必要な取り決めも記載されなければならない。

研究倫理委員会

23. 研究計画書は、検討、意見、指導および承認を得るため研究開始前に関連する研究倫理委員会に提出されなければならない。この委員会は、その機能において透明性がなければならず、研究者、スポンサーおよびその他いかなる不適切な影響も受けず適切に運営されなければならない。委員会は、適用される国際的規範および基準はもとより、研究が実施される国または複数の国の法律と規制も考慮しなければならない。しかし、そのために本宣言が示す被験者に対する保護を減じあるいは排除することを許してはならない。

研究倫理委員会は、進行中の研究をモニターする権利を持たなければならない。研究者は、委員会に対してモニタリング情報とくに重篤な有害事象に関する情報を提供しなければならない。委員会の審議と承認を得ずに計画書を修正してはならない。研究終了後、研究者は研究知見と結論の要約を含む最終報告書を委員会に提出しなければならない。

プライバシーと秘密保持

24. 被験者のプライバシーおよび個人情報の秘密保持を厳守するためあらゆる予防策を講じなければならない。

インフォームド・コンセント

25. 医学研究の被験者としてインフォームド・コンセントを与える能力がある個人の参加は自発的でなければならない。家族または地域社会のリーダーに助言を求めることが適切な場合もあるが、インフォームド・コンセントを与える能力がある個人を本人の自主的な承諾なしに研究に参加させてはならない。

26. インフォームド・コンセントを与える能力がある人間を対象とする医学研究において、それぞれの被験者候補は、目的、方法、資金源、起こり得る利益相反、研究者の施設内での所属、研究から期待される利益と予測されるリスクならびに起こり得る不快感、研究終了後条項、その他研究に関するすべての面について十分に説明されなければならない。被験者候補は、いつでも不利益を受けることなしに研究参加を拒否する権利または参加の同意を撤回する権利があることを知らされなければならない。個々の被験者候補の具体的情報の必要性のみならずその情報の伝達方法についても特別な配慮をしなければならない。

被験者候補がその情報を理解したことを確認したうえで、医師またはその他ふさわしい有資格者は被験者候補の自主的なインフォームド・コンセントをできれば書面で求めなければならない。同意が書面で表明されない場合、その書面によらない同意は立会人のもとで正式に文書化されなければならない。

医学研究のすべての被験者は、研究の全体的成果について報告を受ける権利を与えられるべきである。

27. 研究参加へのインフォームド・コンセントを求める場合、医師は、被験者候補が医師に依存した関係にあるかまたは同意を強要されているおそれがあるかについて特別な注意を払わなければならない。そのような状況下では、インフォームド・コンセントはこうした関係とは完全に独立したふさわしい有資格者によって求められなければならない。

28. インフォームド・コンセントを与える能力がない被験者候補のために、医師は、法的代理人からインフォームド・コンセントを求めなければならない。これらの人々は、被験者候補に代表されるグループの健康増進を試みるための研究、インフォームド・コンセントを与える能力がある人々では代替して行うことができない研究、そして最小限のリスクと負担のみ伴う研究以外には、被験者候補の利益になる可能性のないような研究対象に含まれてはならない。

29. インフォームド・コンセントを与える能力がないと思われる被験者候補が研究参加についての決定に賛意を表することができる場合、医師は法的代理人からの同意に加えて本人の賛意を求めなければならない。被験者候補の不賛意は、尊重されるべきである。

30. 例えば、意識不明の患者のように、肉体的、精神的にインフォームド・コンセントを与える能力がない被験者を対象とした研究は、インフォームド・コンセントを与えることを妨げる肉体的・精神的状態がその研究対象グループに固有の症状となっている場合に限って行うことができる。このような状況では、医師は法的代理人からインフォームド・コンセントを求めなければならない。そのような代理人が得られず研究延期もできない場合、この研究はインフォームド・コンセントを与えられない状態にある被験者を対象とする特別な理由が研究計画書で述べられ、研究倫理委員会で承認されていることを条件として、インフォームド・コンセントなしに開始することができる。研究に引き続き留まる同意はできるかぎり早く被験者または法的代理人から取得しなければならない。

31. 医師は、治療のどの部分が研究に関連しているかを患者に十分に説明しなければならない。患者の研究への参加拒否または研究離脱の決定が患者・医師関係に決して悪影響を及ぼしてはならない。

32. バイオバンクまたは類似の貯蔵場所に保管されている試料やデータに関する研究など、個人の特定が可能な人間由来の試料またはデータを使用する医学研究のためには、医師は収集・保存および／または再利用に対するインフォームド・コンセントを求めなければならない。このような研究に関しては、同意を得ることが不可能か実行できない例外的な場合があり得る。このような状況では研究倫理委員会の審議と承認を得た後に限り研究が行われ得る。

プラセボの使用

33. 新しい治療の利益、リスク、負担および有効性は、以下の場合を除き、最善と証明されている治療と比較考量されなければならない：証明された治療が存在しない場合、プラセボの使用または無治療が認められる；あるいは、説得力があり科学的に健全な方法論的理由に基づき、最善と証明されたものより効果が劣る治療、プラセボの使用または無治療が、その治療の有効性あるいは安全性を決定するために必要な場合、そして、最善と証明されたものより効果が劣る治療、プラセボの使用または無治療の患者が、最善と証明された治療を受けなかった結果として重篤または回復不能な損害の付加的リスクを被ることがないと予想される場合。
この選択肢の乱用を避けるため徹底した配慮がなされなければならない。

研究終了後条項

34. 臨床試験の前に、スポンサー、研究者および主催国政府は、試験の中で有益であると証明された治療を未だ必要とするあらゆる研究参加者のために試験終了後のアクセスに関する条項を策定すべきである。また、この情報はインフォームド・コンセントの手続きの間に研究参加者に開示されなければならない。

研究登録と結果の刊行および普及

35. 人間を対象とするすべての研究は、最初の被験者を募集する前に一般的にアクセス可能なデータベースに登録されなければならない。

36. すべての研究者、著者、スポンサー、編集者および発行者は、研究結果の刊行と普及に倫理的責務を負っている。研究者は、人間を対象とする研究の結果を一般的に公表する義務を有し報告書の完全性と正確性に説明責任を負う。すべての当事者は、倫理的報告に関する容認されたガイドラインを遵守すべきである。否定的結果および結論に達しない結果も肯定的結果と同様に、刊行または他の方法で公表されなければならない。資金源、組織との関わりおよび利益相反が、刊行物の中には明示されなければならない。この宣言の原則に反する研究報告は、刊行のために受理されるべきではない。

臨床における未実証の治療

37. 個々の患者の処置において証明された治療が存在しないかまたはその他の既知の治療が有効でなかった場合、患者または法的代理人からのインフォームド・コンセントがあり、専門家の助言を求めたうえ、医師の判断において、その治療で生命を救う、健康を回復するまたは苦痛を緩和する望みがあるのであれば、証明されていない治療を実施することができる。この治療は、引き続き安全性と有効性を評価するために計画された研究の対象とされるべきである。すべての事例において新しい情報は記録され、適切な場合には公表されなければならない。

次に示した2つの表について説明をする（**表10、表11**）。NIHの略称で世界的に有名な米国国立衛生研究所（National Institutes of Health）クリニカルセンターが1996年から行っている臨床

表10　2002年版『Principles and Practice of Clinical Research』各章の表題一覧

臨床研究の倫理原則	効果安全性評価委員会
生命倫理問題の探求	臨床試験におけるデータとデータ管理
研究における公正倫理：個人と施設の責任	臨床研究における予期せぬリスク
機関審査委員会（IRB）	FDA（米国食品医薬品局）による医薬品および生物学的製剤に対する規制

表11　2012年版『Principles and Practice of Clinical Research』各章の表題一覧

臨床研究における倫理的原則	法的な問題
生命倫理問題の探求	ヒトを対象とする研究を実施している臨床研究者の利益相反を防ぐための規則
研究の公正性：個人と施設の責任	女性や少数民族を臨床研究の被験者として組み入れる際のNIHポリシー
施設審査委員会（IRB）	被験者保護のプログラム認証制度
施設外部の独立IRBの役割	臨床試験登録制度と結果のデータベースの役割と重要性
FDA（食品医薬品局）による医薬品および生物学的製剤に関する規制	臨床研究者とメディア
臨床試験におけるデータ管理	臨床研究：患者の立場から
データおよび安全性モニタリング	
臨床研究における予想外のリスク	

研究入門コースの講義資料である『Principles and Practice of Clinical Research』(NIH　臨床研究の基本と実際) が2002年に出版され、パートⅠとして「倫理、規制、および法律的問題」が翻訳本のページ数として12～138頁の分量が割かれている (**表10**は各章の表題一覧)[53]。2012年には原書3版が出版、翻訳本は2016年に出版され、パートⅠは19～232頁 (翻訳本) と大幅な加筆がなされている (**表11**は各章の表題一覧)[54]。例えば、研究における公正倫理に含まれていた利益相反が独立した節に、さらには被験者保護のプログラム認証制度、臨床試験登録制度と結果のデータベースの役割と重要性、臨床研究者とメディア、臨床研究：患者の立場からが節として新設された。題目を見ただけで10年の間に医学・医療界を取り巻く環境の変化を物語っている。その内容は医学・医療界以外の自然科学分野にも影響を与える事柄が多数含まれている。

このように生命倫理は時代の変化とともに成長していく学問でもある。単なる原理・原則の暗記ではなく生きた学問であることを理解されたい。

【文献】

1) www.louvre.fr/jp/oeuvre-notices/バビロンの王のハンムラビ法典

2) 小川鼎三：医学の歴史．中公新書，p11，1964.

3) ロバート・M・ヴィーチ・著，山本道夫・訳：生命倫理百科事典1巻．p236，2007.

4) グレゴリー・E・ペンス・著，宮坂道夫・長岡成夫・訳：医療倫理1．p127，2000.

5) アルバート・R・ジョンセン・著，藤野昭宏・前田義郎・訳：医療倫理の歴史．p20-22，2009.

6) エルウィン・H・アッカークネヒト・著，井上清恒，田中満智子・訳：世界医療史．p70，1983.

7) ロバート・M・ヴィーチ・著，山本道夫・訳：生命倫理百科事典1巻．p236-237，2007.

8) アルバート・R・ジョンセン・著，藤野昭宏・前田義郎・訳：医療倫理の歴史．p46，2009.

9) アラン G. ジョンソン・著，森岡恭彦・上竹正躬・訳：医の倫理―何をどう考えるか．p14-19，1992.

10) 木村利人：いのちを考える．p167-169，1987.

11) グレゴリー・E・ペンス・著，宮坂道夫・長岡成夫・訳：医療倫理1．p128，2000.

12) 小俣和一郎：ナチス　もう一つの大罪―「安楽死」とドイツ精神医学―」．p74-75，1995.

13) クリストファー・シルヴェスター・著，永井淳・訳：インタビューズⅠ．

14) クリスチアン・プロス，ゲッツ・アリ・著，林功三・訳：人間の価値―1989年から1945年までのドイツ医学．p80-81，1993.

15) クリスチアン・プロス，ゲッツ・アリ・著，林功三・訳：人間の価値―1989年から1945年までのドイツ医学．p84，1993.

16) 小俣和一郎：ナチス　もう一つの大罪―「安楽死」とドイツ精神医学―」．p119，1995.

17) 小俣和一郎：ナチス　もう一つの大罪―「安楽死」とドイツ精神医学―」．p118-120，1995.

18) クリスチアン・プロス，ゲッツ・アリ・著，林功三・訳：人間の価値―1989年から1945年までのドイツ医学．p136-137，1993.

最近の発刊として，スザンヌ・E・エヴァンス・著，黒田学・清水貞夫・監訳：障害者の安楽死計画とホロコースト—ナチスの忘れられた犯罪．2017.

19）小俣和一郎：ナチス　もう一つの大罪—「安楽死」とドイツ精神医学—」．p120-132, 1995.

20）クリスチアン・プロス，ゲッツ・アリ・著，林功三・訳：人間の価値— 1989年から1945年までのドイツ医学．p99-100，1993.

21）土屋貴志：http://www.lit.osaka-cu.ac.jp/user/tsuchiya/class/vuniv99/exp-lec3.htm

22）MILITARY MEDICAL ETHICS Volume 2. Chapter 15 NAZI HYPOTHERMIA RESEARCH. p438，2010.

23）清水正義：「人道に対する罪」の誕生—ニュルンベルク裁判の成立をめぐって．p3-4, 2011.

24）清水正義：「人道に対する罪」の誕生—ニュルンベルク裁判の成立をめぐって．p16-19, 2011.

25）清水正義：「人道に対する罪」の誕生—ニュルンベルク裁判の成立をめぐって．p156-158, 2011.

26）清水正義：「人道に対する罪」の誕生—ニュルンベルク裁判の成立をめぐって．p160, 2011.

27）芝健介：ニュルンベルク裁判．p137-152，2015.

28）星野一正：インフォームド・コンセント．p38，40，1997.

29）常石敬一：731部隊全史—石井機関と軍学官産共同体．2022.

30）土屋貴志：http://www.lit.osaka-cu.ac.jp/user/tsuchiya/class/vuniv99/exp-lec4.htm

31）常石敬一編訳：標的・イシイ—731部隊と米軍諜報活動. p8-18,1984.31）西山勝夫・編著：戦争と医学．p115-118，2014.

32）常石敬一編訳：標的・イシイ— 731部隊と米軍諜報活動．p215-435,1984.

33）松村高夫編：論争731部隊．P274-299,1994.

34）田中　明、松村高夫編・解説：七三一部隊作成資料．不二出版 ,1991.

35）近藤昭二編：731部隊・細菌戦資料集成CD-ROM版．柏書房 ,2003

36）太田昌克：731免責の系譜—細菌戦部隊と秘蔵のファイル．p80-82，1999.

37）西山勝夫・編著：戦争と医学．p130-131，2014.

38）土屋貴志：http://www.lit.osaka-cu.ac.jp/user/tsuchiya/class/vuniv99/exp-lec4.htm

39）東野利夫：汚名「九大生体解剖事件」の真相．p56-57，1985.

40）東野利夫：第二次大戦末期に起きた所謂九大生体解剖事件の歴史教訓について．15年戦争と日本の医学・医療研究会会誌，5巻，2号，p1-8，2005.

41）http://www.mofa.go.jp/mofaj/annai/honsho/shiryo/qa/sengo_02.html

42）小菅信子・永井均・解説・訳：GHQ日本占領史第5巻BC級戦争犯罪裁判．全文1頁，p173-180，1996.

43）東野利大：汚名「九大生体解剖事件」の真相．p319-320，1985.

44）横浜弁護士会BC級戦犯横浜裁判調査研究特別委員会：法廷の星条旗－BC級戦犯横浜裁判の記録．p106，p118-122，2004.

45）坂邦康・編著，持田晴一郎・監修：横浜法廷（1）．p172-173，1967.

46）平光吾一：戦争医学の汚辱にふれて」文藝春秋昭和 32 年 12 月号.（奇聞・太平洋戦争 p149-166, 2015. 所収）
47）能野以素：九州大学生体解剖事件七〇年目の真実. 2015
48）丸山マサ美：アメリカ公文書館にみる九州大学生体解剖事件関係資料とその意義. 日本健康学会会誌, 86 巻, 5 号, p224-230, 2020
49）シェルダン・H・ハリス・著, 近藤昭二・訳：死の工場―隠蔽された 731 部隊. p306-329, 1999.
50）中川米造：アメリカの医科大学における倫理教育について. 大学論集 5：112-113,1977.
51）栗原千恵子：ヘルシンキ宣言 2013 年改訂―来る半世紀への挑戦. 臨床薬理 45(2):42-44,2014.
52）https://www.med.or.jp/doctor/international/wma/helsinki.html
53）井村裕夫・藤原康弘：NIH 臨床研究の基本と実際. p12-138, 2004.
54）井村裕夫・藤原康弘：NIH 臨床研究の基本と実際 原書 3 版. p19-232, 2016.

第2章 生命倫理理論

帝京大学共通教育センター　教授　**冲永隆子**

1. 本章の目的と概要

生命・医療倫理学（以下、生命倫理学）の目的は、安楽死や人工妊娠中絶などの生命をめぐる様々な倫理問題に対処するために、合理的に道筋を立てて考えられるようになることである。

本章の目的は、こうした生命倫理の問題に対処し、検討するための倫理理論（ethical theory）ひいては倫理原則（ethical principle）の三原則・四原則と臨床倫理の四分割法（表）を理解するとともに、それらが作られた社会的、歴史的背景を理解することである。

以下、本章で学ぶ主な内容は、以下のとおりである。

1. **倫理理論**とは何か。生命倫理の議論における倫理理論・原則の役割について、（応用）規範倫理学の視点から学ぶ（2.）。事例として功利主義とトリアージ問題について学ぶ。
2. 生命倫理学の成立をめぐる人体実験での被験者保護確立の歴史的背景について、とくに米国型生命倫理学成立のきっかけとなった、「**タスキギー事件**」、「**ウイロー・ブルック事件**」などの重大な人体実験の問題について学ぶ。タスキギー事件の反省によって作られた「**国家研究規制法**」（以下、国家研究法）や、それに基づいて作成された「**ベルモント・レポート**」、また、その中で提示された倫理原則（**三原則**）について学ぶ（3.）。
3. さらに、米国・ジョージタウン大学のケネディー倫理研究所に所属していたトム・L・ビーチャム（哲学）とジェイムズ・F・チルドレス（神学・宗教）が共著『生命医学倫理の諸原則（以下、生命医学倫理）』の中で提示した倫理原則（米国型**四原則**）と、欧州各国の生命倫理学者らがEU（欧州連合）のヨーロッパ委員会に対して行った生命倫理と生命法に関する提言をまとめた「バルセロナ宣言」において提示された欧州型**四原則**について学ぶ（4.）。
4. 最後に、臨床倫理の四分割法（表）について「安楽死」事例を基に学ぶ（5.）。

2. 倫理理論

「倫理理論」とは、「帰結主義（consequentialism）・功利主義（utilitarianism）」や「義務論（deontology）／義務に基づく理論（duty-based theory）」、「徳論（virtue theory）／徳倫理（virtue ethics)」を代表する「規範倫理学（normative ethics)」の理論である。また、倫理理論には、義務論、徳論など思想家によって体系化されたもののほかに、仏教倫理、キリスト教倫理、イスラム教倫理など、宗教思想のなかで体系化されてきたものなどがある[1)]。帰結主義とは、ある判断、行為や規則が道徳的に正しいか否かを、それによってもたらされる結果（帰結）の良し悪しのみによって判定しようとする立場をいう。功利主義は、この帰結主義に存する諸理論の中の代表であり、ジェレミ・ベンサム（1748-1832）によって18世紀に提唱され、その後19世紀にジョン・スチュアート・ミル（1806-1873）やヘンリー・シジウィック（1838-1900）らによって洗練された倫理理論である[2)]。

2-1　功利主義と生命倫理

功利主義は、複数の政策の優劣を評価するような「公衆衛生」や限られた人的・物的資源で、できるだけ多くの負債者を救助し、治療のニーズ（緊急度）と治療の効果に応じて優先順位を定めるような「トリアージ」、「QALY（Quality Adjusted Life Years)」（質調整生存年ないし質調整余命。医療経済評価に用いられる、QOLで調整した余命を基準にして治療方針や医療資源の配分を決定しようとする考え方[3)]）などの議論においてしばしば登場し、公共政策では有力な立場の一つとなっている。「公衆衛生の倫理」がこの立場をとる。例えば、新型コロナウイルス感染症対策として、限られたワクチンを誰から優先的に供給するのか[4)]、新型コロナウイルスに感染した人への治療で、「限られた人工呼吸器は高齢者が若者に譲るのか」[5)]といった議論にも登場する。

「トリアージ」とは、災害時発生時の対応人員や物資などの資源が通常時の規模では対応しきれないような非常事態に陥った状況で、最善の結果を得るために、対象者の優先度を決定して選別を行うことである。元々「選別する、より分ける」というフランス語（trier トリエ）からのフランスの軍隊の野戦病院におけるシステムのことで、階級や国籍に関係なく，怪我の深刻さと医療の必要性の緊急性に従って負傷者を扱い、負傷の程度に従って分類し、重傷者から優先的に治療したことが始まりである[6)]（佐藤2021他)。その後、さまざまなトリアージが登場し、可能なかぎり多くの人を救う、戦争に勝つためのトリアージが登場した。つまり、「負傷した兵士を早く治療し再び前線に投入する」という考え方で、これは「優生思想」（第1章参照）に基づくという議論もある（松田、2020)。なお、トリアージが優生思想に基づくかどうかは識者・研究者によって判断が分かれるところで、さまざまな議論が戦わされている。以下、具体例である。

イタリア，ベルガモ Bergamoの医療崩壊。人工呼吸器を装着し回復に向かっていた78歳の高齢患者から呼吸器を取り外し，その後搬送されてきた48歳の若者を救うために人工呼吸器を付け替えるなどの命の選別が行われた（松田2020、他。BSスペシャル「医療崩壊～イタリア・感染爆発の果てに～」2020年6月28日放送）では、コロナ禍でのトリアージの出現として､2020年3月、COVID-19の爆発的拡大が起きていたイタリアやスペインではICUでの患者の選別が行われているとの報道であった（美馬2021、他、注6)。

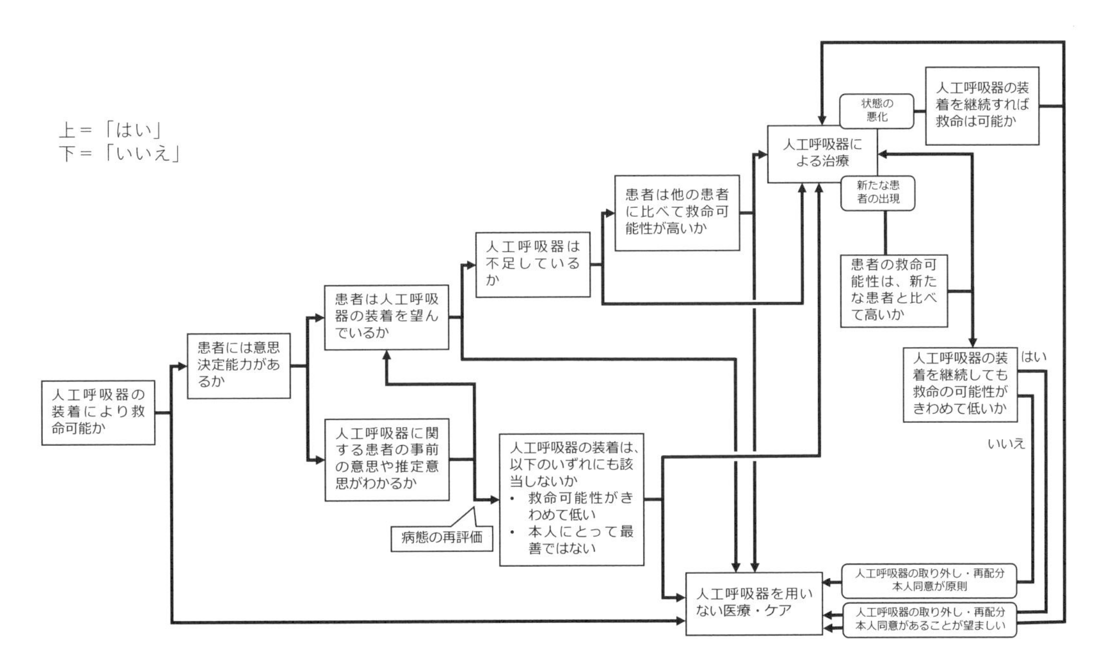

図 1　COVID-19 の感染爆発時における人工呼吸器の配分を判断するためのフローチャート

1）コロナ下での人工呼吸器の再配分の提言

限られた呼吸器の配分・判断するためのフローチャートでは、「医学的適応」と「患者本人の意向」（臨床倫理の 4 分割表）に沿って慎重に検討される（**図 1**）。

■「一人ひとりの患者に最善をつくす医療から、できるだけ多くの生命を助ける医療への転換」

■「人工呼吸器が払底した状況下においては、人工呼吸器の再配分は許容されうる。」

■「救命の可能性がきわめて低いとまでは言えない患者から、人工呼吸器の再配分のために人工呼吸器を取り外す場合には、本人の同意（本人の事前の意思表示や家族等による意思の推定を含む）を前提とすることを原則とする。救命の可能性がきわめて低い患者が対象の場合でも、本人の同意（本人の事前の意思表示や家族等による意思の推定を含む）があることが望ましい。」

「COVID-19 の感染爆発時における人工呼吸器の配分を判断するプロセスについての提言」（「生命・医療倫理研究会」2020：竹下啓、三浦靖彦他）より

2) トリアージ・タグ

一方、「災害トリアージ」[7] とは、多数の傷病者を緊急度や重症度で仕分けし、応急処置や搬送の優先順位付をすることで、責任者（トリアージオフィサー）の指示に従って、トリアージ・タグ（**図 2**）が負傷者の右手首につけられる（美馬、2021）。なお、トリアージという言葉が日本で最初に使われたのは 1995 年（平成 7 年）1 月 17 日に発生した阪神・淡路大震災のときであった。

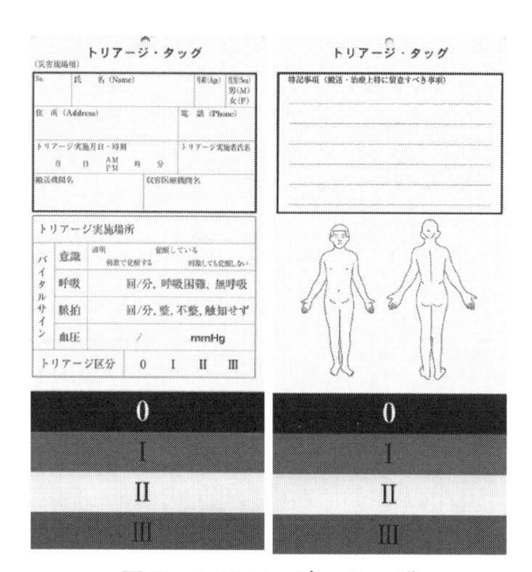

図２　トリアージ・タッグ
（一般財団法人日本救急医療財団ホームページより）

最優先の第一順位は赤色で、生命を救うために直ちに処置を必要とする状態である。第二順位は黄色で、入院治療は必要だが比較的に全身状態が落ち着いていて、簡単な指示でのやりとりが本人とできる状態である。黄色タグは、赤色タグの搬出後、第二陣として搬出される。第三順位は緑色で、自分で歩くことができて外来処置で十分と思われる状態であるため、自力で歩いて救護所に向かってもらう。心肺停止・無呼吸の場合は、黒色タグで対応は最後になる。さらに、現場の救護所で医師が死亡診断した場合には遺体として扱われる（美馬 2021）

0 黒（black tag 無呼吸群）：死亡，または生命徴候がなく，直ちに処置を行っても明らかに救命が不可能なもの。

Ⅰ赤（red tag 最優先治療群）：生命に関わる重篤な状態で一刻も早い処置をすべきもの。

Ⅱ黄（yellow tag 待機的治療群）：赤ほどではないが，早期に処置をすべきもの。基本的にバイタルサインが安定しているもの。今すぐ生命に関わる重篤な状態ではないが処置が必要であり，場合によって赤に変化する可能性がある。

Ⅲ 緑（green tag 保留群）：歩行可能で，今すぐの処置や搬送の必要ないもの。完全に治療が不要なものも含む。

できるだけ多くの人を効率良く救うための、搬送・救命処置の優先順位はⅠ → Ⅱ → Ⅲとなり、0は最後に救護所へ搬出される。このように構造化されることによって恣意的な非倫理的な選択の危険を防ぎ、医療資源やスタッフを効率的に用いられる（美馬 2021、他）。

2-2　義務論と生命倫理

義務論とは、帰結主義の立場をとらない理論に対する総称である。義務論の代表として、イマヌエル・カント（1724-1804）の倫理学があげられる。それ以外にもディヴィッド・ロス（1877-

1971）の「一応の義務」論、ジョン・ロールズ（1921-2002）の「公正としての正義」論など、多種多様な理論が非帰結主義であるという理由から義務論に分類されている[8)]。

義務論のおおよその主張は、カントの倫理学における「定言命法」と「人格の尊厳」、「自律としての自由」、および、ロスの「一応の義務」論に集約される。

カントは、理性が自らに命令するものであり、つまりは人間の意志の自由を意味する道徳的法則を「定言命法」（「汝の意志の確率が、つねに同時に普遍的立法の原理として妥当するように行為せよ」）に求め、こうした理性的な自由の主体としての「人格の尊厳」（「汝の人格やほかのあらゆる人の人格のうちにある人間性を、いつも同時に目的としてあつかい、けっしてたんに手段としてのみあつかわないように行為せよ」）を訴えた[9)]。

カントの自律あるいは自律の尊重という観念は、個人の自律尊重（オートノミー）、インフォームド・コンセントや守秘義務の根拠として、生命・医療倫理に応用され、事項で後述する米国型四原則の重要な一つに数えられている。アラバマ大学医学部教授のグレゴリー・E・ペンス（哲学）は、現代の医療倫理に対するカントの最も重要な功績は、自由で理性的な個人の「自律的な意志」が、道徳的価値の源泉であることを強調した[10)]。さらに、ペンスは、医学実験の参加者に対してインフォームド・コンセントを求めなければならない理由は、カントのいう自律にあり、民主主義社会での個人の重視とカントの自律重視が、現代の医療倫理の基礎となったことを強調している。

倫理理論の役割

さて、「倫理原則」とは、私たちの行為指針を導くために、理論を特化したものである。倫理原則の代表的なものは、生命倫理という特定の分野で用いられる四原則である[11)]。

規範倫理学は、医療倫理や環境倫理といったいわゆる応用倫理学研究もその一部として含み[12)]、生命・医療倫理は、応用規範倫理学の分野に入る（**表1**）。

ビーチャムとチルドレスの『生命医学倫理』の焦点は、応用規範倫理学―とりわけ生命医学倫理―に絞られているが、「われわれは一般的な道徳的行為指針を生命医学に応用するからである[13)]」。

倫理的ジレンマの解決に向けて、原則に基づいて推論を行う方法を、原則アプローチ（原則論）といい、倫理理論や倫理原則は、生命倫理問題をより合理的に考え、問題解決のための重要な道具（ツール）として活用される。

では、実際に、医療従事者が深刻な道徳的・倫理的ジレンマに直面したとき、倫理理論や原則はどのような手助けをしてくれるのだろうか。

図3は、米国のビーチャムとチルドレスによる共著『生命医学倫理』の中で登場する倫理理論と四原則を整理したものである。そこには、（倫理）理論、（倫理）原則、（道徳）規則、具体的判断と行動の関係が示されており、倫理理論・原則という道具を使って、いかにして問題解決を図ることができるかの手引きが示されている。

倫理理論は個々の判断や行動を正当化するための根拠を提供してくれる。ある判断や行動が倫理

表1　倫理学の分類

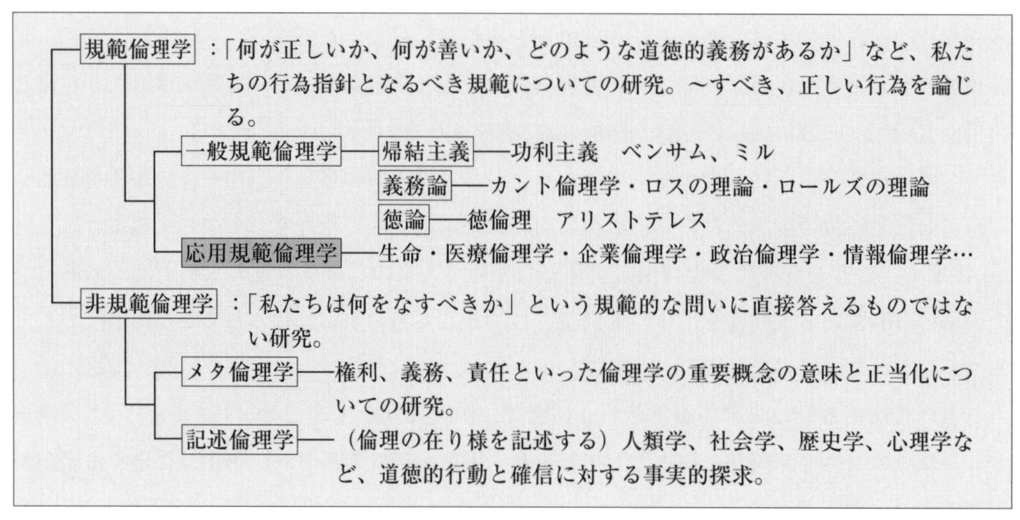

［トム・L・ビーチャム，ジェイムズ・F・チルドレス・著，永安幸正，立木教夫・監訳：生命医学倫理．成文堂，p8-10，1997．(2001年に第5版として大幅改訂．最新版は立木教夫，足立智孝・訳：麗澤大学出版，2009.）赤林朗・編：入門・医療倫理Ⅱ　Ⅰ規範倫理学（児玉聡）．勁草書房，p10，2007．以上の参考文献をもとに，筆者が作成］

的に正しいか否かは、それらが「もっともな理由」に支えられているかを考えてみればよい。

このような作業を「道徳的正当化」という。実際行われる具体的な判断と行動は、道徳的規制によって、規制は原則によって正当化される。トップ・ダウン（Top-Down）型と呼ばれるモデルに従うなら、「もっともな理由」は、判断や行動を支える理論や原則を明らかにすることによって与えられる。倫理理論→倫理原則（四原則）→道徳規則→具体的な判断・行動…というように、原則や規則を状況に適用させることによって、問題解決の手助けとなる（**図3**）。たとえば、現在の医療現場でインフォームド・コンセントを適切に得ることが医療従事者のなすべき正しい行為であり、従うべき道徳規則（Moral　Rules）となっている[14)]。この規則は一般に患者の自律を尊重するという原則によって正当化され、自律尊重原則はさらに帰結主義や義務論の理論によって正当化される。

つまり、具体的な判断・行動→道徳規則→倫理原則（四原則）→倫理理論…という方向性は、判断や行動のもっともな理由を与えてくれることを示してくれる。

3. 生命倫理学の成立の契機―人体実験での被験者保護

生命倫理学は、1960年代末から1970年代にかけて米国で誕生した、生命科学と医療の倫理問題をめぐる学際的学問であり、弱い立場にある被験者・患者の「いのちを守る」社会運動という側面がある[15)]。世界的潮流を辿れば、生命倫理学を成立させるきっかけの一つに、人体実験での被験者

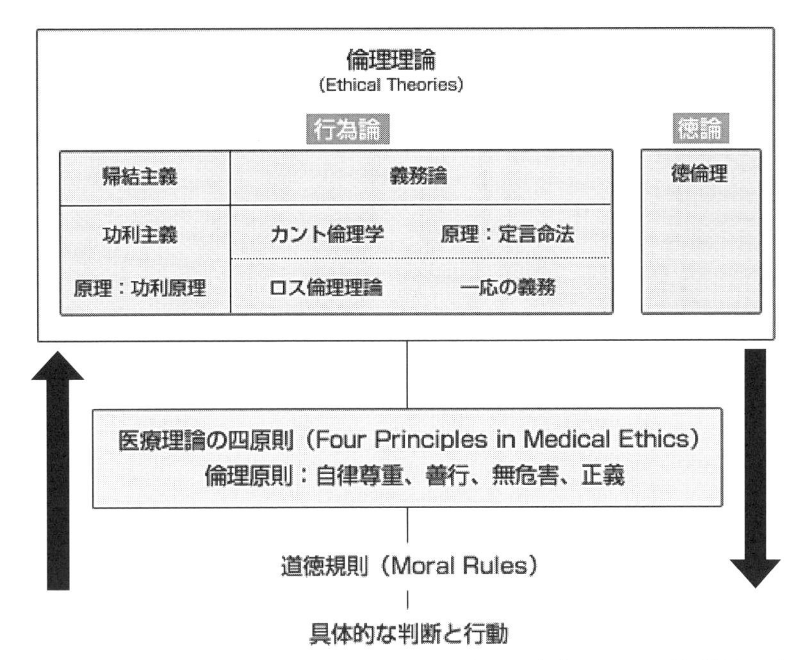

図3　理論→原則→規則→具体的判断・行動の関係（トップダウン型原則主義的アプローチ）
赤林朗・編『入門・医療倫理Ⅰ』. 奈良雅俊、「2章　倫理理論」. 勁草書房, p30, 2005年. をもとに一部改変

保護があり[16)]、戦時中に行われた、社会的に立場の弱い被験者（捕虜）を狙い撃ちにした非人道的な「軍事的・政策的人体実験」の負の歴史がある。さらにまた、臨床医学の場でも、被験者の治療ないし利益とはまったく関係のない、いわば研究者の功名心とか単なる利潤追求が主な目的のために行われた「研究本位的人体実験」がある[17)]。

戦時下には、「医学の公益性の論理」（医学研究は全世界人類に貢献し将来の患者を救うため犠牲を伴うものだ[18)] という非倫理的医学研究の正当化のもとに、被験者の生命・身体・自由といった法益の侵害、重大な人権侵害を伴う「研究本位的人体実験」が、国家のひそかな承認・支援のもとで秘密裏に行われてきた。

3-1　米国

ナチスドイツの医学犯罪をニュルンベルク裁判（第一法廷・医師裁判）で裁いた米国でも、主に冷戦期に、国内でひそかに一般市民を実験台にした「**放射線被爆人体実験**」（1944-74年）が軍事目的で行われていた。このことが、1993年末になって、ニューメキシコの新聞報道によって明らかにされ、大反響を巻き起こした。このことを受けて、クリントン大統領が「放射線被爆人体実験諮問委員会」を設置し詳しい調査を行わせている。その最終報告書（President's Advisory Committee on Human Radiation Experiments: ACHRE）によると、米国連邦政府は約4000件にも及ぶ放射線被爆人体実験のスポンサーになっていた。プルトニウムなど原爆関連物質を用いた実

表2　生命倫理学成立の社会的、歴史的背景

1947　ニュルンベルク倫理綱領（アメリカ軍事法廷）
1964　ヘルシンキ宣言（世界医師会）
1966　ヘンリー・ビーチャーの告発論文「倫理学と臨床研究　22の非倫理的研究」
　1932－72　タスキギー梅毒研究事件
　1956－64　ウイロー・ブルック事件
　1963　ユダヤ人慢性疾患病院事件
1974　国家研究法（米国）
1979　ベルモント・レポート　［三原則：人格の尊重　善行（与益）、正義］
↓
トム・L・ビーチャム＆ジェイムズ・F・チルドレス
『生命医学倫理』［（米国型）四原則：自律尊重、無加害、善行（与益）、正義］

1998　バルセロナ宣言　［（欧州型）四原則：自律性、尊厳、不可侵性（統合）、弱さ］

験など8種類の実験が行われていた。このうちの一つが、「**プルトニウム注射実験**」である。これは、原爆を開発したマンハッタン計画の科学者たちが、1945年4月から47年7月にかけて、本人に説明せず同意を得ないまま、18人の市民（被験者は4歳から69歳までで、15人は40歳以上。女性は5人含まれていた）にプルトニウムを注射し経過観察を行うというものだった[19]。

その他、この時期の米国の人体実験として最も有名な二つの事例は、1940年に行われた「**シカゴ・マラリア実験**」（新薬開発のためにイリノイの刑務所で800人の囚人に人為的にマラリア感染させた実験研究[20]）、後で詳しく解説する「**タスキギー梅毒研究実験**」（1932-72）である[21]。

こうして、第二次世界大戦中のナチスドイツによる同意なき残虐な人体実験に対する深い反省から定められた**ニュルンベルク倫理綱領**（1947年、アメリカ軍事法廷）と、17年後の**ヘルシンキ宣言**（1964年、世界医師会）において、「被験者の人権尊重」を主旨とした、ヒトを実験対象とする医学研究上の倫理が確立された。

このドイツのニュルンベルク裁判から始まった以上のような流れは、米国でも生まれた。

すなわち、タスキギー事件の批判と深刻な反省を踏まえて、1974年に被験者保護のための「**国家研究法（National Research Act）**」が、1979年には「生物医学および行動に関する研究の被験者保護のための倫理原則と指針：**ベルモント・レポート**（The Belmont Report）」が公表された流れである（**表2**）。

以下から、米国生命倫理を成立させる契機となった、タスキギー事件を含める重大な人体実験事例の概要ならびにその問題性と、その後、人体実験における被験者保護のための自律尊重原則をはじめとする倫理原則を定めたベルモント・レポートの成立過程について解説する。**表2**を参照しながら、読み進めてもらいたい。

3-2　米国における人体実験問題（表3）
—タスキギー事件、ウイロー・ブルック事件、ユダヤ人慢性疾患病院事件

コラム

タスキギー事件の研究書『悪い血（Bad Blood）』
ヒューストン大学のジェイムズ・ジョーンズ（James H. Jones）教授が、1972年から本格的な調査を始め、膨大な資料をまとめて、1981年に出版した『悪い血』。タスキギー事件では、黒人の間で信じられていた「悪い血」という病気の治療をするという偽りの説明をして、医師や看護師は梅毒の進行状況を検査した。しかし、治療は全く行われなかった。

［参考文献　星野一正：タスキギー梅毒人体実験と黒人被害者への大統領の謝罪. 時の法令, 1570号, p45-51, 1998. 宮坂道夫：医療倫理学の方法　原則・手順・ナラティヴ. 第2版, 医学書院, p23, 2011.］

1932年以降、米国アラバマ州タスキギーに住むアフリカ系米国人梅毒患者約400人を対象とした長期的梅毒研究の人体実験実施（ペニシリン薬治療が可能だった梅毒を、治療しないでいたらどうなるかの自然経過観察研究）により、1972年に明るみになったタスキギー事件をはじめとする相次ぐ非倫理的な人体実験事件は、全米の非難の的となり、様々な人権運動の波とあいまって、米国において、患者の自己決定権などを中心とする生命倫理学誕生へと結びついた。

米国では、医学研究・人体実験をめぐるスキャンダルが1960年代半ばから相次ぎ、1972年のタスキギー報道（AP通信 Associated Pressのジーン・ヘラー、7月26日のニューヨークタイムスでの報道）で、非難の声がピークに達していた。

この1972年のタスキギー報道と、1966年のハーバード大学医学部教授、ヘンリー・H・ビーチャー（麻酔学）による人体実験告発が、米国の医療における被験者・患者の自己決定権尊重確立に影響を与える重要な出来事となった。ビーチャーは、米国を代表する主要な医学雑誌『ニュー・イングランド・ジャーナル・オブ・メディスン New　England Journal of Medicine』に、「倫理学と臨床研究」と題する論文を発表した[22]。

その内容は、人間を対象にした22件の医学実験が、どれも被験者の熟知同意（インフォームド・コンセント）を得ないで行われていたというもので、その中の幾つかの研究では、虐待にあたるような悲惨な実験が行われていたという。しかもこうした研究は例外ではなく、むしろ医学実験としてごく当たり前のように行われていたということも、この論文の中で暴露されていた[23]。

ビーチャーの告発論文（22件の人体実験）には、前述のタスキギー事件をはじめ、「**ウイロー・ブルック（肝炎研究）事件**」（1956-64年：肝炎ウイルスの伝播様式を調べる目的で、養護施設に入居している知的障碍児に対して故意にウイルス感染させ放置）や、「**ユダヤ人慢性疾患病院事件**」（免疫システムの低下ががんの進行に及ぼす影響を知るために、入院患者の同意なしに彼らに肝がん細胞を注射）なども含まれていた[24]。

表3　米国における人体実験スキャンダル（事実の概要）

【タスキギー事件】（1932 − 72）：1972年7月26日のニューヨークタイムスが、「国の研究で40年にわたって治療されなかった梅毒の犠牲者」と報じたことにより、医学研究の非倫理性と人種差別とが全米の非難の的となった。アメリカ公衆衛生局（United States Public Health Service: USPHS）は、アラバマ州メイコン郡タスキギーに住む貧しい小作人の黒人男性梅毒患者399人と、対照群の201人の非梅毒患者とを対象に、1932年より40年の長期にわたり梅毒症状の自然経過を実証する人体実験を続けてきた。医師は彼らに「悪い血（bad blood）」の医療処置をしていると欺いて、特に治療を施さないグループには特効薬のペニシリン発見（1941年−）以降も投薬治療を行わず、半強制的に検査だけ受けさせ、死亡すると解剖にまわした。彼ら被験者は、この人体実験に参加することと引き換えに、無料の食事、無料の医療検査と埋葬保証を受けたのみである。

【ウイロー・ブルック事件】（1956 −）：1956年にニューヨーク市スタットン島ウイロー・ブルックにある知的障碍児施設ウイロー・ブルック州立学校で、ウイルス性肝炎を対象に、クルーグマン医師たちが実施した実験。施設には1963年当時6000人以上の知的障碍児が収容しており、生徒の3分の1以上がIQ20以下の重度知的障碍児であった。施設は不衛生で環境が悪く、1954年にはほとんど全ての生徒がウイルス性肝炎に感染していた。それは、施設に働く人びとや家族の人びとへの感染源となり、この地域の大問題となっていた。1956年にクルーグマンのグループが施設に乗り込み、有効な予防薬を開発するために、生徒たちに生きた肝炎ウイルスを接種し、感染性肝炎の発生を確かめるための実験を開始した。この実験は、親の書面による同意を得る形で、700人から800人の生徒を肝炎特別病棟に入院させ、人為的にウイルスの分離株に感染させ、その経過が観察された。この実験により、研究グループはワクチンの改良に成功し、学会発表などで名声を得ていった。

【ユダヤ人慢性疾患病院事件】（1963 −）：1963年にスローン・ケタリング癌研究所のサウタム医師は、癌に対する免疫システム研究のために、生きた転移性の癌細胞をニューヨーク市ブルックリンのユダヤ人慢性疾患病院の入院患者22名に投与した。被験者は認知症の老人患者ばかりだった。他の患者の生きた癌細胞組織の懸濁液を彼らに注射し、癌患者に見られるような癌の拒絶能力の低下は、彼ら自身の癌細胞によるものなのか、それとも身体の衰弱なのかを調べる目的だった。実験の詳細はもちろん、病院関係者にも知らされていなかった。サウタムはニューヨーク市から保護観察処分の対象とされるが、研究者としての道が絶たれることはなかった。

［Beecher, H.K：Ethics and Clinical Research. *New England Journal of Medicine*, 274（24）, pp1354-1360, 1966.　砂原茂一：臨床医学研究序説　第1章人間研究倫理の発展．医学書院，p138, 1988．桑子敏雄・編：いのちの倫理学　4章医学実験と倫理委員会制度（香川知晶）．コロナ社，p82, 2004．資料集生命倫理と法編集委員会・編：資料集　生命倫理と法（ダイジェスト版）．p239-242, 2004．以上をもとに筆者作成］

ウイロー・ブルック事件は、1970年になって、この実験研究に対するビーチャーの『研究と個人』や、ポール・ラムゼイの批判、とりわけステファン・ゴールドビーのランセット誌に寄せられた批判による書簡によって社会に知られるようになった[25]。こうした批判の高まりに対し、クルーグマン医師研究グループは、実験に参加した児童の大部分は不衛生な施設に入れば、遅かれ早かれ自然に発病することになっていたのであり、特に高い危険性にさらしたわけではない、と弁明した[26]。

この事件の重要性は、知的障碍児を実験対象にする親の同意の有効性の問題（実験に子どもを参加させるために得られた両親からの承諾は、情報を提供した上で自発的に承諾が得られたかどうか疑問があるという点も含めて[27]）と、生物医学実験において、意思決定ないし法的同意能力がない知的障碍児や子どもの集団を研究対象として利用することがどの程度許されるのか、という患者の権利に関する倫理的、法的問題を提起した[28]ことである。また、この事件の深刻さは、非治療的生物医学研究において、将来の社会の構成員ないし患者に利益をもたらすための義務の正当化によって、治療的利益を得ることのない児童を経験者として利用したこと、すなわち、患者（児童）の権利の侵害に抵触したということである。

一方、タスキギー事件の深刻さは、ナチスドイツの人体実験を裁いたニュルンベルク綱領（1947）やヘルシンキ宣言（1964）で掲げられていた被験者の人権尊重を無視した人体実験であることや人体実験が人種差別に基づいていたことにある。またさらに、1969年にはアメリカ公衆衛生局USPHS内部より倫理的責任が指摘されながらも無視されつづけたことにある。米国社会のもつ構造的ともいえる人種差別が露呈され、科学者の専門性に対する権威と信頼を大きく揺るがす事件となった。しかも、この事件に対する政府の公式謝罪は、事件発覚から25年後の1997年だった。1997年5月16日、クリントン大統領はこの実験の非倫理性を認め、政府として公式に謝罪し、実験の生存者の8名のうち歩行できる5名をホワイトハウスに招き、「米国政府の行為は恥ずべきものだ。皆さんに謝りたい。謝罪が遅くなったことを申し訳なく思う」と語った。

以上、3つの事件の概要と問題性について述べた。3つの事件すべては、被験者の同意を全く無視した、人権侵害ないし人間の尊厳侵害にあたる犯罪行為そのものであるといえよう。被験者の多くが、社会的弱者であったことや、人体実験が彼ら被験者に対して重大な人権侵害を伴うものであることについての社会の認識不足などが、この事件の深刻さを物語る。

タスキギー事件では、その梅毒研究が始まった1930年代当時、激しい人種差別の渦中にあった黒人が実験対象であり、ユダヤ人慢性疾患病院事件ではユダヤ人の認知症老人患者が被験者であり、また、ウイロー・ブルック事件では、知的障碍の子どもたちが被験者であった。このように、認知症老人や知的障碍児など、極めて社会的に弱い立場の人たちが人体実験の対象とされていたこと、また何よりこうした非倫理的な人体実験が、戦時下ではなく平時のアメリカで行われていたことに、大きな問題があった。

そのことに対する国民の非難と反省が、その頃（50年代）の公民権運動、ベトナム反戦平和運動、黒人解放運動、女性解放運動、消費者運動ならびに患者の人権運動といった諸々の市民運動のうねりとあいまって、米国における生命倫理学の誕生へと結び付いた。

こうして、社会的弱者を犠牲にした悲惨な人体実験への深い反省から、被験者・患者の自己決定権やインフォームド・コンセントといった、被験者保護の法的・倫理的基底が求められ、「いのちを守る」社会運動へと発展したのである。

3-3　国家研究法とベルモント・レポート、三原則（ベルモント原則）

上述のタスキギー事件の反省を踏まえて、アメリカ合衆国議会（連邦議会）は人体実験に対する法規制に動き出し、被験者保護制度の改革に踏み切った。連邦議会の特別委員会は、調査結果を1973年「タスキギー梅毒研究最終報告書」としてまとめた。

それに基づき、被験者保護の問題が大きく浮かび上がり、1974年5月に米国保健教育福祉省(Department of Health, Education, and Welfare：**DHEW**）が、「人を対象とする研究に対する規制」を制定し、さらに同年7月には「**国家研究法**」(National Research Act of 1974）が制定された。この法律によって、「医学・生物医学・行動科学研究における被験者保護のための**国家委員会**（以下、国家委員会とする)」が設置され、ここで様々な領域での実験研究に対する法規制案を勧告することになった[29)]。国家委員会は、医師だけではなく哲学者、生命倫理学者、法律家などの専門家と、女性やマイノリティなど一般市民の非専門家委員など11名で構成され、次々に医学研究の具体的な指針を定めていった[30)]。

以下は国家研究法の内容[31)]である。

① 「生物医療および行動科学研究における被験者保護のための国家委員会」(11人で構成されうち5人は医学以外の分野の人）を設置し、これがDHEWから研究補助費を受けて行う人体実験に伴う研究のガイドラインを作成すること。

② 人体実験を行う研究者は、連邦の研究助成費を申請する前に、施設内審査委員会((Institutional Review Committee: IRB）に研究計画書を提出し、その許可を受けること。

③ IRBは5人以上で、メンバーは研究の評価と同時に倫理的・法律的問題にも明るい人であること、かつそのメンバー構成は文化・人種・性別に関してバランスよく配分され、うち少なくとも1人は部外者であること。

このように国家研究法では、非人道的な人体実験を防止するために、人を対象とする医学研究のうち連邦政府の研究助成を受けるものについては、施設内審査委員会IRBの設置を義務付けた。つまり同法では、国の予算を使って人対象の医学研究を行うすべての研究機関は、IRBで審査を受けなければならないことを義務付けた。

ちなみに、一般に倫理委員会と呼ばれている組織には、その起源と役割の違いから大きく二つに大別される。一方は、安楽死や生命維持治療の差し控えや中止など倫理的葛藤を伴う医療行為に対する助言を行うために病院内に自発的に設けられた委員会である「病院倫理委員会（Clinical Ethics Committee:　CEC)」。他方は、医学研究・人体実験に参加する被験者の人権保護を目的として研究審査を行う委員会で、法律や行政規制（ガイドライン）などに基づいて大学等の研究機関に設置され、「倫理審査委員会（Research Ethics Committee: REC)」ないし「施設内審査委員会IRB」と呼ばれる委員会である[32)]。

国家研究法で設置されたIRBは、1960年代にすでに存在していた「施設内審査委員会

(Institutional Review Committee: IRC) が、被験者の人権を守る上で十分機能していなかったことを、先のタスキギー最終報告書で確認されたのを受けて、再編成された委員会組織であった[33]。

1963年に発覚したテュレン大学のチンパンジー腎異種移植およびユダヤ人慢性疾患病院事例では、これらの研究に国立衛生研究所（NIH）ならびに公衆衛生局（PHS）が資金援助を行っていた[34] という衝撃的な事実が明るみになったことを受けて、連邦議会は、IRBの再編成を行うことで人対象の医学研究の規制に乗り出したのだった。

IRBでは、以下の事項について、人対処の医学研究が科学的および倫理的に適正なものかが審査される[35]。すなわち、①（そもそも）人を対象にしなければならない研究か、②研究計画が研究目的に適っているか、③被験者の人権、特に生命・健康・プライバシー（個人情報）の権利が保障されているか、④被験者本人のインフォームド・コンセントがあるか、などである。

同法によるガイドラインとIRB制度は、国際的にも影響を与え、1975年のヘルシンキ宣言（東京における世界医師会総会にて改正）でのインフォームド・コンセントに関する基本原則の成立へとつながっていった[36]。

さて、国家委員会で4年間の審議を経た1979年に、「研究における被験者保護のための倫理原則とガイドライン（指針）」と題する最終報告書が提出された。これが、通称「**ベルモント・レポート**（The Belmont Report)」（国家委員会の会場となったスミソニアン協会の会議場ベルモント・カンファレンス・センターにちなみこう呼ばれた）である。

ベルモント・レポートでは、主に人体実験の問題を考える際の重要かつ基本的な倫理原則が打ち立てられていた。すなわち、これが「**人格の尊重**（respect for persons)」、「**善行（与益）**(beneficence)」、「**正義**（justice)」という「**三原則**（ベルモント原則とも呼ばれる)」である。

ベルモント・レポートは**表4**で示したとおり、A：研究と診療の限界、B：基本的な倫理原則、そしてC：原則の適用の3部により構成されている。

A：「研究と診療の限界」については、研究と治療行為との間に境界を設けることの困難さが提示されている[37]。B：「基本的な倫理原則」については、「人格の尊重」、「善行（与益)」、「正義」の三原則が提示されている。以下、それぞれの倫理原則の意味を説明し、これら各原則から導かれる（各原則にそれぞれ対応する）要求事項（C: 原則の適用：「インフォームド・コンセント」、「リスク・ベネフィット評価」、「被験者の選択」）内容を説明する[38]。

「**人格の尊重（respect for persons)**」とは、自らを律し自らの考えに従い行動する人間の「自律性」を尊重することである。個人の自律性を保護する（自己決定権を尊重する）一方で、自律的判断がしにくい弱い主体（たとえば、知的障碍者や認知症（昔は痴呆症と呼んでいた）老人、子ども）については保護するという方針を明示している。

ここから、「インフォームド・コンセント」すなわち「十分かつ適切な情報に基づく説明を与えられ、理解した上での、自由意思による同意」が導かれる。つまり、インフォームド・コンセントは、実験計画についての正確な情報を与えられた上で、被験者が自発的かつ自由にその計画に参加

表4　ベルモント・レポートの構成

A：研究と診療の境界	
●診療（practice） ・患者の診断・治療・予防を目的とする行為　・目の前の患者の益を最優先する ●研究（research） ・仮説を検証し一般化できる知識を生み出すことを直接の目的とする ・将来の患者の益を直接の目的とする	
B：基本的な倫理原則	C：原則の適用
●人格の尊重（respect for persons） ・個人の「自律性」「自己決定権」の尊重 ・弱い自律性は保護する	○インフォームド・コンセント （情報・理解・自由意思） ○意思決定の代行　○威圧の排除
●善行（与益）（beneficence） ・害をなしてはならない ・益を最大化し、害を最小化	○リスク・ベネフィット評価
●正義（justice） ・機会分配の公平性	○患者に対する機会分配の公平性 ○研究の被験者の選択の公平性

［松島哲久・盛永審一郎・編：薬学生のための医療倫理　4. ベルモント・レポート（栗原千絵子）. 丸善出版, p64, 2010. 津谷喜一郎, 光石忠敬, 栗原千絵子・訳：ベルモント・レポート. 臨床評価, Vol.28, p559-568, 2001. 以上をもとに筆者一部修正, 作成］

することが重要だということを確認する。それは、それぞれの人格の自律性保護という原則と対応している。

「**善行（与益）・恩恵（beneficence）**」とは、古代ギリシャの医神ヒポクラテスが立てた誓い（「ヒポクラテスの誓い（医師の道徳規範）」での「無加害原則」（患者に危害を与えてならない）とする格言に由来する。また同時に人間に福利を確保するための努力を促す原理である。しかもウイロー・ブルック学校での肝炎実験は、健常な子ども一般と、その実験からは直接の福利は受けない個別的子どもとの間のバランスの問題を含んでいる。ウイロー・ブルックの被験者の子どもたちは知的障碍児だったので、自分が何をされているのか理解することさえできなかった。それは子ども一般の恩恵のために被験者の恩恵を軽視することだった。「リスク・ベネフィット評価」は、実験計画が持ちうる利点と欠点、人類一般への福祉と被験者個人への潜在的危険性というプラス・マイナスの両面を評価し、比較検討することを意味する。それは人類への貢献と、個人への危険の回避という両面における恩恵の充足を含んでいる。

「**正義（justice）**」とは、「機会分配の公平性」を意味する。タスキギー梅毒実験などで露わになったように、多様な意味での社会的弱者を特に利用するなどということを避けるためのものである。「被験者の選択」とは、生理的、政治的などの点で多少とも不利な条件下にある人々が、不当に被験者扱いをされるようなことがないよう配慮すべきだという指摘をすることによって、正義原則への対応を示している。

表５　生命倫理の四原則：米国型と欧州型

米国型	欧州型
・自律尊重（respect for autonomy）	・自律性（autonomy）
・無危害（non-maleficence）	・尊厳（dignity）
・善行（与益）（beneficence）	・不可侵（統合）（integrity）
・正義（justice）	・弱さ（傷つきやすさ）（vulnerability）

［宮坂道夫：医療倫理学の方法　原則・手順・ナラティヴ．第２版，医学書院，p44，2011．筆者による一部修正］

こうして、ベルモント・レポートで提示された三原則は、米国の研究管理政策の基底とされただけでなく、諸外国においても医学研究における被験者保護の基本的倫理原則として広く認知されるようになった。さらに、ベルモント・レポートの執筆にも参加したビーチャムとチルドレスらが、レポートで提示した様々な検討課題を、医学実験の問題だけではなく、生命科学・医療全般の問題にまで拡大し応用させるよう働きかけた。個々の問題に対する具体的な対応策を最終的に社会の一般的な倫理原則によって正当化する方法論が明示された。逆に言えば、個別的な問題への解答が、一般原則から導入される形をとるのである。この方法論的立場が原則アプローチとか原則主義と呼ばれ、生命倫理学の主流を占めることになる。ベルモント・レポートと同年の1979年に公刊されたビーチャムとチルドレスの共著『生物医学倫理の諸原則』によって、原則アプローチは人体実験のみならず、生命倫理全般の問題に応用された。

この著作の中で、ベルモント三原則に「無危害原則」を加えた四原則が提示された。なお、ベルモント・レポートで取り上げられた「人格尊重原則（respect for persons）」は、ビーチャムとチルドレスの四原則では「自律尊重原則（respect for autonomy）」と言い換えられた[39)]。さらに、ベルモント・レポートでは、「善行（与益）原則」の説明において、ヒポクラテスの「do no harm」（害を与えるな）という言葉を用いて、「無危害原則」「primum non nocere」をも説明しているが、ビーチャムとチルドレスは両者を分類して、四原則とした[40)]。ビーチャムとチルドレスが提唱した四原則は、生命倫理の諸問題を検討するための代表的なツールとして、主導的な役割をもつに至った。これに対して、ヨーロッパの生命倫理学者たちは、まったく異なる四原則を提唱した。

次に、原則アプローチの応用として重要な米国型四原則と、西欧型四原則を解説する。

4.「米国型四原則」と「欧州型四原則」[41)]（表５）

米国型四原則は、先に述べてきたように、もともとベルモント・レポートで示された倫理原則が原型となっている。これをビーチャムとチルドレスが、医学研究のみでなく臨床現場での意思決定を含めた医療全般の問題に適用できるものとして、系統的に議論を組み立てた。

一方の欧州型四原則は、欧州各国の生命倫理の専門家たちが生命倫理と法の根幹をなすべき倫理原則として、1998年11月、EU（欧州連合）の執行機関である欧州委員会に対して行った提言である。バルセロナ宣言の四原則とも呼ばれる。欧州型四原則は、米国の四原則を相対化し、ユネスコの世界宣言にも影響を与えた。ユネスコの「生命倫理と人権に関する世界宣言」とは、国際生命倫理委員会が中心となり、政府間生命倫理委員会や様々な国際機関の意見を取り入れ、両委員会の合同委員会で最終案をまとめ、2005年10月ユネスコ第33総会で採択された世界宣言のことである。

以下、米国型と欧州型のそれぞれの倫理原則の意味を説明していく。

4-1　米国型四原則

1）「自律尊重（respect for autonomy）」：「自律的な患者の意思決定を尊重せよ」

患者、被験者が自ら決断し、選択することを尊重することである。患者の自己決定を尊重する原則であり、インフォームド・コンセントの考え方を支える原則として重要である。自律的な個人の場合は、その自己決定を尊重し、自律性の減少した個人や自己決定能力のない人は保護するように、この原則は求めている。たとえば、自律尊重原則は、終末期患者が延命措置の差し控えや中止を求める意思決定をめぐって、それが患者自らの意思に基づく決定なのか否かを考えたりする点で重要である。また、意思決定能力のない患者の場合、本人にとって最善の利益を周りがいかにして支えていくかも重要な観点となる。自律尊重は、医療の場面でも、治療を受けるかどうか、またどのような治療を受けるかについて、本人が事情を理解した上で自ら選ぶことを認めるように指令する原則である。

2）「無危害（non-maleficence）」：「患者に危害を及ぼすのを避けよ」

患者に危害を加えないよう特別な注意を医療者に求める原則のことである。古くは「ヒポクラテスの誓い」にみられる原則。たとえば、副作用の強い薬を使用しても良いかや、治療に伴う安楽死が許されるかどうか、また不妊治療の結果として伴う多胎妊娠ならびに減胎手術が許されるかどうかなど考える際の重要な観点となってくる。医療の場面で言われる無危害は、相手にとっての益を目指す治療行為が、相手に害を及ぼしうるという場面を念頭においている。そもそも多くの場合、治療には益とともに害も伴う。たとえば、手術により、延命とQOLの回復という益は得られるが、右脚を喪うという害も伴う場合、手術という選択は、与益原則は満たすが、同時に無危害原則には反することになってしまう。そこで、この点を説明するために、「二重結果（double effect）論」（一つの行為が益と害という二重の結果をもたらすときに、益は意図するが、害は意図していないなどの条件を満たす必要があるなどの条件をつける考え方）が提唱される[42]。

3)「善行（与益）(beneficence)」:「患者に利益をもたらせ。相手の益になるようにせよ」

他者への援助と善を促進することである。「ヒポクラテスの誓い」の「自己の技術の最善をつくせ」にみられる。他人の利益や幸福に資するよう行動することを要求するもの。伝統的な医の倫理の考え方につながるため、パターナリズム（患者の医師に対する独善行為）にあたらないかどうか慎重な考慮が必要となる。しかし、他者の救助、救命、ケアが求められる医療者にとって重要な原則ではある。治療は通常相手の益になる以上、与益原則は医療者として当然ではあるが、医療者の評価と患者本人の評価が食い違う場合（つまり両者で価値観が相違する時）どうするか、など考えるべきことは多い。たとえば、エホバの証人の信者が輸血治療を拒否する場面において、医師の治療に対する評価と患者のそれとは異なる。つまり、延命目的の輸血治療が患者にとっての益をもたらすという医師の評価は、患者にとっては真逆の評価（益にはならず害にしかならない）となる場合がある。延命とQOLの問題であり、終末期医療の場面でたびたび登場する問題でもあるため、この原則は、無危害原則などと同様に、重要な観点となる。

4)「**正義**（justice）」:「正義を保て。利益と負担を公平に配分せよ」

人々を差別せずに公正に扱うことを指し、公正な配分を行うことを求めるものである。これは医療者が目の前の患者だけのことを考えていればいいのではなく、社会全体を眺める視点にも立って、自らのしていること、しようとしていることが適切であるかどうか吟味することを要請する原則である。たとえば、少ない医療資源（たとえば不足している医療のマンパワーや希少なワクチン）をどう配分するか、その配分の公正さを求めることが重要となる。先述の「トリアージ」や「**QALY（Quality Adjusted Life Years）**」などの議論においても重要な原則である。

4-2　欧州型四原則

1）自律性（autonomy）

自分の人生と生活の目標や考えを創造できること、道徳的な洞察を持ちうること、強制されることなく自ら行為することができること、個人として責任をとることができ、政治的な参加ができること、インフォームド・コンセントを行えること、の５つの能力である。

米国型四原則の「自律尊重」はほぼ自己決定権の尊重と同義であり、患者が自分で判断する自律性オートノミーautonomyを尊重しなければならない、という原則なのに対し、欧州型では、自律を自己決定に限定しておらず、自律を人間のもついくつかの能力キャパシティcapacityの総体であるとらえている。上の５つの能力でわかるように、能力とは知的な能力にとどまらず、それが行えるような社会的環境を与えられていることを意味する。

2）尊厳（dignity）

人間としての尊厳ばかりでなく、有機的な生のもつ尊厳などを含んだ広い理解を指している。つまり、人間やそれ以外の存在に道徳的地位を認める概念である。ただし、欧州型四原則を提唱した研究者たちも、尊厳には多様な意味があり、簡単に定義できないことを強調している。たとえば、細胞や組織、臓器の扱いをめぐって、「尊厳ある存在」として扱うべきか否かの論争がある。受精卵は細胞であるが、将来人間となる可能性がある、というような根拠によって尊厳を認めるべきだとみなす人が多い。これに対して、人間の細胞が何年間も培養され、実験用に使うために商品化されている例もある。同じ細胞でも、尊厳を認めている程度が相当に違っているのである[43]。

3）不可侵（統合）(integrity)

人間が介入・改変すべきでない生命の核心部分を保護すべきという、欧州型に固有の原則である。尊厳ある生命には、身体的および精神的な基本的条件があり、それを外部から改変してはならないという考え方に基づいている。これはひとつには遺伝子医療などの発達に対して、改変すべきでない人間の身体的・精神的条件を定めるべきだという、先端医療への規制の意味がある。その一方で、個々の患者の考える生や病気の捉え方にも不可侵性を認めるという内容も含まれている。人間の人生と生活の一貫性を意味する「統合」は、１人の人格の歴史、物語としての人生・生活の統一体のことであるが、この統一にはその人自身の人生観や生活信条ばかりでなく、受精卵からの人体の一貫性も含まれる。私たちはこの統合を、介入することによって中断したり、壊したりしてはならない。

4）弱さ（傷つきやすさ）(vulnerability)

人間の人生と生活、そして自律的な生のもろさ、有限性を表している。「傷つきやすさ」の原則が求めるのは、こういった生のもろさを保護し、配慮することである。この原則も欧州の学者たちによって提唱された独特のものである。これには２つの意味が含まれている。１つは、生命をもった存在の弱さである。有限性と壊れやすさという２つの言葉がこれを表している。もう１つの意味は、弱い存在に対して手を差し伸べ、保護する義務がある、というものである。たとえば、身体や精神の機能低下によって自律が低下した患者には、それに応じた支援をし、患者の自律を少しでも向上させることが医療者や社会の義務とされる。

4-3　米国型四原則と欧州型四原則との違い：「他者への配慮」。

米国型でも他者への配慮はあるが、それは個人としての人間の配慮であった。それに対して、欧州型では、他者のもとで配慮されるべき生として、人間ばかりでなく、ヒト胚や動物、植物など広く考えられている。また、欧州型では、人間の人格が「状況づけられた生きた身体」に基づいたものとして、もろく「傷つきやすい」ものであることを打ち出していることにある。

自律に対しても、両者の捉え方が異なる。米国型四原則においては、自律尊重原則では、自律の内容を当の個人の判断にゆだねる。この立場は、他者に危害を与えない限り、その本人の自由は保障されると考える、伝統的な英米系の自由主義的倫理観に立っている。しかし、他者に危害を与えない限り、本人の決定にゆだねてよいかの立場は、精子や卵子売買、臓器提供などの問題に対して決して万能ではない。他者を配慮しない自律尊重原則には、安楽死や妊娠中絶以外の問題、たとえば、ヒト・クローンや遺伝子操作といった問題を扱う上で限界がある。

このように、米国型生命倫理の核心である自律尊重原則を中心に捉える考え方には、様々な限界が指摘されている。EUではバルセロナ宣言が提案され、ユネスコは生命倫理と人権に関する世界宣言を採択し、さらに社会連帯・文化の多様性・未来多様性の重要性も指摘することで、ビーチャムたちの四原則とは異なる新しい方向を提示し、あるべき方向を模索している。

5. 臨床倫理の4分割法

臨床現場の様々なジレンマや軋轢に対処するための方法論、倫理的アプローチ、その理論的枠組みを説明したい[44]。

意思決定の中でも、倫理的な問題を多く含む決定については、その根拠となる情報を収集し、適切に理解し、関係者間で共有することが重要である[45]。

臨床現場の個別の事例をどう倫理的に検討するかは、現在大きく分けて、1）原則主義/原則論（principlism/principle-based approach）・生命倫理的アプローチと、2）決疑論/手順論（Casuistry/procedure-based approach）・臨床倫理的アプローチの2つの流れがある[46]。なお、決疑論とは、宗教または道徳の規範を個々の具体的な行為、良心の問題に適用する法のことである。

1）原則主義/原則論（principlism/principle-based approach）・生命倫理的アプローチ

生命倫理的アプローチとして、もっとも良く知られている、米国の倫理学者であるビーチャム〔Beauchamp,T.〕とチルドレス〔Childress,J.F.〕らによるアメリカ型の4原則〔＝医療倫理の4原則[47]〕は、①自律尊重（respect for autonomy）原則：自律的な患者の意思決定を尊重せよ②無危害・不加害（non-maleficence）原則：患者に危害を及ぼすのを避けよ③与益・恩恵・善行（beneficence）原則：患者の利益になるように努めよ④正義・公平・公正（justice）原則：利益と負担を公平に分配せよ、である。

これに対して、ヨーロッパ型の4原則［EU（欧州連合）の執行機関である欧州委員会における、欧州各国の医療倫理学者が、生命医学に関する倫理と法の根幹をなすべき打ち立てた倫理原則ethical principle］［①自主性autonomy、②尊厳dignity、③不可侵性integrity、④弱さvulnerability］がある[48]。

ビーチャムたちの原則論的アプローチは、一般的な原則から個別的な事例へと型にはめて論じていく方法（トップ・ダウン理論型）を取るため、臨床現場のその都度の状況に対応できないとして批判を受けた。

そこで登場したのが、アルバート・ジョンセン（Jonsen,A.R）とマーク・シーグラー（Mark

表６　臨床倫理の４項目チェックシート（４分割法（表））

医学的適応 Medical Indication （仁恵・無危害 Beneficience / Non-maleficience）	患者の意向 Patient Preferences （自律性尊 Respect for autonomy）
1. 診断と予後 2. 治療目標の確認 3. 医学の効用とリスク 4. 無益性（futility）	1. 患者の判断能力 2. インフォームド・コンセント（コミュニケーションと信頼関係） 3. 治療の拒否 4. 事前の意思表示（Living Will） 5. 代理決定（患者にとっての「最善の利益」とは何か）
QOL **（幸福追求 Well-Being）** 1. QOL の定義と評価（身体、心理、社会、スピリチャルな側面から） 2. 誰がどのような基準で決定するのか ・偏見の危険・何が患者にとって最善か 3. QOL に影響を及ぼす因子	**周囲の状況** **Contextual Features** **（効用と公正 Utility / Justice）** 1. 家族や利害関係者 2. 守秘義務 3. 経済的側面、公共の利益 4. 施設の方針、診療形態、研究教育 5. 法律、慣習 6. 宗教 7. その他

Jonsen AR, Siegler M, Winslade William 著，赤林朗、大井玄（監訳）：臨床倫理学、新興医学出版社、pp215, 1997.「白浜雅司のホームページ」（http://square.umin.ac.jp/masashi/kangaekata.html）参照

Siegler）らによる、臨床倫理的アプローチの４分割法（表）、すなわち、決疑論 / 手順論（Casuistry/procedure-based approach）・臨床倫理的アプローチ[49]である。日本においてもよく引用され活用されている。

２）決疑論 / 手順論（Casuistry/procedure-based approach）・臨床倫理的アプローチ[50]

①医学的適応（Medical Indication）：診断、予後、治療の目標などの医学的な事実関係を確認して記入する。

②患者の意向（Patient Preferences）：患者の判断能力、同意、代理人などについて記入する。

③ QOL（Quality of Life）：通常の生活に復帰できる見込み、身体的・精神的・社会的に失うものなどについて記入する。

④周囲の状況（Contextual Features）：家族や医療者側の影響要因、経済的要因、法律などについて記入する。

それぞれの項目について、不明確な情報を調査し、そのうえで、４分割表全体を見渡して、最適な意思決定を行うという手順である（**表６**）。

臨床倫理的アプローチの４分割法は、一般的な倫理原則ではなく、カズイストリー（決疑論）の方法にならって、個々のケース（症例）から出発するケース・バイ・ケース・アプローチ（ボト

・幡野広志、末期がんを周囲に知られて起こる「優しい虐待」
https://shuchi.php.co.jp/article/5554
・死ぬかもしれないから、言っておきたいこと。|幡野広志|note
https://note.com/hatanohiroshi/n/n36835ac59e11　他参考

医学的適応　病名・病態両者ともに不治
幡野：2017年に多発性骨髄腫（血液の癌、骨髄の中にある形質細胞の抗体を作る細胞が癌になる。背骨、肋骨、腰骨の痛み、高カルシウム血症による吐き気、食欲不振、意識障害 ...耳鳴り、めまい、視力障害、腎不全。40歳以下の発症は稀。日本では2万人に一人の割合 ）と診断。2018年に「余命3年」宣告。
小島：2016年に多系統萎縮症（神経変性疾患の一つ。知覚や運動機能を司る小脳等の変性により歩行障害、様々な身体機能に異変。人工呼吸器や胃ろうが要必要 ）。進行が早く急速に悪化、車椅子に。2018年、スイス「ライフサークル」に登録。動かなくなる前にスイスに渡り11月に「医師幇助自殺（PAS）」で他界。

患者の意向
判断能力　両者ともにある。「安楽死」PAS希望に至るまでの主治医とのやりとりについて、両者ともに不明。小島：姉とともに、スイスのエリカ医師との間に、信頼関係築く（ように見えた...）。
事前の意思表示（Living Will）両者ともに死への思いが強い→死の自己決定　尊厳　QOL
幡野：様々なブログや記事で「安楽死」肯定と希望の意思表明。
ライフル銃で死のうとした。
小島：「NHK彼女は安楽死を選んだ」番組「安楽死」希望の意思表明。安楽死反対派の姉との対比が浮き彫り。何度か（スカーフを重ねて首つり...）自殺を試みた

幡野広志氏と
小島ミナ氏
安楽死という
選択が救いに

QOL　（生命・人生の質）両者ともに家族への迷惑を理由に苦痛を感じている。QOL低下
→冲永調査研究（2014－15調査）同じ結果
幡野：自分の命は自分で決めたい（幡野広志さんインタビュー連載、3回目の最終回は、患者を取り巻く苦痛と残される家族の心の痛み
「苦しんでいる姿を家族に見せ家族の後悔につなげてほしくない」
に対する思い
https://www.buzzfeed.com/jp/naokoiwanaga/hatanohiroshi3
「余命3年宣告」後に母親と関係を絶つ。孤独。
周囲からの「優しい虐待」に苦痛。
⇒「生きハラ」
小島：周囲との関係性ゆえに（本人が思うところの「迷惑」をかけてまで）生きることに悩む。

周囲の状況
幡野：既婚。
妻と幼い息子（5歳）と家族3人で東京在中。良好な家族関係にありながら周囲とのディスタンスを置こうとする。「心の闇」？　不治の病で精神的に追い詰められている上に「人間関係」で悩みたくない。
小島：未婚。姉二人。エリカ　プライシック　ライフサークル代表医師...患者の生きる意思、死ぬ権利を支えることが使命⇒共通点　公立福生病院透析中止問題
医師は生と死の決定者、与死者？私たちに死ぬ権利はあるのか？
・安楽死に反対の妹...鎧を脱いで他人の助けを借りながら生きていい、何もできない人でいい➡ミナさん本人は、人に負担をかけてまで生きてゆくことが辛い。生の尊厳を見いだせない..

図４　臨床倫理の４分割表の活用事例

①幡野広志氏（1983年生まれ。2017年12月に余命３年と宣告された血液がん患者
②小島ミナ氏（2019年６月放送のNHKスペシャル「彼女は安楽死を選んだ」〈原作『安楽死を遂げた日本人』宮下洋一〉に出演した多系統萎縮症患者。51歳でスイスに渡り医師幇助自殺により死亡）

・宮下洋一『安楽死を遂げた日本人』小学館 2019
・末期がんを周囲に知られて起こる「優しい虐待」https://shuchi.php.co.jp/article/5554
・自分の命は自分で決めたい　最後まで穏やかに生きられるように (buzzfeed.com)https://www.buzzfeed.com/jp/naokoiwanaga/hatanohiroshi3　幡野広志さんインタビュー連載、３回目の最終回は、患者を取り巻く苦痛と残される家族の心の痛みに対する思いを伺いました。岩永直子　BuzzFeed News Editor, Japan
・死ぬかもしれないから、言っておきたいこと。｜幡野広志｜ note https://note.com/hatanohiroshi/n/n36835ac59e11

ム・アップ理論型）であり、個別事例検討の枠組みとして大いに活用されることになる。意思決定の根拠の整理としてしばしば引用され、活用されるジョンセンたちの４分割法は、ビーチャムたちの４原則が抽象的で具体性に欠けるため実用的でないのに対し、現場感覚に近い形で整理できる点で、優れていると評価される。

ただし、この臨床倫理の４分割表の個別事例検討の枠組みには、「医学的適応」に「無危害、与益（善行）」、「患者の意向」に「自律尊重」、「周囲の状況」に「公平・正義」が盛り込まれており、

事例へのアプローチがトップ・ダウン型からボトム・アップ型に逆転させられたにすぎないと言えなくもない[51)]。医師幇助自殺（physician-assisted suicide: PAS）を含めた広義の「安楽死」を肯定した2人の患者の活用事例を**図4**に示す。筆者の授業では、この4分割表を活用しながら、幡野さんと小島さんの最善の利益を巡ってディスカッションを行っている。

6. まとめ

1. ある事柄を倫理的に考察し、導き出された倫理的判断を正当化するための理論的な道具として、義務論、功利主義、徳倫理といった倫理理論、そして生命・医療倫理という特定の分野で用いられる四原則がある。倫理理論や倫理原則は、私たちの行為や主張を正当化する理由を与えるものである。2020年以降、猛威を振う、新型コロナウイルスの感染拡大は私たちの生命観、人生観、死生観にはかり知れない影響をもたらした。苦悩する患者、医療者にとって深く学ぶことのできる、功利主義的立場からの代表的なトリアージ問題を事例に挙げたので、様々な場で議論を深めてほしい。
2. タスキギー事件の衝撃によって、1974年に「国家研究法」が、生物医学や行動科学の研究の不可欠の人体実験を進める際に、被験者を保護する目的で制定された。2020年5月25日にアメリカ中西部ミネソタ州のミネアポリスで黒人男性が白人の警察官らに拘束された際、首をひざで押さえつけられて死亡した事件が引き金となり、全米各地に広がる大規模な市民による抗議デモが起こったのは記憶に新しい。こうした人種差別はタスキギー事件、さらにもっと遡る根の深い問題であろう。
3. 国家研究委員会が1979年に被験者保護の倫理原理と研究ガイドラインを内容とする「ベルモント・レポート」をまとめた。そこにおいて、医学研究上の倫理原則としての人格尊重、善行（与益）、正義の三原則が提案された。医学研究・人体実験上の倫理原則である。
4. そして、その作成に加わったビーチャムとチルドレスが、共著『生命医学倫理』の中で、先の三原則に無危害原則を加えた四原則、すなわち、自律尊重（人格から自律に言い換えた）、無危害、善行（与益）、正義を提示した。この立場は原則アプローチとか原則主義とか呼ばれる。研究のみではなく、臨床での意思決定を含めた医療全般の適用をめざして、系統的に議論が組み立てられ、臨床現場・診療上の倫理原則となった。ビーチャムたちの米国型四原則とは異なる新しい方向を提示する立場、すなわち、バルセロナ宣言にまとめられた欧州型四原則がある。
5. さいごに、臨床・診療の場で啓発・教育されてきた4原則とその後の展開により提唱された4分割法について概説した。

   4原則や4分割法は、院内カンファレンスや臨床倫理研究会等で活用されているが、主に医療スタッフ間での検討であり、当事者である患者が不在な場合がほとんどである。具体的な事例を基に、ディスカッションツールとして活用される4分割法を学んでいってほしい。

【文献】

1）宮坂道夫：医療倫理学の方法　原則・手順・ナラティヴ　第 2 版』. 医学書院. 2011 年. p41.

2）水野俊誠：第 1 章　功利主義. 赤林朗・編：入門・医療倫理Ⅱ. 勁草書房. 2007 年. p17.

3）児玉聡：第 16 章　医療資源の配分. 赤林朗・編：入門・医療倫理Ⅰ. 勁草書房. 2005 年. p.295-296.

4）2009 年から翌年にかけて流行した新型インフルエンザのワクチン供給ルールをめぐるものです（新型コロナ）。医療のルール、事前に議論をベッド不足、誰を優先するか。児玉聡・京都大准教授に聞く」。朝日新聞デジタル有料会員記事 2020 年 6 月 24 日 16 時 30 分「まずは医療や社会機能を維持する業務の従事者などの予防接種を優先させる。次に、重症者や死亡者を減らすために基礎疾患がある高リスクな人や高齢者を優先するのか、あるいは国や社会の将来を守ることを重視して子どもを優先するのか、が検討されました」（下線強調、筆者）

5）児玉聡：https://gendai.ismedia.jp/articles/-/71906?fbclid=IwAR3SnTMBL0y-_nVVjrhMonMmG1vykDbUUopFr_16Ud33zh-5TduR_CmCSvY 7「公衆衛生政策はこのように、(1) 強制的に協力させられることが多く、また、(2) 個人が直接得る利益 は小さいか、場合によってはまったくない可能性もあるが、とはいえ集団で一定の行動をすれば社会的に利益が出るという構造がある．このことを念頭に、今回の新型コロナウイルス感染症に対する対策…（@gendai __ biz 本文より）日経ビジネス「新型コロナ治療高齢者より若者優先は正しいか」（児玉聡インタビュー）→イタリア、オランダ、英国医師ガイドライン、米国エマニュエル「医療資源配分のガイドライン」

6）佐藤泰子：6 章　倫理理論. 死生の臨床人間学　「死」からはじまる「生」. 晃洋書房、2021 年. 24-26 頁. 松田純、新型コロナウイルスと人間の尊厳～トリアージをめぐって～第 53 回「ケアの人間学」合同研究会 2020 年 7 月 26 日資料. 美馬達哉. コロナ下におけるトリアージ生存科学研究所 Zoom 研究会 2021 年 8 月 10 日資料. 美馬達哉（2021）「配分される死―パンデミックとトリアージ」福音と世界、2021 年 6 月号、6-11 頁、他.

7）例えば、厚生労働省が 2013 年に出した「災害医療体制の在り方に関する検討会報告書」「3. 診療の優先順位に応じた傷病者のトリアージについて」にはこうある. 1）トリアージの重要性と既存の提言内容・トリアージとは，被災地において最大多数の傷病者に最善の医療を実施するため，傷病の緊急度と重症度により治療優先度を決めるものであり，限られた人的・物的医療資源を有効に活用するための重要な行為である（松田､2020 年 7 月 26 日資料）.

8）奈良雅俊：第 2 章　倫理理論. 赤林朗・編：入門・医療倫理Ⅰ. 2005 年. p.38

9）濱井修監修：倫理用語集. 山川出版社. 1986 年. p60.

10）グレゴリー・E・ペンス：医療倫理 1　よりよい決定のための事例分析. 2000 年. p27.

11）堂囿俊彦：第 4 章　その他の倫理理論. 赤林朗編；入門・医療倫理Ⅰ. 勁草書房. 2005. p85.

12）児玉聡：Ⅰ規範倫理学. 赤林朗編；入門・医療倫理Ⅱ. 勁草書房、2007 年、p10.

13）トム・L・ビーチャム／ジェイムズ・F・チルドレス，永安幸正・立木教夫監訳：生命医学倫理. 成文堂. 1997 年. p9.

14）奈良：前掲書. p31.

15）生命倫理学（バイオエシックス）は、1960 年代末から世界の諸国および国際的なコミュニティにおける「いのちを守り育てる」ネットワークの形成と連動しつつ、「いのちの価値判断に関する超学際的なまったく新しいタイプの人権運動としての学問」として今日まで展開している（木村利人・掛江直子・河原直人編『いのちのバイオエシックス―環境・こども・生死の決断』、コロナ社、2008年）．冲永隆子、「『いのち』をめぐるバイオエシックス―痛みの隠蔽に抗うために」、『宗教哲学研究』第31号、2014年、p31．冲永隆子、「第11回　犠牲を伴う移植医療―救われるいのち、棄てられるいのち」、宗教情報センター「コラム」(2011年11月18日号)．冲永隆子、「悲しみを取り戻す―悲しみの忘却・否認・操作に抗して―人体実験における『悲しみの隠ぺい』第25回日本生命倫理学会年次大会、東京大学公募シンポジウム（2013年11月30日）．

16）「Q1-11　なぜ生命倫理は生まれたか」．関東医学哲学・倫理学会編：新版　医療倫理Q＆A．太陽出版．2013年．p24．

17）甲斐克則：第4章　人体実験・臨床研究．レクチャー生命倫理と法．法律文化社．2010年．p44-45．甲斐克則：被験者保護と刑法．成文堂．2005年．人体実験とは、新薬開発のための研究開発のように新たな科学的知識を獲得するために試みられる身体的干渉のことをいう．医学の臨床現場で一定のルールに基づいて行われる場合を広義に、臨床研究といい、治療に近いものを臨床試験という．

18）土屋貴志：第14章　軍事医学研究はどこまで特殊か．玉井真理子・大谷いづみ編：はじめて出会う生命倫理．有斐閣アルマ．2011年．p306．

19）Welsome, E., 1999, The Plutonium Files, Delta.（＝2000．渡辺正訳：プルトニウムファイル（上・下）．翔泳社）．土屋．前掲書．p303．ジョナサン・モレノ：第10章　生命倫理へのつまずきの石．W.ラフルーア．G.ベーメ．島薗進編．p182-183．

20）砂原茂一：臨床医学研究序説　方法論と倫理．医学書院．1988年．p140．

21）フレデリック・ディキンソン：第7章　バイオハザード　七三一部隊と戦後日本の国民的『忘れやすさ』の政治学」．p128-129．

22）Beecher, H.K：1966, "Ethics and Clinical Research,". *New England Journal of Medicine*. 274（24）. pp1354-1360．

23）細田満和子：第1章　生命倫理はどこから来て．どこへ向かうのか？．玉井真理子・大谷いづみ著：はじめて出会う生命倫理．有斐閣アルマ．2011年．p21．

24）香川知晶：4．4　倫理委員会制度の登場．桑子敏雄編：いのちの倫理学．コロナ社．2004年．p83．David J. Rothman："Research at War," in his Strangers at the Bedside, Basic Books. 1991. Chap 2, pp30-50（D.J.ロスマン．『医療倫理の夜明け』第2章）．

25）「13ウイローブルック事件」．資料集生命倫理と法編集委員会編：資料集　生命倫理と法［ダイジェスト版］．2004年．p239-240．

26）香川：前掲書．p82．

27）「付録　事例研究：事例26―ウイローブルックでの肝炎研究」．トム・L・ビーチャム／ジェイムズ・F・チルドレス．永安幸正・立木教夫監訳：生命医学倫理．成文堂．1997．p520．

28）資料集生命倫理と法編集委員会編：前掲書．p240．

29）香川知晶：3．生命倫理の4原則．盛永審一郎・松島哲久編：医学生のための生命倫理．丸善出版．2012年．p20．

30）白井泰子：はじめて出会う生命倫理．有斐閣アルマ．2011年．p.23．

31）資料集生命倫理と法編集委員会編：前掲書．p242．

32）白井：前掲書．p118．板井孝壱朗「倫理コンサルテーションの観点から見た『終末期』における治療の差し控えや中止の課題―いわゆる『延命治療』をめぐる臨床倫理サポートの取り組み」日本医学哲学・倫理学会資料集「終末期における治療の差し控えや中止とその倫理的問題―よい死を迎えるために―」(文部科学省科研費研究成果公開講座 2015年1月24日). p35.

33) 資料集生命倫理と法編集委員会編：前掲書. p241.

34) 白井、甲斐克則編：レクチャー生命倫理と法. p33.

35)「Q5-3　研究対象者から同意を取れば自由に研究してよいか」. 関東医学哲学・倫理学会編：新版　医療倫理Q＆A. 太陽出版. 2013年. p112.

36) 香川、桑子敏雄編：いのちの倫理学. p81. 資料集生命倫理と法編集委員会編：前掲書. p242. 長島隆：3. ベルモントレポート. 盛永審一郎・長島隆編：看護学生のための医療倫理. 丸善出版. 2012年. p93.

37) 金森修：4. ベルモント・レポート」. 盛永審一郎・松島哲久編：医学生のための生命倫理. 丸善出版. 2012年. p70.

38) 金森：前掲書. p70-71. 栗原：前掲書. p64-65.

39) 額賀淑郎・赤林朗：第18章　研究倫理. 赤林朗編：入門・医療倫理Ⅰ. 勁草書房. 2005年. p329.

40) 額賀・赤林：前掲書. p330.

41) 清水哲郎：4. 医療倫理の4原則. 盛永審一郎・長島隆編：看護学生のための医療倫理. 丸善出版. 2012年. p19-20. 浅見昇吾：8.『バルセロナ宣言』の4原則とユネスコの『生命倫理と人権に関する世界宣言』. 盛永審一郎・長島隆編：看護学生のための医療倫理. 丸善出版. 2012. p20-21. 以上の参考文献を参考にまとめた.

42) 清水：前掲書. p19.

43) 宮坂：前掲書. p47.

44) 冲永隆子：生命倫理理論. 塚田敬義・前田和彦編：生命倫理・医事法. 医療科学社. 2015年. p27-31.

45) 尾藤誠司：エンド・オブ・ライフケアにおける意思決定の考え方. 緩和ケア Vol.25；No.3. 2015. p209.

46) 清水哲郎：医療・看護現場の臨床倫理. 坂本百大・青木清・山田卓生編：21世紀のグローバルエシックス　生命倫理. 北樹出版. 2005. p156-157. 宮坂道夫：医療倫理学の方法　原則・手順・ナラティヴ（第2版）. 医学書院. 2011. p41-68.

47) Beauchamp, T.L., Childress, J.F. Principles of Biomedical Ethics, 5th ed. Oxford University Press, 2001. トム・L・ビーチャム、ジェイムズ・F・チルドレス著、立木教夫・足立智孝監訳：生命医学倫理（原書第5版）. 麗澤大学出版. 2009.

48) Rendtorff, J.D.（2002）Basic ethics and biolaw,Medicine,Health Care and Philosophy,5:235-244.

49) Jonsen, A.R., Siegler, M., Winslade, W.J. Clinical Ethics: A Practical Approach to Ethical Decision in Clinical Medicine, 6th ed., McGraw-Hill/Appleton & Lange, 2001.　赤林朗・蔵田伸雄・児玉聡監訳：臨床倫理学（原書第5版）. 新興医学出版. 2006.

50) 宮坂道夫：前掲書. p50-51.

51) 香川知晶：メタバイオエシックスの構築へ　生命倫理を問い直す. NTT出版. 2010年. p172-173. 冲永隆子：犠牲を伴う移植医療―小児脳死臓器移植をめぐる諸問題とケア論に向けての一考察―. 帝京大学　総合教育センター論集. Vol.3. 2012. p113-114.

第3章 インフォームド・コンセントの法理

岐阜大学大学院医学系研究科　医学系倫理・社会医学分野　准教授　**谷口泰弘**

1. はじめに

医学研究等に関わる者が被験者の自発的な同意なく人体実験を実施したり、被験者の選定に関して弱者保護の観点を交えず、自らの知的好奇心に抗わず独善的に行った史実があることが、第1章、第2章の部分で示され、自発的同意（voluntary consent）の重要性を学習した。ただ一点、注意しなければいけないのは、インフォームド・コンセントは医学研究における被験者保護の観点から発展してきたばかりではなく、もうひとつの側面として実際の臨床の現場における患者の権利保護の観点から発展してきた経緯もあるということを理解しておく必要がある。本章では、臨床の現場でのインフォームド・コンセントについて述べることとする。

2. インフォームド・コンセントの定義

インフォームド・コンセントについて、わが国で簡単に訳されて使われる場合、文字どおり「説明を受けたうえでの同意」との訳語や、それをもっと簡略化した「納得診療」などのことばで表現されることがあるが、現在では、そのまま「インフォームド・コンセント（informed consent）」という用語のまま使うのが一般的である。

その定義は、いろいろな解説が存在しており、ひとつを選ぶことは難しいが、本章ではアメリカ大統領委員会生命倫理総括レポートにおいて公表された定義を使うことを推奨したい。総括レポートでは、「インフォームド・コンセントとは、ヘルスケアの提供者が、単に同意を求めるだけではなく、医療を行う側と患者との間で、医療の内容を明らかにした上で、十分な討議をするプロセスを通じて、十分な説明を受け理解した上で患者の同意を得るようにするということ」と定義づけている[1)]。これを日本の現在の臨床場面に置き換えて使用したとしても違和感はなく、そのまま援用することができ、色褪せて見えることもない。

3. 海外のインフォームド・コンセントの法理の確立までの歴史的背景（臨床の場面）

定義について述べたが、インフォームド・コンセントには法律上の原則、つまり法理として発展してきた経緯がある。ここでいう法理とは、医療従事者がインフォームド・コンセントを得る手続きを怠った場合に、たとえ実施した医療内容に誤りがなくともその不備により損害賠償の責を負うと考える理論のことをいう[2)]。これは弱い立場の患者を保護するという法曹界の意思の顕れだといえよう。以下に、インフォームド・コンセントの法理を形成してきた重要な裁判例がいくつか存在するので代表的なものを紹介する。

3-1　ドイツ骨がん訴訟

まずは、ドイツ骨がん訴訟（1894年）が有名である。事件の概要は、足首に結核性の膿潰を患っていた女児に対して、医師が病巣の拡大を心配して2度にわたって手術を行ったところ、手術の影響で女児の足が最終的に切断されるという結果になってしまい、傷害罪で起訴された事件である。親権者である父親は、自然療法を信じており女児の手術を拒否していたにもかかわらず、医療者は手術をしてしまったという事件である[3)]。

原審では、「手術によって女児の健康は悪化させられたのではなく、改善されたのである。また妥当的かつ合理的で必要でさえある治療を「虐待」ということは概念矛盾である」と述べ、「本件において、被告人が女児の親権者である父親の意思に反して手術したか否かは法的には重要ではない」として、医師を無罪とした。しかし、父親は納得せず上告した。

上告審では、「外科手術が、客観的に傷害にあたることは肯定すべきである」としたうえで、「傷害の違法性が阻却されるためには行為者に侵襲に独立の権利が与えられていることが必要であり、身体傷害の目的や結果が被害者にとって合理的であるということでは足りない」とした。結論として、「医師の治療権を基礎付け、傷害の違法性を阻却するのは患者の同意である。……医師と患者の関係にとって、特に両者間の意思の合致が指導的かつ決定的な観点として固持されねばならない」と述べた。

3-2　シュレンドルフ事件

次に、アメリカの裁判例で、シュレンドルフ事件（1914年）がある。事件の概要は、胃の不調により入院した患者の身体にしこりが発見されて類線維腫と診断された。追加的な検査が必要とされ、患者は麻酔下の検査には同意していたが手術については拒否していた。しかし、医師は検査に引き続き手術を同時に実施してしまった。術後、左足に壊疽が生じてしまい足の指を切断するに至ってしまったとして、患者は病院を提訴したというものである。一審、二審は病院側の責任を認めなかったが、最終的にニューヨーク州の最高裁で争われ、州最高裁は病院の責任は一審、二審同様認めなかったものの、当事者の医師については同意なき手術として責任を認めた。

判決文では、「医師の行為は単なる過失ではなく、侵害である。患者が無意識で、同意を得る前に手術を施すことが必要な緊急の場合を除いては、健全な精神を有する成人は、自己の身体に何が行われるかを決定する権利を有する。そして患者の同意なく手術を行った医師は、暴行を犯したのであり、その損害に対して責任がある」とした[4]。

3-3 サルゴ事件

次に、サルゴ事件（1957年）を紹介する。患者は経胸腔大動脈撮影（旧検査法）を実施した後に、下半身麻痺になってしまった。過去にまれではあるが合併症が出る検査であった。検査の実施と麻痺のリスクを伝えなかったことは医師の過失にあたるとして訴えた事件である[5]。

カリフォルニア州の最高裁判所は、「医師は、提案した治療法に対する患者の知的な同意の基礎を形成するのに必要な何らかの事実を述べなかった場合に、患者に対する義務に違反し、責任を負うことになる。医師は、患者を説得してその同意を得るために、処置または手術について知られている危険性について控えめに述べることはしてはならない。同時に、医師は患者の福祉を至上のものとしなければならないのであり、そして、まさにこの事実により、医師はしばしば2つの行動指針の間で選択を行わなければならない立場に置かれる」と述べた。2つの行動指針とは次のとおりである。

* 外科的処置または手術に伴うあらゆるリスクについて、それがいかに小さいものであれ、患者に説明するということ。
* 各々の患者には別個の問題がある。患者の精神と感情の状態が重要であって場合によっては決定的でありうるときにはインフォームド・コンセントに必要な諸事実の完全開示と矛盾しない形で、一定の裁量権が行使されなければならない。

3-4 ネイタンソン事件

続いて、ネイタンソン事件について述べる。事件の概要は、乳がんに罹患していた患者に乳房切除術がなされ、執刀した外科医の指示によって患者は放射線治療を受けたが、そのコバルト照射治療の際に火傷を負ってしまったという内容である。患者は、事前に情報開示や説明が無かったとして放射線治療に当った放射線医と病院を相手に医療過誤訴訟を起こした。一審では、医師と病院が勝訴したが、患者は納得せず、カンザス州の最高裁に上訴した。

州の最高裁では、緊急な場合を除き、医師は手術を行う前に、患者に代替治療の可能性を伝え、意思決定の機会を与えなければならないが、第一審では、医師が治療内容、そのリスクおよび代替治療の可能性を開示し、説明する義務について誤判があったとした。そして、「英米法は自己決定に基づいて決定するということを前提として出発する。それは、各人は各々の肉体を統御するものであると考えられること、そしてもし彼または彼女が健全な精神を持つ者なら、救命手術や他の医療の実施に、はっきりと不同意を唱えることができるということになる。医師がある手術、または治療のある形態が望ましく、かつ必要であると十分に信じていたとしても、法はだます、または惑わすといったいかなる形によっても、医師の判断をもって患者の判断に代えることはできない」とした[6]。

この裁判例から、情報の開示の基準が医師中心から患者中心の形に移り変わったことが分かるが、具体的にどこまで情報を開示すべきというところにまでは踏み込んでいない。

3-5　カンタベリー事件

最後に、カンタベリー事件（1972年）について述べる。患者は激しい背部痛の治療のため椎弓切除術を受けたが、麻痺が残ってしまった事件である。麻痺のリスクが約1%あることを患者は知らされておらず、2度目の手術を行っても麻痺が取れずに訴訟になった。結論として、最初に手術の前に手術により麻痺状態になるリスクを情報開示すべきだったとして医療者側の落ち度を認める判決がくだされた。

コロンビア特別区巡回裁判所判決では、「自分自身に生ずることに関する真の同意とは、情報を与えられたうえで選択権を行使することであり、それには用いることができる選択肢と選択肢の各々に伴うリスクについての知識をもって評価を行う機会が必然的に伴う。平均的な患者は、医学技術の知識に関する理解をほとんどか全く欠いており、通常は知的な決定を行うための知識を求め得る相手は主治医のみである」とし、「医師にとって答えは明らかなように思われるかもしれないが、患者の利益が存在する方向を決定するのは患者自身であり、医師の特権ではない」と述べたうえで、要求される合理的説明の基準として、患者が必要とする情報、つまり代替医療案、目標、特定の治療または無治療から生じるリスクなどを包み隠さず伝えることを求めた[7]。

3-6　事件の積み重ねによって

上述の裁判例を整理すると、ドイツの骨がん訴訟では、外科手術という医療行為が客観的に傷害にあたることは肯定すべきと述べたうえで、医師の治療権を基礎付け、傷害の違法性を阻却するのは患者の同意であるということが示された。ドイツとは法体系が違うが、アメリカで起きたシュレンドルフ事件でも、健全な精神を有する成人は自己の身体に何が行われるかを決定する権利を有し、患者の同意なく手術を行った医師は暴行を犯したことになるとして責任を認めた。つまり医療行為を行うには「患者の同意」が必要であるという**同意の原則**が確立されたのである。これを契機に、自分の身体に何がなされるかを決める権利として、患者の自己決定権（patient self-determination）が社会に浸透することになった。

しかし、ここまではインフォームド・コンセントの半分の内容しか満たしていない。もうひとつインフォームド・コンセントの重要な要素である「患者への十分な説明」の部分はサルゴ事件を契機に社会に広まって行った。サルゴ事件では、医師は提案した治療法に対する患者の知的な同意の

表１　法的に患者に説明すべき情報の基準[8]

合理的医師説：	善良なる管理者としての医師または合理的な医師ならば説明するであろう情報が説明されるべきとする見解
合理的患者説：	平均的ないし合理的患者ならば重要視するであろう情報が説明されるべきとする見解
具体的患者説：	それぞれの個別具体的な患者が重要視する情報が説明されるべきであるとする見解
複合説：	具体的な患者が重要視し、かつ合理的な医師ならば認識できたであろう情報が説明されるべきであるとする見解

＊実際の医療の現場では、学説のように説明すべきことをきれいに切り分けて行うことは困難である。

基礎を形成するのに必要な何らかの事実を述べなかった場合に、患者に対する義務に違反し責任を負うと判示し、「患者への十分な説明」を医療実践の場で求めた。これにより**説明の原則**が確立された。

インフォームド・コンセントは同意原則の部分と説明原則の部分の２つの項目が揃ってはじめて成立する。しかし、患者が納得して同意をする際に説明されるべき内容の詳細についてはサルゴ事件では明確に示されていなかったため、ネイタンソン事件やカンタベリー事件において、同意をする際に不可欠な要素を患者が合理的に考えて欲する情報と基準を定め、**情報開示の原則**が確立されていった。そして今日のインフォームド・コンセントの法理が完成するに至った。医学研究のインフォームド・コンセントとは違い、臨床の場でのインフォームド・コンセントは、医療過誤から患者を守るという立場からのアプローチだといえる。そのための自己決定なのである。

参考までに、医療者が患者に説明すべき情報の基準について一部の学説を紹介する（**表１**）。

4. 患者の権利の確立

4-1　患者の権利章典

米国の医療の現場では、患者と医療側との間で裁判に至るケースが増加の傾向をたどったため、訴訟リスクの回避と、円滑な医師－患者関係を築くためのひとつの取り組みとして、1973年にアメリカ病院協会という病院経営者の団体が「患者の権利章典」として患者の有する権利について文章化を図り、これを広める活動を行った（**表２**）。患者の権利章典は後の患者の権利を広める各国の活動に大きな影響を与えた。**表２**にあるように、12項目からなっており、その根幹として患者の自己決定権が存在し、自己決定を支える重要なツールとして、インフォームド・コンセントが存在している。

表２　患者の権利章典（A Patient's Bill of Rights）[9]

（1973年11月17日　アメリカ病院協会）

アメリカ病院協会は、以下の患者の諸権利を尊重することがより効果的な患者のケアならびに患者、その医師および病院組織のより大きな満足に貢献するという期待をもって、患者の権利章典を発表する。さらに、当協会は、これらの権利が治療過程の必要不可欠の部分として患者のために病院によって支持されることを期待してこれらの権利を発表する。医師と患者との個人的な関係（personal relationship）が適切な医療ケアにとって必須であることは認識されている。伝統的な医師－患者関係は、ケアが組織的に施されるとき、新たな局面を迎える。判例は、医療機関もまた患者に対する責務を負うことを確立している。これらの諸要素の承認のもとに、これらの権利が確認されるのである。

1．患者は思いやりのある、丁重なケアを受ける権利を有する。
2．患者は、自分の診断、治療、予後について完全な新しい情報を自分に十分理解できる言葉で伝えられる権利がある。そのような情報を患者に与えることが医学的見地から適当でないと思われる場合は、本人に代わる適当な人に伝えられねばならない。患者は、自分に対するケアを調整する責任をもつ医師は誰であるか、その名前を知る権利がある。
3．患者は、何らかの処置や治療をはじめる前に、インフォームド・コンセントを与えるのに必要な情報を医師から受ける権利がある。緊急時を除いて、そのようなインフォームド・コンセントのための情報は少なくとも特定の処置や治療、医学上重大なリスクや無能力状態がつづくと予想される期間を含まなければならない。ケアや治療について医学的に見て有意義な代替の方策がある場合、あるいは患者が医学的に他にも方法があるなら教えてほしいといった場合は、患者はそのような情報を受け取る権利を持っている。患者は、また、処置や治療について責任を有する人の名前を知る権利を有する。
4．患者は、法が許す範囲で治療を拒絶する権利があり、またその場合には医学的にどういう結果になるかを知らされる権利を有する。
5．患者は、自分の医療ケアプログラムに関連して、自己のプライバシーについてあらゆる配慮を求める権利がある。症例検討や専門医の意見を求めることや検査や治療は秘密を守って慎重に行われなくてはならない。ケアに直接関わるもの以外は、患者の許可なしにその場に居合わせてはならない。
6．患者は自分のケアに関係するすべての連絡や記録が守秘されていることを期待する権利を有する。
7．患者は病院がその能力の範囲内において、患者のサービスについての要求に答えることを期待する権利を有する。病院は症例の救急度に応じて診療やサービスや他医への紹介などを行わなくてはならない。転院が医学的に可能な場合でも、転院がなぜ必要かということと転院しない場合にどういう代案があるかということについて完全な情報と説明とを受けた後でなければ、他施設への移送が行われてはならない。転院を頼まれた側の施設は、ひとまずそれを受け入れなくてはならない。
8．患者は、かかっている病院が自分のケアに関するかぎりどのような保健医療施設や教育機関と関係を有しているかに関する情報を受け取る権利を有している。患者は、自分を治療している人たちの間にどのような専門職種としての「相互の」関わり合いが存在するかについての情報を得る権利を有する。
9．病院側がケアや治療に影響を与える人体実験を企てる意図がある場合は、患者はそれを通報される権利があるし、その種の研究プロジェクトへの参加を拒否する権利を有している。

10. 患者は、ケアの合理的な継続性を期待する権利を有する。患者は、予約時間は何時で医師は誰で診療がどこで行われるかを予め知る権利を有する。患者は、退院後の継続的なケアについて、医師またはその代理者から知らされる仕組みを病院が備えていることを期待する権利を有する。
11. 患者は、どこが医療費を支払うにしても請求書を点検し説明を受ける権利を有する。
12. 患者は、自分の患者としての行動に適用される病院の規定・規則を知る権利を有する。

権利のカタログが、患者が期待する権利を有するところの治療を患者に保証するのではない。病院は、疾病の予防および治療ばかりではなく、医療関係者および患者の教育ならびに臨床研究を遂行するための多くの機能を持っている。これらすべての活動は、患者に対する多大な配慮とともに、そして、とりわけ、患者の人間としての尊厳の承認を伴って行われなければならない。こうした尊厳の承認が、患者の諸権利の擁護を保障するのである。

（厚生省健康政策局医事課・編：生命と倫理について考える．医学書院，1985．所収）

4-2　WMA リスボン宣言

患者の権利章典の後、さらに患者の権利が世界で認識されるようになった取り組みとして、1981年にポルトガルのリスボンで開催された世界医師会総会（第34回）で採択された「患者の権利に関するWMAリスボン宣言」がある（**表3**）。リスボン宣言は、医療環境の変化とともに改訂作業を行い、逐次バージョンアップが図られている。リスボン宣言の特徴は、これまで医の倫理として受け継がれてきたヒポクラテスの誓いやWMAジュネーブ宣言や医の国際倫理綱領といった医療者のプロフェッション（専門家）としての職業倫理とは一線を画し、患者を中心とした医療、患者が有する権利というものを前面に押し出した内容になっている。特に臨床において倫理的葛藤が生じると思われる場面を想定して11項目にわたり患者の権利について述べている。また、チーム医療の重要性にも触れており、医師だけでなく医療従事者や医療組織が密に関係性を保つことも期待している。

5. 日本における裁判例と法的な視点

第14章に詳細な記述があるので、ここでは簡単なものに留めておくが、わが国の裁判例について少しだけ述べておく。第二次世界大戦の前から患者の治療をする際には、患者自身の同意が必要であるとの認識は存在していた。それを示す裁判例として、長崎地裁佐世保支部昭和5年5月28日判決がある。当該事件は、女性患者の子宮部付近に存在する腫瘍物（がん）の摘出に対して患者が承諾していたところ、子宮および附属器まで摘出したことについて法廷で争われた損害賠償事件である。裁判所は、医師に不法行為責任を認めるにあたって、それらを摘出すれば治療が可能というわけでもないし、摘出しなければただちに生命について危険が生じるという可能性もないと事実

表３　患者の権利に関するWMA リスボン宣言[10]

1981年９月／10月	ポルトガル、リスボンにおける第34回WMA総会で修正
1995年９月	インドネシア、バリ島における第47回WMA総会で修正
2005年10月	チリ、サンティアゴにおける第171回WMA理事会で編集上修正
2015年４月	ノルウェー、オスローにおける第200回WMA理事会で再確認

序文

医師、患者およびより広い意味での社会との関係は、近年著しく変化してきた。医師は、常に自らの良心に従い、また常に患者の最善の利益のために行動すべきであると同時に、それと同等の努力を患者の自律性と正義を保証するために払わねばならない。以下に掲げる宣言は、医師が是認し推進する患者の主要な権利のいくつかを述べたものである。医師および医療従事者、または医療組織は、この権利を認識し、擁護していくうえで共同の責任を担っている。法律、政府の措置、あるいは他のいかなる行政や慣例であろうとも、患者の権利を否定する場合には、医師はこの権利を保障ないし回復させる適切な手段を講じるべきである。

原則

１．良質の医療を受ける権利

a. すべての人は、差別なしに適切な医療を受ける権利を有する。

b. すべての患者は、いかなる外部干渉も受けずに自由に臨床上および倫理上の判断を行うことを認識している医師から治療を受ける権利を有する。

c. 患者は、常にその最善の利益に即して治療を受けるものとする。患者が受ける治療は、一般的に受け入れられた医学的原則に沿って行われるものとする。

d. 質の保証は、常に医療のひとつの要素でなければならない。特に医師は、医療の質の擁護者たる責任を担うべきである。

e. 供給を限られた特定の治療に関して、それを必要とする患者間で選定を行わなければならない場合は、そのような患者はすべての治療を受けるための公平な選択手続きを受ける権利がある。その選択は、医学的基準に基づき、かつ差別なく行われなければならない。

f. 患者は、医療を継続して受ける権利を有する。医師は、医学的に必要とされる治療を行うにあたり、同じ患者の治療にあたっている他の医療提供者を協力する責務を有する。医師は、現在と異なる治療を行うために患者に対して適切な援助と十分な機会を与えることができないならば、今までの治療が医学的に引き続き必要とされる限り、患者の治療を中断してはならない。

２．選択の自由の権利

a. 患者は、民間、公共部門を問わず、担当の医師、病院、あるいは保健サービス機関を自由に選択し、また変更する権利を有する。

b. 患者はいかなる治療段階においても、他の医師の意見を求める権利を有する。

３．自己決定の権利

a. 患者は、自分自身に関わる自由な決定を行うための自己決定の権利を有する。医師は、患者に対してその決定のもたらす結果を知らせるものとする。

b. 精神的に判断能力のある成人患者は、いかなる診断上の手続きないし治療に対しても、同意を与えるかまたは差し控える権利を有する。患者は自分自身の決定を行ううえで必要とされる情報を得る権利を有する。患者は、検査ないし治療の目的、その結果が意味すること、そして同意を差し控えることの意味について明確に理解するべきである。

c. 患者は医学研究あるいは医学教育に参加することを拒絶する権利を有する。

4．意識のない患者

a. 患者が意識不明かその他の理由で意思を表明できない場合は、法律上の権限を有する代理人から、可能な限りインフォームド・コンセントを得なければならない。

b. 法律上の権限を有する代理人がおらず、患者に対する医学的侵襲が緊急に必要とされる場合は、患者の同意があるものと推定する。ただし、その患者の事前の確固たる意思表示あるいは信念に基づいて、その状況における医学的侵襲に対し同意を拒絶することが明白かつ疑いのない場合を除く。

c. しかしながら、医師は自殺企図により意識を失っている患者の生命を救うよう常に努力すべきである。

5．法的無能力の患者

a. 患者が未成年者あるいは法的無能力者の場合、法域によっては、法律上の権限を有する代理人の同意が必要とされる。それでもなお、患者の能力が許す限り、患者は意思決定に関与しなければならない。

b. 法的無能力の患者が合理的な判断をしうる場合、その意思決定は尊重されねばならず、かつ患者は法律上の権限を有する代理人に対する情報の開示を禁止する権利を有する。

c. 患者の代理人で法律上の権限を有する者、あるいは患者から権限を与えられた者が、医師の立場から見て、患者の最善の利益となる治療を禁止する場合、医師はその決定に対して、関係する法的あるいはその他慣例に基づき、異議を申し立てるべきである。救急を要する場合、医師は患者の最善の利益に即して行動することを要する。

6．患者の意思に反する処置

患者の意思に反する診断上の処置あるいは治療は、特別に法律が認めるか医の倫理の諸原則に合致する場合には、例外的な事例としてのみ行うことができる。

7．情報に対する権利

a. 患者は、いかなる医療上の記録であろうと、そこに記載されている自己の情報を受ける権利を有し、また症状についての医学的事実を含む健康状態に関して十分な説明を受ける権利を有する。しかしながら、患者の記録に含まれる第三者についての機密情報は、その者の同意なくしては患者に与えてはならない。

b. 例外的に、情報が患者自身の生命あるいは健康に著しい危険をもたらす恐れがあると信ずるべき十分な理由がある場合は、その情報を患者に対して与えなくともよい。

c. 情報は、その患者の文化に適した方法で、かつ患者が理解できる方法で与えられなければならない。

d. 患者は、他人の生命の保護に必要とされていない場合に限り、その明確な要求に基づき情報を知らされない権利を有する。

e. 患者は、必要があれば自分に代わって情報を受ける人を選択する権利を有する。

8．守秘義務に対する権利

a. 患者の健康状態、症状、診断、予後および治療について個人を特定しうるあらゆる情報、ならびにその他個人のすべての情報は、患者の死後も秘密が守られなければならない。ただし、患者の子孫には、自らの健康上のリスクに関わる情報を得る権利もありうる。

b. 秘密情報は、患者が明確な同意を与えるか、あるいは法律に明確に規定されている場合に限り開示することができる。情報は、患者が明らかに同意を与えていない場合は、厳密に「知る必要性」に基づいてのみ、他の医療提供者に開示することができる。

c. 個人を特定しうるあらゆる患者のデータは保護されねばならない。データの保護のために、その保管形態は適切になされなければならない。個人を特定しうるデータが導き出せるようなその人の人体を形成する物質も同様に保護されねばならない。

9．健康教育を受ける権利
すべての人は、個人の健康と保健サービスの利用について、情報を与えられたうえでの選択が可能となるような健康教育を受ける権利がある。この教育には、健康的なライフスタイルや、疾病の予防および早期発見についての手法に関する情報が含まれていなければならない。健康に対するすべての人の自己責任が強調されるべきである。医師は教育的努力に積極的に関わっていく義務がある。

10．尊厳に対する権利
a. 患者は、その文化および価値観を尊重されるように、その尊厳とプライバシーを守る権利は、医療と医学教育の場において常に尊重されるものとする。
b. 患者は、最新の医学知識に基づき苦痛を緩和される権利を有する。
c. 患者は、人間的な終末期ケアを受ける権利を有し、またできる限り尊厳を保ち、かつ安楽に死を迎えるためのあらゆる可能な助力を与えられる権利を有する。

11．宗教的支援に関する権利
患者は、信仰する宗教の聖職者による支援を含む、精神的、道徳的慰問を受けるか受けないかを決める権利を有する。

（日本医師会・訳）

関係から判断されるので、患者の承諾のない右摘出行為は違法であるとした。

もうひとつの事例として、秋田地裁大曲支部昭和48年3月27日判決がある。当該事件は、患者が明らかに拒絶していたにもかかわらず舌がんを切除してしまった事件である。裁判所は、手術を行った医師に対して、舌がんを切除することが必要であり急を要することを認めながらも不法行為責任を肯定した。この2つの裁判例は、行われた医療が正当なものとされるためには患者自身の承諾（同意）が必要であることを明確に示している。

一方で、説明責任については、最高裁まで争われた判決がある（最高裁昭和56年6月19日判決）。事件の概要は、頭蓋陥没骨折の傷害を受けた患者（小児）に対して、開頭手術を行うにあたって説明義務をどこまで果たすべきか問われたケースである。患者は開頭手術を受けた結果、残念ながら出血多量により死亡した。最高裁は、医師は手術の内容およびこれに伴う危険性を患者またはその法定代理人に対して説明する義務があるとした。しかし、その他に、患者の現症状とその原因、手術による改善の程度、手術をしない場合の具体的予後内容、危険性について不確定要素がある場合にはその基礎となる症状把握の程度、その要素が発現した場合の対処の準備状況等についてまで説明する義務はないとした原審の判断は正当であり是認できるとした。当該判決で注目されるのは、同意の前提として説明責任の重要性を認めたことにある。しかし、説明の内容は傷病の状況によって刻々と変化するものであり、その困難さも読み取ることができる。

その他、説明責任について注目された裁判がある。東京地裁昭和46年5月19日判決である。患者が左右の乳房にしこりを感じて受診したところ、右乳房に乳がんがあることを診断された。右乳房の切除について説明がなされ、患者は摘出術を受けた。その際に左乳房についても検査をしたが乳腺症が見つかり、将来的にがん化するおそれがあると医師は判断して同時に左乳房も摘出した。患者は麻酔から醒めると同意なく左乳房までもが摘出されたとして提訴に至った。裁判所は、医師は十分に説明したうえで承諾を得て手術を行うべきだったとして、慰謝料の支払いを命じた。

紹介した海外の裁判例と同様に日本においても裁判例の蓄積によって議論がなされ、社会にインフォームド・コンセントの法理がゆっくりであるが定着してきた。インフォームド・コンセントを直接規定するものではないが、医療法第1条の4－②に、「医療を提供するに当たり、適切な説明を行い、医療を受ける者の理解を得るよう努めなければならない」と明文化されていることからも、その重要性がわかってもらえると思う。

6. インフォームド・コンセントを上手く使いこなすために

インフォームド・コンセントの定義、歴史的背景、法的な側面について見てきたが、知識だけの修得だけでは十分ではない。それを医療者として現場で十分に使いこなすことが求められる。日々の医療現場では、初診に始まり、診察・処置、外来通院、手術や観血的検査、放射線検査、入院、会計などさまざまな医療の場面が存在し、インフォームド・コンセントの在り方も多様である。

本節では、インフォームド・コンセントが成立するための基本的な要件について復習しながら見ていくこととする。既述したインフォームド・コンセントの歴史的背景の部分と重なる部分があるが、まず、重要なことは、患者に同意能力（**意思能力**）があることである。同意能力が無ければ自ら決定することはできず、代諾ということになってしまう。次に、医療者は患者に対して情報を詳らかにし（**情報開示**）、十分な説明を丁寧に行うことである。診断、治療法、危険および予後など必要となる情報が与えられなければ同意したくても同意できない。続いて、患者がその説明を理解していることが必要になる（**情報理解**）。説明があったとしても理解をしていなければ有効にはならない。情報の非対称性を少しでも埋めるため、理解できるように時間を多めに確保するとか図表や画像を効果的に使うなどして合理的な努力をすることは必要である。そして最後に、患者が提示された医療に同意（**自発性**）してはじめてインフォームド・コンセントが成立したことになる。同意の意味は大変重く、患者が医療者に医療の実施について権限を付与するということを意味する。つまり、もし悪しき結果が生じた場合には、過失がないかぎりは患者がその結果を引き受けることになのである。したがって医療者は冷静かつ丁寧に同意を得るための情報の開示と説明をする必要がある（**表4、表5**）[11]。

極端に述べると、同意書に署名はするが、そこに至るまでのプロセスに欠落があれば無効になり得るということである。同意書をもしものときの免罪符のように捉えている者がいるが、それは理解不足だと指摘することができる。

また、インフォームド・コンセントが得られない状況もありうる。救急医療のような緊急を要する場合や特定感染症や精神保健の領域など強制措置が法律で認められている場合、さらに認知症患

表４　一般的に説明すべきとされる項目

病名・病状とその評価
治療の目的
診療方針（手段・方法）
誰が実施するか
期待される効果
治療期間
費用
危険性、苦痛、副作用、不快さ
代替手段
自由な意思表示の保障
セカンド・オピニオン
看護ケアの内容

表５　患者とその家族に説明する前に

説明すべき要点を医療者は整理できているか
患者に説明するためのデータは確実か
患者背景は把握しているか
医療チームで治療の方針は十分に検討されたか
検討した方針は標準的だと言えるか
標準的でないとしたら、なぜそれが必要か
提示する根拠が明確であるか

者や高齢者や小児など同意能力がないもしくは弱い場合などがある（第11章参照）。これらについても最初からインフォームド・コンセントを諦めるのではなく、できうる状況であれば説明し、承諾を得るプロセスを取り入れる姿勢は日常から心がけるべきである。最近では、患者に対して真実を語ることが推奨されている。たとえ小児であってもインフォームド・アセントを行い、医療行為について賛意を得たうえで保護者の同意（代諾）のもと医療行為を行う必要がある。きめの細かい対応が求められることを留意すべきである。

7. 本章のまとめ

本章では、臨床の場面におけるインフォームド・コンセントについて述べてきた。インフォームド・コンセントを医療の現場に取り入れることによって患者が自分の身に起きることについて把握でき、意思決定をスムーズに行えるようになったと説明した。倫理原則でいう自律性の尊重（autonomy）を確かなものにするための大事なプロセスである。

しかし、インフォームド・コンセントは万能ではない。限界があることも理解しておかなければならない。たとえば、患者がインフォームド・コンセントを万能に捉えて、他者に対する危害を避け自己決定の原則さえ守っていれば何でも行為を正当化できるという権利を過大評価する思考に医療者は悩むかもしれない。また、医療者側が、自律した人格が備わった成熟した理性を持つ患者（行為主体）を求めるがゆえに、高齢者や小児や同意能力のない者などの弱者の存在が忘れ去られてしまうこともあるかもしれない。実際の医療の現場は日々動いている。複雑な問題が常に交差するという厳しい現実を受け止めて、より良い医療の実現に向けてインフォームド・コンセントをひとつのコミュニケーションツールだと捉えて前向きに駆使していく姿勢が重要である。

【文献】

1）アメリカ大統領委員会・編，厚生省医務局医事課・監訳：アメリカ大統領委員会生命倫理総括レポート　第2章医療に関する検討．篠原出版，p15-49，1984.

2）赤林朗：入門・医療倫理Ⅰ　第8章インフォームド・コンセント（前田正一）．勁草書房，p141-158，2006.

3）内山雄一，大井賢一，岡本天晴（新版資料集生命倫理と法編集委員会）：資料集　生命倫理と法．太陽出版，p280-281，2008.

4）3）再掲．p281-282.

5）3）再掲．p282-283.

6）3）再掲．p283-284.

7）3）再掲．p284-286.

8）新見育文：頭蓋骨陥没骨折開頭手術と説明義務．唄孝一，宇都木伸，平林勝政・編．別冊ジュリスト医療過誤判例百選140号，有斐閣，p10-11，1996.

9）内山雄一，大井賢一，岡本天晴（資料集生命倫理と法編集委員会）：資料集　生命倫理と法．太陽出版，p71-73，2003.

10）日本医師会ホームページ．WMAリスボン宣言．日本医師会訳．
http://www.med.or.jp/doctor/international/wma/lisbon.html

11）宮本恒彦：実践インフォームド・コンセント—患者にとってよりよい医療提供のために　第4章ICが問題になる場面（宮本恒彦）．永井書店，p33，69，2003.

第4章 生殖技術

岐阜医療科学大学保健科学部　准教授　加藤太喜子

1. はじめに

本章では生殖技術を取り上げる。生殖技術は、①子どもが欲しいと思っている人びとに、子どもを産めるようにする技術、②避妊や人工妊娠中絶など、望まない子どもの出生を回避する技術、③出生前診断や着床前診断など、生命の質を選別するための技術、の３つに大別される。

「不妊」とは「生殖年齢の男女が妊娠を希望し、ある一定期間、避妊することなく通常の性交を継続的に行っているにもかかわらず、妊娠の成立をみない場合」とされ、その一定期間について日本産科婦人科学会は、１年が一般的と述べている[1)]。

日本IVF学会発行の患者向けパンフレット「はじめての不妊治療―不妊治療の基礎知識」[2)]では、「Step1. タイミング療法　基本となる治療です」→「Step2. 人工授精　自然な妊娠を期待する治療です」→「Step3. 生殖補助医療　最も高度な治療です」と解説されている。タイミング療法とは、基礎体温の変化をみたり、超音波検査で卵胞の大きさを確認したり、排卵直前に分泌される黄体形成ホルモン（LH）値を測定するなど、排卵予測をしながら妊娠をめざすものである。タイミング療法においても、必要に応じて黄体ホルモン補充や、排卵を促すためのhCG（ヒト絨毛性ゴナドトロピン）注射など、人為的な介入は行われ得る。しかし一般に生殖技術において倫理面での問題として取り上げられるのは、人工授精や体外受精といった技術が対象になる。

2. 人工授精

2-1　人工授精とは

人工授精とは、洗浄・濃縮した精液を、排卵直前の女性の体内に送り込む方法である。通常は配偶者の精子を用いるため、配偶者間人工授精（Artificial Insemination with Husband's semen：以下AIHと略す）とも呼ばれる。他方で、夫の精子を用いることが困難な事例（無精子症など）においては、提供精子を用いて人工授精を行う方法もある。これは非配偶者間人工授精（Artificial Insemination with Donor's semen：本章では以下AIDと略すが、Donor Insemination：DIと略さ

表1　日本産科婦人科学会「提供精子を用いた人工授精に関する見解」（2015年改定）

1．本法以外の医療法によっては、妊娠の可能性がないあるいはこれ以外の方法で妊娠をはかった場合に母体や児に重大な危険がおよぶと判断されるものを対象とする。
2．被実施者は法的に婚姻している夫婦で、心身ともに妊娠・分娩・育児に耐え得る状態にあるものとする。
3．実施者は、被実施者である不妊夫婦双方に本法の内容、問題点、予想される成績について事前に文書を用いて説明し、了解を得た上で同意を取得し、同意文書を保管する。また本法の実施に際しては、被実施者夫婦およびその出生児のプライバシーを尊重する。
4．精子提供者は心身とも健康で、感染症がなく自己の知る限り遺伝性疾患を認めず、精液所見が正常であることを条件とする。本法の治療にあたっては、感染の危険性を考慮し、凍結保存精子を用いる。同一提供者からの出生児は10名以内とする。
5．精子提供者のプライバシー保護のため精子提供者は匿名とするが、実施医師は精子提供者の記録を保存するものとする。
6．精子提供は営利目的で行われるべきものではなく、営利目的での精子提供の斡旋もしくは関与または類似行為をしてはならない。
7．本学会員が本法を行うにあたっては、所定の書式に従って本学会に登録、報告しなければならない。

れる場合もある）と呼ばれる。

AIDについては、日本産科婦人科学会から「提供精子を用いた人工授精に関する見解」が示されている（**表1**）。

わが国で初めてのAIDは、1948年に慶應義塾大学病院において実施され、翌1949年に女児が誕生している。慶應義塾大学病院では、AIDを実施するに際して、法的に問題がないか検討を重ねた。その結果、民法772条で「妻が婚姻中に懐胎した子は、夫の子と推定される」と規定されているため、AIDによって夫とは遺伝的なつながりがない子どもが誕生した場合も、法律上は夫婦の子どもとみなされることから、実施に踏み切っている。慶應義塾大学病院では、精子提供者（ドナー）は明かされないこと、夫婦の子どもとして育てること（嫡出否認の訴えをしないこと）に合意した夫婦に、AIDを実施してきた。なお、AIDによって子どもが誕生した後、他人の精子を使うとは知らされていなかったとして、夫が嫡出否認の訴えを起こし、夫の訴えが認められた事例が存在する（「夫の知らぬ間にAID　嫡出子認定せず　大阪地裁判決」朝日新聞1998年12月19日）。この事例は、AIDにおいてはカップル双方が十分に納得していることが特に重要であることと、この点がないがしろにされた場合に、生まれてきた子どもに不利益が及ぶ可能性を示唆するものであり、後述（59頁）する民法特例法制定の布石となった事例といえよう。

さて、これまでにAIDによって誕生した子どもは1万人以上とされているが、日本産科婦人科学会が結果のとりまとめ（AID実施数の把握）を開始したのが1998年からであるため、累積総数は不明である。また妊娠後経過不明数があるため、1998年以降における正確な総数も不明である。

表2　提供精子を用いた人工授精の治療成績

	2007	2008	2009	2010	2011	2012	2013	2014	2015	2016	2017	2018	2019
出生児数	98	76	97	53	92	120	109	100	86	99	115	130	90
妊娠後経過不明数	64	69	55	56	43	64	48	33	9	16	10	4	4

（日本産科婦人科学会平成20年度～令和2年度倫理委員会　登録・調査小委員会報告より）

表3　「精子・卵子・胚の提供等による生殖補助医療の整備に関する報告書（厚生労働省：2003）**」抄**

提供された精子・卵子・胚による生殖補助医療により生まれた子または自らが当該生殖補助医療により生まれたかもしれないと考えている者であって、15歳以上の者は、精子・卵子・胚の提供者に関する情報のうち、開示を受けたい情報について、氏名、住所等、提供者を特定できる内容を含め、その開示を請求をすることができる。

開示請求に当たり、公的管理運営機関は開示に関する相談に応ずることとし、開示に関する相談があった場合、公的管理運営機関は予想される開示に伴う影響についての説明を行うとともに、開示に係るカウンセリングの機会が保障されていることを相談者に知らせる。特に、相談者が提供者を特定できる個人情報の開示まで希望した場合は特段の配慮を行う。

AIDに取り組む医療施設は減少していることが報じられているが（「精子提供、ネット介し　医療施設減少、個人でやりとり」朝日新聞2017年3月26日）、日本産科婦人科学会の委員会報告を参照するかぎり、現在のところ、年間100名程度の子どもたちがAIDによって誕生していると推測される（**表2**）。

2-2　子の出自

AIDによって誕生した子どもたちが成長したのち、ふとしたきっかけで、自分がAIDによって誕生したことを知る（すなわち、育ててくれた父と自分との間には遺伝上のつながりがないことを知る）ケースが出てきた。成長後にこの事実を知ることになった当事者たちは、自分がこれまで抱いてきた自分像を根底から揺さぶられたように感じるだけでなく、信じてきた親が嘘をついていたことにショックを受けたり、自分の体質や遺伝病の可能性についての確信が失われたり、自分の子どもにも遺伝上の空白を伝えてしまうことに悩むなど、さまざまな問題に直面している[3)]。ところが、AIDで生まれたことそれ自体を知らされていない当事者が多いこともあってか、当事者の抱える問題が、社会全体にあまり知られていない状況にある。日本産科婦人科学会の会告「提供精子を用いた人工授精に関する見解」（**表1**）においては、「5. 精子提供者のプライバシー保護のため精子提供者は匿名とする」とされており、現在のところ、AIDによって誕生した当事者たちが遺伝上の父を探す手立てはない。

「精子・卵子・胚の提供等による生殖補助医療のあり方についての報告書（厚生省：2000）」および「精子・卵子・胚の提供等による生殖補助医療の整備に関する報告書（厚生労働省：2003）」

は、精子・卵子・受精卵提供による生殖技術の提供を容認したうえで、これらの手段を経て誕生した子どもたちが15歳になったら、精子・卵子・胚の提供者についての情報開示請求をすることができる制度にするよう答申している（**表3**）。

2003年の報告書が提出されてから20年近くが経過したが、現在のところ、子どもの「出自を知る権利（遺伝上の親を知る権利）」を保障する制度は整えられていない。また、仮に今後、子どもの「出自を知る権利」が保障される制度が整えられたとしても、すでにAIDによって生まれている当事者たちにその制度は適用されないため、彼らは「遺伝的な空白」を今後も抱え続けなければならない状況にある。

「子どもの出自を知る権利」をどう保障するかという論点は、AID固有の問題ではなく、次節で扱う体外受精や代理懐胎にも関係している。

3. 体外受精

3-1　体外受精とは

卵管が詰まっていたり（卵管閉塞）、精子の運動率が極端に低い場合には、卵子を体外に取り出して精子と受精させ、できた受精卵を子宮移植する体外受精が行われる。また、人工授精1回当たりの成功率は10%といわれており、人工授精を複数回繰り返しても挙児に至らない場合にも、体外受精へのステップアップが考慮される。前掲の日本IVF学会「はじめての不妊治療」では、人工授精は5回目を過ぎるとほとんど妊娠率が増えないと説明されており、5回をめどに体外受精への移行が勧められている。

体外受精は一般に以下のようなプロセスをたどる。通常、女性は月経開始後2～4日目に受診し、受診時の超音波検査と血液検査の結果をもとに、排卵誘発を開始する。女性に排卵誘発剤を投与することによって、通常の月経周期では左右どちらかの卵巣から1つずつ排卵される卵子を、一度にたくさん育てる。卵胞が十分に育ったところで、卵巣に針を刺して卵子を体外に取り出す。採取した卵子と精子とを混ぜて受精させる場合は体外受精（IVF-ET）、顕微鏡下で精子を卵細胞質へ直接注入する方法は顕微授精（ICSI）と呼ばれる。

3-2　体外受精に伴う問題

体外受精にはいくつかの危険がある。排卵誘発剤のコントロールがうまくいかない場合に卵巣過剰刺激症候群（OHSS：卵巣が腫れたり、腹水・胸水が溜まったりする）を引き起こすことがある。数は少ないものの、重篤なOHSSによる死亡例も存在する。また、卵巣に針を刺すため、その際に感染症や臓器損傷が生じる可能性も、わずかながら存在する。さらに、採卵時に麻酔をする場合には、麻酔の合併症が生じる危険もある。精子の採取と卵子の採取とを比較すると身体への負担は同等とは言えず、卵子採取により多くの身体的負担があることに注意が必要である。

さて、体外受精や顕微授精によってできた受精卵はしばらく培養されたのち、女性の子宮に移植される。受精卵が4～8分割した時点で子宮に戻されることもあれば、受精卵が胚盤胞に至ってから子宮に戻される場合もある。なお、排卵誘発剤の影響を考慮して、できた受精卵を一度凍結し、次の周期で受精卵を子宮内移植する場合もある。次に、受精卵や精子・卵子の凍結にまつわり派生する問題を概観しよう。

日本産科婦人科学会では、「ヒト胚および卵子の凍結保存と移植に関する見解」（2014年改定）において、胚（受精卵）の凍結保存期間は、女性の生殖年齢を超えるまで、かつ、被実施者カップルが夫婦として継続している期間内としている。アメリカには、離婚後のカップルが受精卵を移植するか廃棄するかをめぐって争った事例もあるため、凍結保存期間や凍結保存が可能な条件や、カップルが死亡した場合の受精卵の廃棄について、あらかじめカップルの同意を得ておく必要がある。

かつては、移植する受精卵の数を増やすことによって、妊娠率の向上をめざしていた。一度に多くの受精卵を移植すると、多胎妊娠の可能性が高くなる。多胎妊娠にはさまざまな危険が伴う。母体側にとっては妊娠高血圧症候群、切迫流・早産、弛緩出血の危険性が高まり、帝王切開率も上昇する。児側にとっても、2500g未満の低体重で出生する可能性が高くなる。

こうした事態を避けるために、多胎妊娠の場合には減数手術を検討する場合がある。減数手術とは、妊娠初期（9～12週ごろ）に胎児の一部を死亡させる方策で、通常は、対象となる胎児の胸郭に塩化カリウム液を注入する。1986年に長野県の根津八紘医師が、この手術を行っていることを公表した。当初は、減数手術は優生保護法（現在の母体保護法）第2条で定めている人工妊娠中絶の定義「胎児およびその附属物を母体外に排出すること」に合致していないといった批判が寄せられた。しかし、日本母性保護産婦人科医会は2000年に、母体保護法（＊1）を改正し、減数手術を合法であると認めるよう提言している。

＊1　母体保護法

第2条2　この法律で人工妊娠中絶とは、胎児が、母体外において、生命を保続することのできない時期に、人工的に、胎児及びその附属物を母体外に排出することをいう。

根津医師は元来、減数に際して児の選択はしないという方針で減数手術を実施してきた。しかし2013年、出生前診断で病気が判明した児の減数を求めて来院したカップルから「減数できなければ全て中絶する」と言われ、1人でも多くの児の生命を救うことに意義があると考えて異常のある児を選択的に減数手術したことを公表した。

減数手術はこのように、どの児の生命を絶つか選別することを可能にした側面を持つ。しかし、親や施術する医師に選ぶ権利があるという前提に問題はないのか、また、選別においてミスが生じ

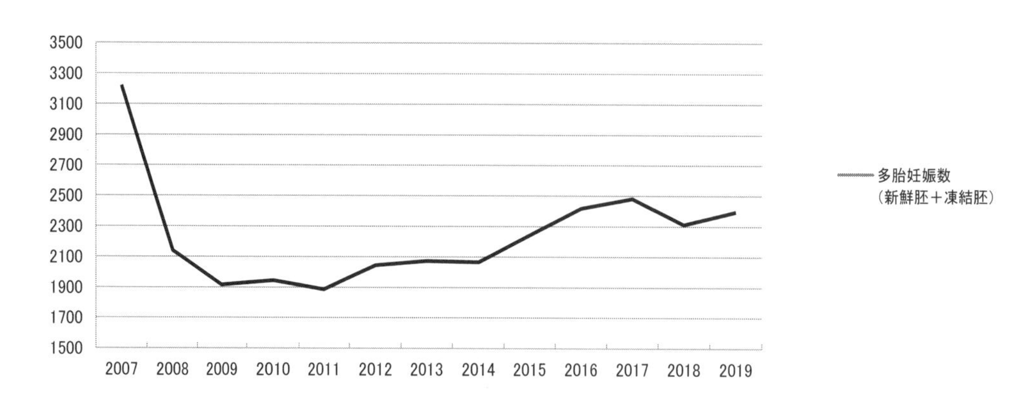

図1　多胎妊娠総数（日本産科婦人科学会平成20年～令和2年度倫理委員会　登録・調査小委員会報告より）

た場合、医師にどういった責任が課せられるのかといった観点からの議論の蓄積は多くない[4)]。

なお、日本産科婦人科学会は2008年に「生殖補助医療における多胎妊娠防止に関する見解」において、移植する胚は原則として1つとした。ただし35歳以上の女性や、2回以上続けて妊娠不成立であった女性については、2胚移植を許容すると述べている。2007年以降の多胎数は、**図1**の通りである。

さて、人工授精においても、体外受精においても、凍結精子が用いられる場合がある。日本産科婦人科学会では「精子の凍結保存に関する見解」において、凍結精子を用いる場合は、その時点で本人の生存と使用についての意思を確認するよう注意喚起している。これは亡夫の凍結精子を用いた体外受精により誕生した子ども自身の名義により、父親の死後認知を求めた訴えが、最高裁によって退けられたことを受けてのものである。日本受精着床学会も2004年に「凍結精子を用いた死後生殖についての見解」を示しており、凍結精子の使用に際して、そのつど、婚姻中であること、夫が生存していることを確認するよう求めている。

3-3　体外受精・胚移植の今後

世界初の体外受精児は1978年に、日本で初めての体外受精児は1983年に誕生している。2021年9月に公表された「日本産科婦人科学会令和2年度倫理委員会　登録・調査小委員会報告」によれば、2019年には体外受精により60,598人が誕生している。2019年の出生数は86万5234人なので、約14人に1人が体外受精により誕生していることになる。体外受精に関しては、日本産科婦人科学会から「体外受精・胚移植に関する見解」（**表4**）や、「顕微授精法の臨床実施に関する見解」が示されている。

2014年まで、日本産科婦人科学会の「体外受精・胚移植に関する見解」における項目4. の文言は「被実施者は婚姻しており、挙児を強く希望する夫婦で」とされていた（**表5**）。この日本産科婦人科学会の会告に従えば、事実婚のカップルは体外受精を受けることができない状況にあった。

表4　日本産科婦人科学会「体外受精・胚移植に関する見解」(2014年改定)

1．本法は、これ以外の治療によっては妊娠の可能性がないか極めて低いと判断されるもの、および本法を施行することが、被実施者またはその出生児に有益であると判断されるものを対象とする。

2．実施責任者は日本産科婦人科学会認定産婦人科専門医であり、専門医取得後、不妊症診療に2年以上従事し、日本産科婦人科学会の体外受精・胚移植の臨床実施に関する登録施設(注)において1年以上勤務、または1年以上研修を受けたものでなければならない。また、実施医師、実施協力者は、本法の技術に十分習熟したものとする。

3．本法実施前に、被実施者に対して本法の内容、問題点、予想される成績について、事前に文書を用いて説明し、了解を得た上で同意を取得し、同意文書を保管する。

4．被実施者は挙児を強く希望する夫婦で、心身ともに妊娠・分娩・育児に耐え得る状態にあるものとする。

5．受精卵は、生命倫理の基本に基づき、慎重に取り扱う。

6．本法の実施に際しては、遺伝子操作を行わない。

7．本学会会員が本法を行うにあたっては、所定の書式に従って本学会に登録、報告しなければならない。

表5　日本産科婦人科学会「体外受精・胚移植に関する見解」(1983～2014年)

4．被実施者は婚姻しており、挙児を強く希望する夫婦で、心身ともに妊娠・分娩・育児に耐えうる状態にあるものとする。

しかし2013年の民法改正により婚外子に対する法律上の差別が撤廃されたことを受けて、事実婚のカップルに対して体外受精が実施できることとなった。不妊治療の公費助成も事実婚カップルを対象とすることが検討され、2022年からは最大6回まで人工授精、体外受精、顕微授精に対して保険適用されることになった（章末【補遺】参照)。第三者が提供した精子や卵子を使った生殖技術については保険適用の対象にはなっていない。

3-4　第三者配偶子を用いる生殖技術

日本産科婦人科学会の「体外受精・胚移植に関する見解」(**表4**) 4. においては「被実施者は挙児を強く希望する夫婦で」とされている。この部分においては、体外受精では当該カップルの精子と卵子を使用することが含意されている。つまり、人工授精では第三者から提供された精子の使用が認められているのに対して、体外受精では第三者からの提供精子の使用は認められていない状況にある。また、日本産科婦人科学会は「胚提供による生殖補助医療に関する見解」(**表6**) も示しており、提供された受精卵を別の女性に移植することも認めていない。

表6　日本生殖医学会倫理委員会報告「第三者配偶子を用いる生殖医療についての提言」

5．まとめ

1）日本生殖医学会倫理委員会では、日本生殖医学会が、第三者配偶子を用いる生殖医療について、会員と患者および社会に向け、何らかの方向性を示す必要性と妥当性がある時期に至ったと判断した。

2）解決すべき問題点が多いとはいえ、第三者配偶子を用いる治療を必要とする夫婦が一定数存在する以上、遵守すべき条件を設定した上で提供配偶子を使用した治療を実施する合理性がある。

3）ただし、治療を受ける夫婦の安全と利益を担保し、生まれてくる子及び提供者の権利と福祉を守るために、法律やガイドラインなど一定の条件に基づく管理された治療が妥当である。

4）国は、第三者配偶子を用いる生殖医療の情報管理のための生殖医療に関する公的管理運営機関の設立と民法上の法的親子関係を明確化する法律整備について至急取り組む必要がある。

これに対して、日本生殖医学会倫理委員会は、2009年に「第三者配偶子を用いる生殖医療についての提言」を示し、実施できるような法整備を強く求めている（**表6**）。

実際には、精子提供により体外受精が行われた事例（「夫の父の精子で体外受精　長野の病院　夫婦79組で118人誕生」2014年7月28日讀賣新聞）も、卵子提供により体外受精が行われた事例（「妻以外の卵子で体外受精」1998年6月6日朝日新聞夕刊）も、ともに存在する。特に卵子提供については、2003年に創設された日本生殖補助医療標準化機関（JISART）が独自のガイドライン「精子・卵子提供による非配偶者間体外受精に関するJISARTのガイドライン」を作成し、これに基づいて、現在6か所のJISART会員施設が精子・卵子提供による非配偶者間体外受精を実施している。2021年12月末までに、計108件の非配偶者間体外受精が行われ、70人の児が誕生している。また、2012年には、卵子提供者を募り、協力施設での体外受精ができるよう支援する団体「OD-NET　卵子提供登録支援団体」が設立され、この団体を介した匿名・無償の卵子提供による1人目の児が、2017年3月に誕生したと報告されている。

卵子提供や精子提供を経て誕生する子どもの親子関係を明確にするため、2020年12月に、生殖補助医療の提供等及びこれにより出生した子の親子関係に関する民法の特例に関する法律（生殖医療に関する民法特例法）（＊2）が成立した。この法律により、卵子提供の場合には産んだ女性を母とし、精子提供の場合には夫を父とすることが規定された。

＊2　生殖補助医療の提供等及びこれにより出生した子の親子関係に関する民法の特例に関する法律

第9条
　女性が自己以外の女性の卵子（その卵子に由来する胚を含む。）を用いた生殖補助医療により子を懐胎し、出産したときは、その出産をした女性をその子の母とする。

第10条
　妻が、夫の同意を得て、夫以外の男性の精子（その精子に由来する胚を含む。）を用いた生殖補助医療により懐胎した子については、夫は、民法第774条の規定にかかわらず、その子が嫡出であることを否定することができない。

　この法律の制定を受け、日本産科婦人科学会は2021年6月に、「精子・卵子・胚の提供等による生殖補助医療制度の整備に関する提案書」を示している[5)]。

4. 代理懐胎

4-1　代理懐胎とは

　生まれつき子宮がない、子宮切除術を受けたなど、自分では妊娠・出産が困難な女性のために、第三者が妊娠・出産することを代理懐胎（代理出産）という。代理懐胎は、サロゲート型とホスト型に大別される。サロゲート型では、夫の精子と代理母の卵子による赤ちゃんが誕生する。人工授精で行うことができるため、人工授精型代理母とも称される。出産を引き受ける女性はサロゲート・マザーと呼ばれる。これに対してホスト型は、依頼者カップルの受精卵を代理母に移植し、出産を代理母に依頼する形であり、依頼者カップルと遺伝的なつながりのある子どもが誕生する。ホスト型は、体外受精を経る必要があるため、体外受精型代理母とも称される。出産を引き受ける女性はホストマザーと呼ばれる。

　前述の「精子・卵子・胚の提供等による生殖補助医療のあり方についての報告書（厚生省：2000)」および「精子・卵子・胚の提供等による生殖補助医療の整備に関する報告書（厚生労働省：2003)」は、精子・卵子・受精卵提供は認めたが、第三者の身体を使うことに伴う問題や、妊娠・出産に伴うリスクといった観点から、代理懐胎については認められないとした（**表7**）。

　日本産科婦人科学会は、2003年に「代理懐胎に関する見解」において、代理懐胎は認められないとの見解を示している（**表8**）。

表7　「精子・卵子・胚の提供等による生殖補助医療の整備に関する報告書（厚生労働省：2003）」抄

6　代理懐胎（代理母・借り腹）

代理懐胎は禁止する。

・代理懐胎には、妻が卵巣と子宮を摘出した等により、妻の卵子が使用できず、かつ妻が妊娠できない場合に、夫の精子を妻以外の第三者の子宮に医学的な方法で注入して妻の代わりに妊娠・出産してもらう代理母（サロゲートマザー）と、夫婦の精子と卵子は使用できるが、子宮摘出等により妻が妊娠できない場合に、夫の精子と妻の卵子を体外受精して得た胚を妻以外の第三者の子宮に入れて、妻の代わりに妊娠・出産してもらう借り腹（ホストマザー）の2種類が存在する。

・両者の共通点は、子を欲する夫婦の妻以外の第三者に妊娠・出産を代わって行わせることにあるが、これは、第三者の人体そのものを妊娠・出産のために利用するものであり、「人を専ら生殖の手段として扱ってはならない」という基本的考え方に反するものである。

・また、生命の危険さえも及ぼす可能性がある妊娠・出産による多大な危険性を、妊娠・出産を代理する第三者に、子が胎内に存在する約10か月もの間、受容させ続ける代理懐胎は、「安全性に十分配慮する」という基本的考え方に照らしても容認できるものではない。

・さらに、代理懐胎を行う人は、精子・卵子・胚の提供者とは異なり、自己の胎内において約10か月もの間、子を育むこととなることから、その子との間で、通常の母親が持つのと同様の母性を育むことが十分考えられるところであり、そうした場合には現に一部の州で代理懐胎を認めているアメリカにおいてそうした実例が見られるように、代理懐胎を依頼した夫婦と代理懐胎を行った人との間で生まれた子を巡る深刻な争いが起こり得ることが想定され、「生まれてくる子の福祉を優先する」という基本的考え方に照らしても望ましいものとは言えない。

・このように、代理懐胎は、人を専ら生殖の手段として扱い、また、第三者に多大な危険性を負わせるものであり、さらには、生まれてくる子の福祉の観点からも望ましいものとは言えないものであることから、これを禁止するべきとの結論に達した。

・なお、代理懐胎を禁止することは幸福追求権を侵害するとの理由や、生まれた子をめぐる争いが発生することは不確実であるとの理由等から反対であるとし、将来、代理懐胎について、再度検討するべきだとする少数意見もあった。

表8　日本産科婦人科学会「代理懐胎に関する見解」

1．代理懐胎について：代理懐胎として現在わが国で考えられる態様としては、子を望む不妊夫婦の受精卵を妻以外の女性の子宮に移植する場合（いわゆるホストマザー）と依頼者夫婦の夫の精子を妻以外の女性に人工授精する場合（いわゆるサロゲイトマザー）とがある。前者が後者に比べ社会的許容度が高いことを示す調査は存在するが、両者とも倫理的・法律的・社会的・医学的な多くの問題をはらむ点で共通している。

2．代理懐胎の是非について：代理懐胎の実施は認められない。対価の授受の有無を問わず、本会会員が代理懐胎を望むもののために生殖補助医療を実施したり、その実施に関与してはならない。また代理懐胎の斡旋を行ってはならない。

理由は以下の通りである。

1）生まれてくる子の福祉を最優先するべきである　2）代理懐胎は身体的危険性・精神的負担を伴う　3）家族関係を複雑にする　4）　代理懐胎契約は倫理的に社会全体が許容していると認められない

これに対して、2008年に日本学術会議「代理懐胎を中心とする生殖補助医療の課題—社会的合意に向けて—」は、代理懐胎は原則として禁止されるべきであるが、先天的に子宮を持たない女性や、子宮摘出を受けた女性を対象に、公的機関の管理のもとで、施行の道を残すべきであるとの見解を示した（**表9**）。なお、日本医学会は2019年に子宮移植倫理に関する検討委員会を立ち上げ、2020年8月に、子宮移植を求める「ロキタンスキー症候群」の女性3名から意見を聞いたうえ、2021年7月に、条件付きで子宮移植を容認する見解を示した[6]。

4-2　子どもを持つ権利

子どもを持つ権利は、個人の幸福追求権に含まれ、代理懐胎を禁止することは個人の幸福追求権の侵害であるとする見方がある。こうした考え方を踏まえ、日本学術会議は「原則禁止・試行的実施は容認」という結論を出したと思われる。全面的に何が何でも禁止ではなく、実際に実施してみて再検討するという結論は、一見、賛成・反対双方の立場に配慮した穏当な結論と映る。しかし、実際に厳重な管理下で試行的実施をすることについては、「代理出産を実験的医療として出生した子を本人の同意もなく生涯モニターすることになれば、そこにも大きな倫理的問題があるだろう」との指摘もある[7]。代理懐胎によって生まれてくる子どもにとって不利益がないかという点は、子どもの出自を知る権利の問題と同様に、極めて重要な論点といえよう。日本学術会議は、代理懐胎に金銭の授受があってはならない（無償の善意で行われるべき）とするが、アメリカでは、多くの代理懐胎は戦地に送り込まれる軍人の妻たちによって担われており、彼女たちは、恐らくは経済的な理由から代理懐胎を引き受けているとの指摘もある（「代理母の半数は『米兵の妻』」日刊ゲンダイ2008年4月3日）[8]。国内初の代理懐胎（「国内初の代理出産　子宮を失った女性　妹に体外受精卵　根津院長」讀賣新聞2001年5月19日）を公表した根津医師は、子宮摘出したわが子のために、母親が娘夫婦の受精卵の移植を受けて代理出産した事例を2006年に公表した（「50代『孫』を代理出産　国内初　娘夫婦の受精卵で」朝日新聞2006年10月16日）。家族であれば純粋な無償の善意であることは疑いえないかもしれないが、家族であるがゆえの複雑な人間関係もあることは、移植医療においてすでに指摘がある[9]。生まれてくる子どもがかかわる以上、親としての幸福追求権という論点が推進に十分な理由であり得るか、慎重な検討が求められよう。

表９　日本学術会議「代理懐胎を中心とする生殖補助医療の課題―社会的合意に向けて―」

３　提言の内容

代理懐胎を中心とする生殖補助医療に関する諸問題について、以下のように提言する。

(1)　代理懐胎については、現状のまま放置することは許されず、規制が必要である。規制は法律によるべきであり、例えば、生殖補助医療法（仮称）のような新たな立法が必要と考えられ、それに基づいて当面、代理懐胎は原則禁止とすることが望ましい。

(2)　営利目的で行われる代理懐胎には、処罰をもって臨む。処罰は、施行医、斡旋者、依頼者を対象とする。

(3)　母体の保護や生まれる子の権利・福祉を尊重するとともに、代理懐胎の医学的問題、倫理的、法的、社会的問題を把握する必要性などにかんがみ、先天的に子宮をもたない女性及び治療として子宮の摘出を受けた女性に対象を限定した、厳重な管理の下での代理懐胎の試行的実施（臨床試験）は考慮されてよい。

(4)　試行に当たっては、医療、福祉、法律、カウンセリングなどの専門家を構成員とする公的運営機関を設立すべきである。一定期間後に代理懐胎の医学的安全性や社会的・倫理的妥当性などについて検討し、問題がなければ法を改正して一定のガイドラインの下に容認する。弊害が多ければ試行を中止する。

(5)　代理懐胎により生まれた子の親子関係については、代理懐胎者を母とする。試行の場合も同じとする。外国に渡航して行われた場合についても、これに準ずる。

(6)　代理懐胎を依頼した夫婦と生まれた子については、養子縁組または特別養子縁組によって親子関係を定立する。試行の場合も同じとする。外国に渡航して行われた場合についても、これに準ずる。

(7)　出自を知る権利については、子の福祉を重視する観点から最大限に尊重すべきであるが、それにはまず長年行われてきた夫以外の精子によるAIDの場合などについて十分検討した上で、代理懐胎の場合を判断すべきであり、今後の重要な検討課題である。

(8)　卵子提供の場合や夫の死後凍結精子による懐胎など議論が尽くされていない課題があり、また、今後、新たな問題が出現する可能性もあるため、引き続き生殖補助医療をめぐる検討が必要である。

(9)　生命倫理に関する諸問題については、その重要性にかんがみ、公的研究機関を創設するとともに、新たに公的な常設の委員会を設置し、政策の立案なども含め、処理していくことが望ましい。

(10)　代理懐胎をはじめとする生殖補助医療について議論する際には、生まれる子の福祉を最優先とすべきである。

5. 出生前診断・着床前診断

5-1　出生前診断

出生前診断（Prenatal Diagnosis：PND）とは、広義には、妊娠の全期間を通して、子宮内の胎児の状態（胎児の生死や発育）を診断することをさす。児の状態を診断することで、分娩方法を決定できたり、胎児治療を行うことができるというメリットがある。倫理面での問題として取り上げられるのは、妊娠を継続するかどうかの判断材料となり得る胎児情報の提供がなされる診断が中心となる（**表10**）。

出生前診断には、侵襲的なものと非侵襲的なものがある。侵襲的なものとは、羊水検査（羊水を採取し、胎児に由来する細胞を検査する）や絨毛検査（胎盤絨毛を採取し、検査する）など、検査を受けることによって流産を引き起こす可能性があるものである。羊水検査では300分の1、絨毛検査では100分の1の確率で、検査そのものによって流産が生じる可能性がある。

これに対して、超音波検査、母体血清マーカー検査、新型出生前検査は、検査そのものによって流産を誘発する可能性はないため、非侵襲的な検査とされる。超音波検査は日常的に行われているものであり、受診に際して説明を行い同意を受ける手続きは省略されていることが多い（「超音波検査　『妊婦の同意なし』42%　染色体異常を推測」朝日新聞2010年7月9日朝刊）。しかし、超音波検査によって胎児の頸にむくみ（後頸部皮膚肥厚：Nuchal Translucency）があることがわかると、胎児の染色体異常や心臓異常の可能性が示唆されることもある。母体血清マーカー検査は、胎児がダウン症や二分脊椎である確率を算出するものであり、確定診断には絨毛検査または羊水検査が必要になる。採血のみという簡便な検査であるため、この検査の性質について十分な認識がないまま検査を受ける傾向があること、確率で示された検査結果に対して、妊婦が誤解したり不安を感じることがあるといった検査の特性を踏まえ、厚生科学審議会は、母体血清マーカー検査について「医師は妊婦に対し本検査の情報を積極的に知らせる必要はなく、本検査を勧めるべきでもない」と述べていた。同じく採血のみで行われる新型出生前検査は、当初「精度99%」と報じられ、誤った印象が独り歩きしてしまったが、陽性的中率（検査で陽性となった方の中で、実際にも病気である確率）、陰性的中率（検査で陰性となった方の中で、実際にも病気でない確率）、感度（病気の方の中で検査で陽性となる確率）、特異度（病気でない方の中で検査で陰性となる確率）といった用語を理解しないと、この検査の性格はわからない（**表11**）。こうした特色を踏まえ新型出生前検査は、関連学会の指針に基づき、原則として35歳以上の妊婦を対象に、遺伝カウンセリング体制の整備された施設において行われてきた。その一方で、十分なカウンセリングやサポートが提供されない認定外施設での実施件数が増加していた。このため厚生労働省の専門委員会は、従来の認定施設と連携する形で、クリニックなど小規模な医療機関でも実施できる方向で最終報告をまとめている[10]。

表10　主な出生前診断

診断の名称	検査方法	検査時期	得られる情報	危険性
超音波検査	超音波診断装置によって画像を見る。	胎嚢が確認できる妊娠5～6週以降	短肢、無脳症、胎児水腫、消化管閉塞、先天性心疾患、腎無形成、臍帯の異常、後頸部浮腫	母体への危険はない。
絨毛検査	子宮頸管から挿入したカテーテルか鉗子で胎盤絨毛の一部を採取する。	妊娠10～14週	染色体の数的変異、一部の先天性代謝異常	流産誘発率は1%程度。
羊水検査	羊水穿刺により、羊水を採取し、培養して分析。	妊娠15～18週	染色体の数的変異、一部の先天性代謝異常	流産誘発率は0.3%程度。
胎児採血	超音波画像で確認しながら、胎児の臍帯から採取。	妊娠18～22週（得たい情報によって検査時期が異なる。）	胎児水腫、遺伝性血液疾患、血液型不適合妊娠、胎児感染、染色体の数的変異	採血部位からの出血や、胎児除脈の可能性がある。
母体血清マーカー検査	母体血を採取し、母体血に含まれるいくつかのホルモンやタンパクの値と母親の年齢から、神経管閉鎖不全（無脳症や二分脊椎)、21トリソミー、18トリソミーである可能性を確率で示す。	妊娠15～20週	胎児が神経管閉鎖不全または21、18トリソミーである確率	母体への危険はない。
新型出生前検査	母体血を採取し、母体血に含まれる胎児細胞を培養して分析。	妊娠10週以降	染色体の数的変異	母体への危険はない。

表11　新型出生前検査の陽性的中率は年齢によって異なる

40歳の場合　ダウン症の確率　1/100

	検査陽性	検査陰性	合計
ダウン症	991人	9人	1000人
ダウン症でない	99人	98901人	99000人
合計	1090人	98910人	100000人

陽性的中率　991/1090　(90.9%)

25歳の場合　ダウン症の確率　1/1000

	検査陽性	検査陰性	合計
ダウン症	99人	1人	100人
ダウン症でない	100人	99800人	99900人
合計	199人	99801人	100000人

陽性的中率　99/199　(49.7%)

（櫻井晃洋：そうなんだ！　遺伝子検査と病気の疑問　モヤモヤを解決する33．メディカルトリビューン，2013.）

5-2　着床前診断

ここまで、妊娠後に実施される出生前診断について概観してきたが、着床前診断（Preimplantation Genetic Diagnosis：PGD）は妊娠前に実施されるものである。具体的には体外受精をして、できた受精卵の割球もしくは極体を検査し、特定の病気を持たない受精卵のみを選別して、女性の子宮に移植するもので、受精卵診断と呼ばれることもある。PCR法やFISH法を用いて特定の病気の有無を診断する場合と、染色体の数的変異のみを調べる場合とがある。

着床前診断に対しては「妊娠後、出生前診断を経て中絶を選択するよりも、女性の精神的・身体的負担が少ない」という意見がある。しかし、自然妊娠が可能な女性に対して、体外受精による身体的負担（3-2を参照）をかけるものであること、着床前診断は全ての病気をスクリーニングするものではなく、妊娠後、あらためて出生前診断を受けるという事例を考慮すると、精神的・身体的負担が少ないと簡単に言い切ってよいか、議論の余地がある。

1998年に出された日本産科婦人科学会の「着床前診断に関する見解」は、「本法（着床前診断）は重篤な遺伝性疾患に限り適用される」としていた。「重篤」を具体的に定義することは困難であるが、日本産科婦人科学会は、学会に対して実施申請があった事例について、病気の発症時期、病気の進行度（遅くとも20歳までに寝たきりもしくは死亡するなど）を手がかりに、実施の可否を判断してきた。単一遺伝子の変異を原因とする遺伝的素因がある夫婦に対して罹患児の妊娠を回避する目的で行われる着床前診断は現在、PGT-M（Preimplatiton Genetic Testing for Monogenic：着床前単一遺伝子検査）と言われ、日本産科婦人科学会は2021年に「PGT-Mに関する倫理審議会」最終報告書をまとめ、2022年に「重篤な遺伝性疾患を対象とした着床前遺伝学的検査に関する見解」を公表している。

また、流産を繰り返す習慣性流産の患者から、流産を回避する手段としてこの技術を利用したいという希望があり、日本産科婦人科学会は2006年に、重篤な遺伝性疾患に加え、均衡型染色体異常に起因すると考えられる習慣流産に対しても着床前診断を認めた。2017年には、着床前スクリーニング（PGS）の臨床研究も開始された。日本産科婦人科学会は2022年に「『不妊症および不育症を対象とした着床前遺伝学的検査』に関する見解」を発表し、一定の要件を満たす施設でPGT-A（Preimplantation genetic testing for aneuploidy: 着床前胚染色体異数性検査）およびPGT-SR（Preimplantation genetic testing for structural rearrangement: 着床前染色体構造異常検査）を行うことができるとしている。

出生前診断・着床前診断を通して重要なことは、カップルが納得して決断できる環境を、社会としてどのように整えるかということであろう。実母や義母から検査を受けるよう説得され、妊婦が強いストレスを感じている実態が報じられている（「出生前診断　妊婦を悩ます検査パワハラ」2013年7月12日週刊朝日）。また、カップルの決断というものの、夫に勧められて新型出生前診断を受診した場合に、妊婦が強いストレスを受ける傾向があることも指摘されている（「夫の勧め妊婦ストレス　新出生前診断『事前相談を』」中日新聞2014年6月20日）。

6. ロングフルバース訴訟・ロングフルライフ訴訟

出生前診断に関する医療過誤訴訟には、2つのパターンがある。子どもが重篤な先天性疾患を持って出生した際に、もし医療従事者がミスをしなければ、その子の出生を回避することができたとして、親が提起する損害賠償請求を、ロングフルバース訴訟という。これに対して、もし医療従事者がミスをしなければ、自分自身の出生が回避されたとして、障がい児者自身が提起する損害賠償請求を、ロングフルライフ訴訟という。

ロングフルライフ訴訟は、障がいを持つ人生は「損害」であると認めることになるため、極めて慎重に審議される。アメリカでは、ロングフルライフ訴訟が提起できるのは3州しかなく、フランスは1999年にロングフルライフ訴訟を勝訴させたが（ペリュシュ判決）、2001年には、ロングフルライフ訴訟は今後受けつけないとする、反ペリュシュ法が成立している。

6-1　わが国におけるロングフルバース訴訟

わが国には、先天性風疹症候群の児を出生した親から提起された訴訟が4件、ダウン症の児を出生した親から提起された訴訟が2件、ペリツェウス・メルツバッヘル病（以下PM病と略す：伴性劣性遺伝病で、乳児期から小児期に発症する。運動発達遅延や痙攣などの症状を伴う）の児を出生した親から提起された訴訟が1件存在する。**表12**にそのあらましをまとめた。

表12　わが国におけるロングフルバース訴訟[11)]

	事実関係	原告の主張	被告の主張	結果
東京地裁昭和54(1979)年9月18日判決	原告女性は昭和51年2月末に風疹らしい皮膚症状が発症した。最終月経は同年2月22日、抗体検査は同年4月7日初診時に一度のみ（512倍）。 児の症状：左眼は白内障・小眼球症、右眼は瞳孔閉鎖（全盲）。高度知能障害。立つことも這うことも不能。	抗体価検査512倍から、風疹に罹患した可能性が高く、先天性異常児を出産する可能性が20～80%あったことを原告に報告するべきだった。しかし被告医師は抗体測定結果を安全であると誤って判断し、出産しても大丈夫である旨告げたため、原告は出産を決意した。原告は被告医師に対して民法709条により慰謝料および弁護士費用の賠償を求める。	妊婦が風疹に罹患した場合に医師として人工妊娠中絶を勧めるのが通常であるとは言えない。	産科医は原告夫婦それぞれに対し慰謝料として300万円および弁護士費用30万円（計660万円）の賠償義務がある。
東京地裁昭和58(1983)年7月22日判決	昭和51年6月下旬に2人の子どもと同時に風疹に罹患し診療所で風疹と診断された。7月22日に被告医師に妊娠8週と診断された。子ども並びに自分が風疹に罹患したと告げたにもかかわらず（被告医師は告げられていないと主張）医師は抗体検査を一度も実施していない。 児の症状：1840g、白内障、聴力障害、肺動脈狭窄、ファロー四徴症、立つことも這うこともできず、3歳4か月で死亡。	妊娠初期に二人の子どもと同じ時期に風疹に罹患し、診断を受けた。この場合先天性異常児を出産する可能性が20～80%あり、医師は抗体価検査で風疹に罹患したかどうかを確認するとともに、確認できた場合は風疹症候群が発生する危険のあることを説明する義務があった。しかし医師はこの義務を怠っただけでなく、異常児出産の危険はごくわずかで大丈夫という誤った説明をし、出産を決意させた。	妊娠初期に風疹に罹患したとしても必ず出生児に奇形が生じるわけではない。風疹に罹患したかどうかの診断は、本来産婦人科医の専門領域に属するものではない。	産科医は原告夫婦それぞれに対し慰謝料として150万円および弁護士費用15万円（賠償額計330万円）の賠償義務がある。

	事実関係	原告の主張	被告の主張	結果
東京地裁平成４（1992年）年７月８日判決	昭和62年（1987年）1月長男が風疹に罹患し、自分も発熱したので1月29日被告医師の診察を受け、抗体検査と妊娠検査を受けた。抗体検査は8倍未満、2月9日に妊娠反応陽性、抗体検査は8倍未満。2月12日に発疹が現れていたため原告が再度被告医師を受診したところ、抗体検査8倍未満だった。2月19日に切迫流産の徴候が出現したために2月20日から27日まで入院した。そのために被告医師は4回目の抗体検査を失念した。 児の状態：1590g、両眼の白内障、感音性難聴、動脈管開存、精神運動発達遅延、摂食障害で先天性風疹症候群と診断。	4回目の風疹検査を実施していれば、原告が風疹に罹患していることを容易に発見することができたにもかかわらず、4回目の風疹検査を失念し、原告らに対して先天性異常児の出生する危険性について説明や助言をしなかった。このため先天性異常児の出生する危険がないものと誤信し、人工妊娠中絶の機会を奪われた。先天性風疹症候群児として出生したことによって生じた医療費、回復訓練費、矯正器具（眼鏡、コンタクトレンズ）と慰謝料の賠償を求める。	2月12日の検査の際に、次回検査を一週間後の2月19日と指定したが、原告は2月19日の診療時間内には来院せず、下腹部痛と性器出血を主訴として来院したため、流産予防処置に没頭せざるを得なかった。	優生保護法上、先天性風疹症候群児の出生の可能性があることが人工妊娠中絶を行うことができる事由とはされていない。しかし夫婦それぞれの精神的苦痛に対して450万円および弁護士費用45万円（合計990万円）の賠償を命じた。
前橋地裁平成４（1992）年12月15日判決	原告は昭和63年7月21日被告病院に受診した。原告は5日前より全身の発疹があった。被告医師は風疹・麻疹を疑い、検査をしたが風疹抗体価は64倍であったため、ウィルス性皮膚炎と安易に診断した。 児は平成元年3月27日出生。感音性難聴、先天性白内障及び心室中隔欠損症。	被告医師は風疹罹患の判定を慎重に行うべきであったにもかかわらず、ただ一度の採血による抗体価結果に依拠してウイルス性皮膚炎と安易に判断し、安心した原告夫婦は出産の決断をした。原告夫婦は被告医師に対して、慰謝料と特殊教育費用、眼鏡・補聴器費用の賠償を求める。	被告医師が7月28日に原告を診断した際に、風疹の確定診断のためには回復期の採血検査が必要なので更に1週間後に来院するように指示したにもかかわらず、原告は来院しなかった。 風疹罹患は優生保護法上の中絶の理由となっていないので、そのことの不告知と児が障害をもって出生したこととの間には因果関係がない。	児の障害は被告医師の誤診に起因するものではなく、被告医師の診察以前に原告が風疹に罹患したことが原因。異常児の出生の可能性は、合法的な妊娠中絶の理由にはならない。現実には違法な中絶が行われているという実情があるとしても、それを前提に判断することはできない。 しかし医師の過失に基づく誤診は原告に精神的苦痛を与えたことが推認できる。そのための慰謝料として原告各自につき150万円、弁護士費用15万円、計330万円の賠償を命じた。

	事実関係	原告の主張	被告の主張	結果
京都地裁平成9（1997）年1月24日判決	原告は39歳の平成5年11月に、妊娠6週で左卵巣嚢腫の疑いがあると診断された。12月開腹した結果、子宮筋腫が発見されたため、筋腫核除去手術を受け、妊娠は継続した。平成6年6月7日に生まれた子どもはダウン症であった。6月20日ころまで羊水検査についての不満を被告病院に訴え、退院後も3回話し合いをもったが、両者の言い分は食い違い、訴訟となった。	①39歳の妊婦が羊水検査を申し出た場合、出産を検討できるよう検査・説明・助言義務がある、②検査結果の判明が中絶可能期間後となる場合でも、精神的準備機会を保障すべく医師には検査実施義務がある、③被告が羊水検査を申し出ない場合でも医師は検査・説明助言義務がある。説明義務違反により精神的苦痛を受けたとして、民法709条に基づき損害賠償を求める。	検査結果の判明は中絶可能時期後となるため、被告は検査に応じず、他の機関も教示しなかった。医師が恣意的に中絶時期を延長できないので、原告には出産検討機会は既になかった。	原告側の請求は一切認めない。妊婦からの申し出が適切な時期になされた場合でも、産婦人科医に検査を実施すべき法的義務があるとは断言できない。
東京高裁平成17（2005）年1月27日判決	原告夫婦の第一子は平成4年1月26日に出生した。平成5年7月13日に原告は小児科医より、PM病に罹患している可能性または良性の眼振の可能性について説明を受けた。平成6年11月8日、原告はこの小児科医と耳鼻科医に「次の子どもを作りたいが大丈夫でしょうか」と相談したところ「きょうだいに出ることはまずない」との説明を受けた。原告の第二子は健常児として出生したが、平成11年10月20日に出生した第三子はPM病だった。	PM病は典型的には伴性劣性遺伝形式をとり、男子二人に一人の確率でPM病の子が生まれ、女子に二人に一人の確率でPM病の保因者の子が生まれる危険があるにもかかわらず、その説明をしなかった。慰謝料のほか、介護費用、介護に要する家屋改造費等の賠償を求める。	そもそも耳鼻科の専門医は、脳神経の病気のことで遺伝に関する質問を受けたり相談にのったりする立場になかった。また第二子出生後原告らから何の相談も受けていない。第二子出生前の説明と、今回の第三子の出生との間に因果関係はない。長男が遺伝子解析を受けた後、伴性劣性遺伝について記載されている文献を受領しているから、第二子以下にPM病が発症する可能性を認識できていたはず。	一審では説明義務違反は認めたが、介護費用及び家屋改造費等を認めず、原告らそれぞれについて1600万円の支払いを命じた。控訴審では介護費用及び家屋改造費を損害と評価することは、児の出生や生存自体を損害と認めるものではないとして、4800万円の支払いを命じた。

	事実関係	原告の主張	被告の主張	結果
函館地裁平26（2014）年6月5日判決	平成23年3月15日に後頚部浮腫を指摘された原告は、当時41歳であったこともあり、羊水検査を受けることにした。妊娠17週で受けた羊水検査の報告書には、胎児がダウン症であることを示す分析図が添付されていたが、被告医師はこれを見誤り、ダウン症に関して陰性であると原告に伝えた。原告はその後、他の病院に救急搬送され、緊急帝王切開で9月1日に出産した。児はダウン症の新生児にみられる一過性骨髄異常増殖症を背景とした肝繊維症を発症し、同年12月16日に肝不全により死亡した。	羊水検査の結果、異常があれば妊娠継続をあきらめようと思っていたので、医師が羊水検査の結果を正確に伝えていれば、人工妊娠中絶をしていた。 羊水検査の結果を誤報告されていなければ、児は誕生していないので結果の誤報告による児の誕生と、児の死亡との間には因果関係がある。	先天性異常が認められた場合に全て人工妊娠中絶を行うことを前提に出生前診断を行うわけではないので、羊水検査の誤報告と、ダウン症である児の出生との間に因果関係はない。 また、ダウン症のうち、一過性骨髄異常増殖症を発症するのは全体の10%であり、これによって早期に死亡する確率は20～30%とされているので、羊水検査の誤報告と、ダウン症である児の死亡との間に因果関係はない。	誤った告知と男児の出生・死亡との因果関係はなく、児に対する損害については認められないが、正確に告げられていれば中絶を選択するか、中絶をしない場合は心の準備や養育環境の準備ができた。誤報告により先天異常がないと信じていた原告が、誕生直後にはじめてダウン症であることを知ったばかりか、男児が苦しんで亡くなる姿を目の当たりにした精神的衝撃は大きかったとして、1000万円の支払いを命じた。

7. 人工妊娠中絶

7-1　人工妊娠中絶規制の歴史

妊娠した女性が子どもを産まないようにする技術は、ヒポクラテスの誓いに、「婦人に堕胎用器具を与えません」という記述があることからうかがい知ることができる通り、非常に古くから存在していたと考えられる（第1章参照）。

ローマ法皇ピオ9世が、1869年の回勅において「胎児は受胎の瞬間から人間である」と宣言し、これ以降、人工妊娠中絶は人間の命を絶つものであるという認識が徐々に広がりを見せる。「女性の生命を救うための中絶は認められる」「女性の健康を保つための中絶は認められる」「社会経済的理由による中絶も認められる」「理由による制限はなく、時期による制限のみ」など、さまざまなパターンがあるが、こんにちでも、世界中の法律で、人工妊娠中絶は何らかの形で制限されている。人工妊娠中絶に関する法規制のあり方は、「期限規制」型と「適応規制」型に大別される[12)]。

「期限規制」とは、一定期限内（概ね妊娠12週）であれば中絶の理由を問わず、女性の自己決定により中絶を受けることができるという立法である。これに対して、「適応規制」とは、何らかの理由（これを適応という）を満たしている場合の中絶は処罰の対象としないという立法である。

期限規制型の一例として挙げられるのがアメリカである。アメリカでは1973年にロウ対ウェイ

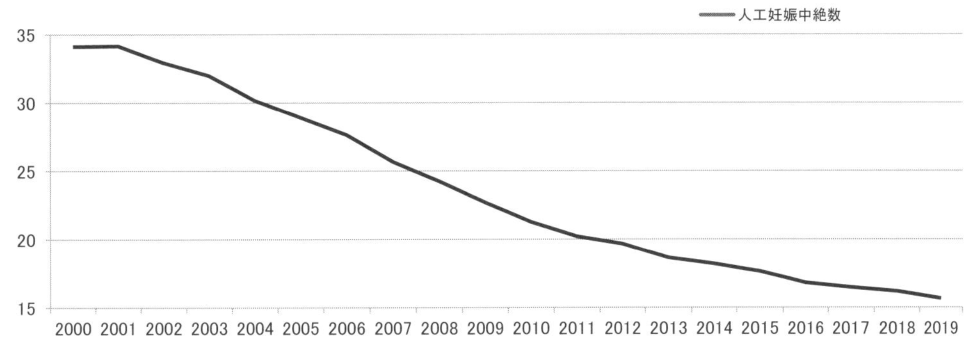

図2　人工妊娠中絶数（平成14年～令和元年度衛生行政報告例より）

ド判決が示され、妊娠第1三半期（first trimester）における人工妊娠中絶は、女性のプライバシーの権利であると判示された。今日においても、たとえば大統領選において、候補者がプロライフ（胎児の生命尊重：中絶反対派）かプロチョイス（女性の自己決定権尊重：中絶賛成派）かということが、争点として取り上げられる。

このロウ対ウェイド判決は、人工妊娠中絶に関する法規制のあり方が、適応規制型から期限規制型へと変化した、大きな流れのひとつとして捉えることもできる。たとえばフランスでは、1971年のマリ・クレール事件（判決は1972年）を経て、1974年に期限規制型の人工妊娠中絶法が成立した。1974年にはオーストリア刑法が、妊娠初期3か月の中絶を合法化し、1978年にはイタリアが妊娠初期90日以内の中絶を合法化した。

7-2　日本の法規制のあり方

これに対して、日本や英国の人工妊娠中絶に関する法規制のあり方は、適応規制型である。日本の場合は、刑法212条以下（＊3）において、人工妊娠中絶は違法行為とされている。

日本では現在、毎年約15～16万件程度の人工妊娠中絶が実施されている（**図2**）。これらは母体保護法において定められた要件（＊4）を満たしているため、処罰の対象とされていない。

母体保護法における人工妊娠中絶許容要件は、母体保護法第14条第一項の第一号が「母体適応／母体条項」および「経済適応／経済条項」、同二号は「犯罪適応／犯罪条項」とされ、わが国においてはこれら3つの要件が認められている。胎児に重篤な疾患が認められた場合の人工妊娠中絶を許容する「胎児条項」は、母体保護法の条文には記されていない。

母体保護法の条文上は認められていないものの、現実には、胎児の疾患を直接的な理由として人工妊娠中絶を受ける事例が存在する。母体保護法には胎児条項が存在しないため、こうした場合の人工妊娠中絶は、母体保護法に基づく分類としては「経済的理由」と記載されるといわれている。

＊3　刑法212条

（堕胎）第212条　妊娠中の女子が薬物を用い、又はその他の方法により、堕胎したときは、一年以下の懲役に処する。

（同意堕胎及び同致死傷）
第213条　女子の嘱託を受け、又はその承諾を得て堕胎させた者は、二年以下の懲役に処する。よって女子を死傷させた者は、三月以上五年以下の懲役に処する。

（業務上堕胎及び同致死傷）
第214条　医師、助産師、薬剤師又は医薬品販売業者が女子の嘱託を受け、又はその承諾を得て堕胎させたときは、三月以上五年以下の懲役に処する。よって女子を死傷させたときは、六月以上七年以下の懲役に処する。

（不同意堕胎）
第215条　女子の嘱託を受けないで、又はその承諾を得ないで堕胎させた者は、六月以上七年以下の懲役に処する。

2　前項の罪の未遂は、罰する。
（不同意堕胎致死傷）
第216条　前条の罪を犯し、よって女子を死傷させた者は、傷害の罪と比較して、重い刑により処断する。

＊4　母体保護法

第14条　都道府県の区域を単位として設立された社団法人たる医師会の指定する医師（以下「指定医師」という。）は、次の各号の一に該当する者に対して、本人及び配偶者の同意を得て、人工妊娠中絶を行うことができる。

一　妊娠の継続又は分娩が身体的又は経済的理由により母体の健康を著しく害するおそれのあるもの

二　暴行若しくは脅迫によって又は抵抗若しくは拒絶することができない間に姦淫されて妊娠したもの

2　前項の同意は、配偶者が知れないとき若しくはその意思を表示することができないとき又は妊娠後に配偶者がなくなったときには本人の同意だけで足りる。

胎児条項の導入を推進する動きは、優生保護法時代から繰り返し存在した。しかし、胎児条項とは、病気や障がいを持つ児は生まれてこないほうがよい存在であることを、国が公言することにつながり、病気や障がいを持つ人に対する差別になりかねないとの意見もある。

人工妊娠中絶手術の同意書にパートナーの署名が得られないまま、人工妊娠中絶が可能な時期を過ぎ、一人で出産したあと赤ちゃんを遺棄したとして、出産した女性が逮捕され、有罪となった事例がある（「中絶、男性同意不要だったのに「必要」と言われ元学生手術できず公園に遺棄」2021年6月27日朝日新聞朝刊29頁）。厚生労働省は、日本医師会からの質問に対して、妊婦が配偶者からDVを受けている場合等、婚姻関係が実質破綻しており、人工妊娠中絶について配偶者の同意を得ることが困難な場合について、本人同意だけで足りることを確認する文書を発表している[13]。

【補遺】

不妊治療について、令和4年度より健康保険の対象とする方針が中央社会保険医療協議会第14回総会（令和4年1月28日）で決まった。

特に、生殖補助医療は「当該患者の治療始日の年齢が40歳未満である場合は、患者1人につき6回に限り、40歳以上43歳未満である場合は、患者1人につき3回に限り算定する（ただし、次の児の妊娠を目的として移植を実施した場合には、その治療開始日の年齢が40歳未満である場合は、患者1人につき6回に限り、40歳以上43歳未満である場合は、患者1人につき3回に限り算定する。）。」（https://www.mhlw.go.jp/stf/shingi2/0000212500_00137.html）より。保険点数等の詳細については後日公表されるので確認されたい。

【文献・註】

1）日本産科婦人科学会監修『産科婦人科用語集・用語解説集　改訂第4版』（日本産科婦人科学会事務局、2018年）。なお、「一定期間」について、妊娠のために医学的介入が必要な場合は、期間を問わないとされている。

2）日本IVF学会・監修：はじめての不妊治療　不妊治療の基礎知識．2011.

3）非配偶者間人工授精で生まれた人の自助グループ：子どもが語るAID―生殖技術について，今考えて欲しいこと．2007.

4）不妊治療で妊娠した五つ子に対して行った減数手術のミスにより、胎児全員を失ったとして、大阪府の夫婦が産婦人科医院に損害賠償を求めた事例がある。大阪地裁は手術の違法性を認めなかったが、大阪高裁は、女性への負担を理由に医院側に55万円の支払いを命じた（朝日新聞2020年12月18日朝刊）

5）日本産科婦人科学会「精子・卵子・胚の提供等による生殖補助医療制度の整備に関する提案書」

http://www.jsog.or.jp/news/pdf/20210608_shuuchiirai.pdf

6）日本医学会子宮移植倫理に関する検討委員会報告書．https://jams.med.or.jp/news/059.html

7）仙波由加里「代理出産の是非をめぐる問題」責任編集菅沼信彦・盛永審一郎『シリーズ生命倫理学　生殖医療』45-64頁（丸善、2012）

8）この記事では，戦地に送り込まれる米兵の年間給与は最高でも29,000ドルであり，20,000ドル未満の隊員も多くいるとされている．

9）一例として，武藤香織：『家族愛』の名のもとに―生体肝移植と家族―．家族社会学研究，14（2），128-138，2003.

10）厚生科学審議会科学技術部会．NIPT等の出生前検査に関する専門委員会報告書．https://www.mhlw.go.jp/content/000783387.pdf

11）服部篤美「『望まない障害児出産訴訟』をめぐる議論」丸山英二編『出生前診断の法律問題』（尚学社、2008年）および判例時報2227号p104-108を参照に筆者作成

12）石井美智子：人工生殖の法律学．有斐閣、1994.

13）日本産科婦人科学会「配偶者の同意に関する日本医師会の疑義解釈照会文とその回答」http://www.taog.gr.jp/pdf/210316_4.pdf

第5章 ヒトゲノム解析と医療への応用をめぐる倫理的課題

東京大学医科学研究所　公共政策研究分野　**武藤香織**

1. ゲノムとは何か？

「ゲノム」とは、個体の形成、維持、繁殖などの生命活動に必要な情報の全てである。私たち一人ひとりのゲノムは、その生物学的な親から受け継がれた固有のものだ。

では、ゲノムはどこにあるのだろうか。私たちの体をつくっている約60兆個の細胞、その一つ一つの細胞の核内に染色体がある。染色体はタンパク質（ヒストン）にDNA（デオキシリボ核酸）が絡みついたものである。一つの細胞内には、22種類の常染色体（長いものから順に番号がつけられている）と、XおよびYと呼ばれる性染色体で構成される。これらは、ヒトが生物として通常の生命活動を維持するための基本セットである。そして、22種類の常染色体と1種類の性染色体に含まれるすべての情報をまとめて、「ゲノム」と呼ぶ。すべての細胞は、受精卵と同一のゲノムを持っている。1953年、ジェームズ・ワトソン（米国）とフランシス・クリック（英国）は、DNAが2本の鎖のような形状になっていることを報告した。DNAは、「塩基」と糖、リン酸などが結合し、二重らせん構造になって、幾重にも折りたたまれ、染色体に巻き付いている。「塩基」には「アデニン（A)」「グアニン（G)」「シトシン（C)」「チミン（T)」の4種類あり、ヒト一人分につき、30億（塩基対）もの暗号が並んでいる。それらの暗号のうち、筋肉や酵素など生命活動を支えるタンパク質の構造にかかわる暗号と、その暗号の読み取りを指令する部分を「遺伝子」と呼ぶ。ゲノム全体からみると、遺伝子が占める部分は2～3%でしかない。そして、遺伝子は、DNA上に約2.3万個が点在するというが、実は約半数の遺伝子の機能はよくわかっていない。

それでも、ゲノムを利用した医療は、徐々に実装され、現在では遺伝性疾患や、診断が困難な難病の診断での活用、病気のなりやすさの予測などに活用されている[1)]。また、治療薬の副作用予測や投与量調節にも利用可能となってきた（ファーマコゲノミクス検査)[2)]。さらに、後天的に細胞内の遺伝子が変化することでがん化するという特性を生かし、その人のがん細胞の個性に適した治療をするために、がんに関連した多数の遺伝子を一度に調べる「がん遺伝子パネル検査」も保険適用された[3)]。さらに、医療以外の分野であれば、父親との遺伝的なつながりの有無を調べる親子鑑定や、身体の一部や遺体から個人を識別する個体識別鑑定などにも利用されている。

こうしたゲノムを利用した医療の実現に向けては、その研究開始当初から、将来の社会的な影響を考え、科学者も医療者も生命倫理の研究者も、一緒になって倫理的な課題を抽出し、対応を検討してきた歴史がある。本章では、研究から医療への応用、そして医療以外の分野への応用に関する倫理的な課題について考えてみたい。

なお、本章では、あくまでも人々の自然状態に存在するゲノムの個性を利用した研究と医療を扱うこととし、遺伝子治療（治療用のウイルスを病気の原因となる遺伝子を持つ細胞内に浸入させる治療法）や、iPS細胞を利用した治療（遺伝子を改変した幹細胞を分化させ、目的とする細胞に加工して移植する治療法）は取り扱わないこととする。

2. 優生学の歴史から

2-1　優生学とは何か

ヒトゲノム解析の倫理的課題を考える前に、踏まえておかなければならないのは、約1世紀前に一世を風靡した優生学の存在である。現在、私たちが使っている統計学的な知識は、1900年代前半に優生学者が編み出したものが多い。1883年に優生学（eugenics）という言葉を初めて用いたフランシス・ゴルトン（Sir Francis Galton, 1822年～1911年）は、優生学の父として知られる。『進化論』を著したチャールズ・ダーウィンのいとこでもあるゴルトンは、人間の才能が遺伝によって受け継がれるため、社会が発展を遂げるためには、人間がもつ生得的な性質を改良すること（人間の「品種改良」）が最善であると主張した。そして、優生学を「ある人種の生得的質を改良し、生得的質を最大限に発揮することに影響するすべてのものを扱う科学」であると提唱したのである。ゴルトンは、相関係数概念を発見した優秀な統計学者であったが、その背景には、「劣った人種の淘汰や改良」という信念があった。また、ゴルトンの後継者であるカール・ピアソン（Karl Pearson, 1857年～1936年）は、今でも私たちが多用するカイ二乗検定（χ^2検定）の生みの親だが、ピアソンもまた、「劣等人種との戦い」を目標に、統計学の研鑽を積んだのである[4)]。

優生学には、積極的（促進的）優生学（positive eugenics）と、消極的（抑制的）優生学（negative eugenics）がある。積極的優生学とは、「優秀」または「健全」な質を備えた子孫の増加させることを是とする思想であり、またこれを目的とした学問である。積極的優生学に基づいて実施される政策には、一定の学歴以上の人の結婚や育児を奨励するといった政策があり、実際に、80年代のシンガポールでは実践されていた。他方、消極的優生学は、「劣悪」な質を備えた子孫の減少を促進することを是とする思想またはこれを目的とした学問である。消極的優生学に基づいて実施される政策には、隔離、結婚制限、強制不妊手術、人工妊娠中絶、移民制限などがある。

2-2　優生政策の広がりと終焉

消極的優生学に基づく典型的な政策として、1900年代前半を中心に、様々な国で強制不妊手術を容認する法律（いわゆる断種法）が成立していった。

優生学者のハリー・ローリンは、1922年に「優生学的断種のモデル法（Model Eugenical Sterilization Law）」を発表し、法制化だけではなく、各州で積極的に断種事業が実施されるよう後押しをした。また、ローリンをはじめとする米国の優生学者は、ドイツの優生学者を積極的に支援し、1933年、ナチス政権において「遺伝病子孫予防法（Law for the Protection of Genetically Diseased Offspring）」の成立に寄与している。この法律により、ドイツでは、ナチス政権末期までに障害者やユダヤ人を含む35万人が強制断種されている。当時のドイツでは、優生学は「民族衛生学」として発展し、劣悪な遺伝子をもつ者たちを「潜在的な繁殖者たちのプール（the pool of potential breeders）」から排除することを目標としていた[5)]。

しかしながら、戦後、民主主義国家では、国家的な優生政策には徹底した反省が促され、優生学を基盤とした政策は徐々に姿を消していった。たとえば、1934年に強制不妊手術を容認し、さらに1941年にその適応を拡大したスウェーデンは、1975年に本人同意のない不妊手術を認めないという法改正をおこない、被害者への補償もおこなった[6)]。

日本でも、1941年から強制不妊手術を容認していたが、敗戦後の食糧難と人口抑制の必要性を根拠として成立した1948年の優生保護法によって、その適応は大幅に拡大した。優生保護法は、「不良な子孫の出生防止」を目指すことが目的として明記され、本人の同意に基づいた優生手術（第3条）が8,518件、本人・保護者の同意によらず、優生保護審査会で審査・決定される優生手術（第4条）が14,566件、保護者の同意があった場合、優生保護審査会で審査・決定される優生手術（第12条）が1,909件実施されたことが明らかになっている[7)]。優生的な記述が全て削除され、現在の母体保護法に変わったのは、1996年になってからのことである[8)]。さらに、ようやく2019年になって「旧優生保護法に基づく優生手術等を受けた者に対する一時金の支給等に関する法律」が施行され、被害者に対する政府からの公式な「おわび」の表明とともに、一時金の支給が決定した。旧優生保護法の下で障害などを理由に不妊手術を強いられたとして、2021年までに国に対する損害賠償を求める訴訟の判決が全国で6件示されているが、いずれも除斥期間（20年）の経過を理由に賠償の請求権が消滅したとされる判決が相次いでいる。

こうした優生政策の影は、人のゲノム解読の開始にあたって、大きな影響を残すことになった。

3. ヒトのゲノム解読と倫理的法的社会的課題（ELSI）

3-1　米国でのELSIプログラム

1980年代後半、生物学研究のアプローチとして、ゲノムを読み解くという作業が、様々な生物種を対象に進められるようになる。そして、そのアプローチはホモ・サピエンスにも及び、1990年、米国の国立衛生研究所（NIH）とエネルギー省は共同で、ヒトのゲノムを解読する国際共同研究として、「国際ヒトゲノム計画（Human Genome Project）」を開始した。これは、アポロ計画（アメリカ航空宇宙局（NASA）による人類初の月への有人宇宙飛行計画、1961～72年）に匹敵する30億ドルの予算を用いた計画であり、イギリス、フランス、ドイツ、日本、中国など計6カ国24機関が参加した。日本は21番、22番等の染色体の分析を担当した。

国際ヒトゲノム計画を開始するにあたり、人々の頭をよぎったのは、優生学の歴史を二度と繰り返さないためにはどうするかという大きな課題である。そのため、1990年1月、NIHとエネルギー省が共同で設置したワーキンググループでは、国際ヒトゲノム計画には、以下のような機能や目標を備えた事業にすべきであると諮問した。

①ヒトゲノムのマッピングやシークエンスにより、人々や社会に与える影響を予測し、解決のための努力をすること
②ヒトゲノムのマッピングやシークエンスによる倫理的・法的・社会的課題（ethical, legal and social implications, ELSI）について検討すること
③これらの課題に関する社会での議論を喚起すること
④得られたデータが個人や社会に利益のある形で使われるような政策オプションを提示すること

そこで、米国では、国際ヒトゲノム計画の検討開始と同時に、研究成果の社会への応用に伴う倫理的・法的・社会的な課題の検討や啓発活動にも予算を投じることとなった。これは「ELSI（エルシー）プログラム」と呼ばれる。NIHとエネルギー省は、全研究予算の3～5%相当の予算を確保し、ELSIプログラムを、プライバシーと公正な使用、臨床応用（遺伝学的検査、医療政策へのインパクト）、遺伝学研究（インフォームド・コンセント、研究倫理）、教育という4つの領域に分かれて運用した。成果の達成などにいくつか問題点はあったものの、ヒトゲノム解析当初からELSIプログラムに予算配分があったことにより、研究者に対してほぼ強制的に、研究が内包する倫理的法的社会的課題について深刻に考える機会を与えたと評価され、現在も、同様の事業が継承されている[9]。

3-2　ゲノムデータ公開の原則と企業の利益確保

国際ヒトゲノム計画の推進は、ヒトゲノムを学術研究利用するだけでなく、商業利用したいと考える企業との間での価値観の違いも浮き彫りにした。遺伝子に関する特許出願が行われると、国際ヒトゲノム計画が立ち行かなくなってしまう恐れが生じたため、バミューダで会議が開かれることとなり、作成されたデータを、作成から24時間を基本として、国際データベースに全て公開し、全ての研究者が自由に利用できるようにすることや、いち早い論文化という項目を含む、「バミューダ原則（1996年2月）」という合意がなされた[10]。

しかし、これに反発する企業もあり、セレラ・ジェノミクス社はその代表格であった。同社は、発見される遺伝子の特許化や解析されたデータの商業利用を目指していたため、当初、バミューダ原則を無視すると宣言していたが、様々な協議を重ねた結果、協調関係が進んだ。2000年、当時のクリントン米国大統領は、ライバルであったセレラ・ジェノミクス社の代表と共に、ヒトゲノムの大部分を解読したと発表し、さらに、1953年のDNAの二重らせん構造の発見から50周年となる2003年に完全解読を完了した[11]。

4. ELSIプログラムが与えた影響

4-1　個人遺伝情報の取扱いをめぐる論点

ELSIプログラムでは、米国という社会・文化を反映して、研究成果が社会にもたらす影響として考慮すべき論点として、次のような項目が洗い出され、様々な研究や啓発活動が行われた。

①遺伝情報の使用における公正性。特に、保険者、雇用者、裁判所、学校、養子縁組仲介者、軍などによる使用

②遺伝情報のプライバシーと匿名性

③個人の遺伝的多様性がもたらす心理的影響とスティグマ

④生殖に関する諸問題：たとえば、複雑で潜在的に議論を喚起しうる手続きに関するインフォームド・コンセント、生殖の意思決定や生殖に関する権利における遺伝情報の利用など。

⑤診療に関する課題：たとえば、遺伝学の貢献、科学的な限界、社会的なリスク、検査手順に関する標準化と質管理の方法などに関する、医師・医療関係者、患者、一般市民への教育など。

⑥不確実性に関する課題：複数の遺伝子や遺伝—環境の相互作用に関連した病気のなりやすさや複雑な病態と、これらに関する遺伝学的検査によって生じる事態など。

⑦概念的哲学的課題：人の責任、自由意思対遺伝決定論、健康や病気の概念などに関する諸問題。

⑧遺伝子組換食品や生物に関わる健康と環境に関する問題。

⑨所有権（特許、知的財産、企業秘密）を含む、商業化とデータや検体へのアクセス権

こうした論点のなかには、一定の解決を図りながら進んでいるものもあれば、20年以上経った現在でも議論が続いているものもある。

4-2　個人遺伝情報の保護

一定の解決を図った論点としては、たとえば、遺伝情報の公正な利用（①）や遺伝情報のプライバシーの保護（②）といった課題が挙げられる。これらの問題に対する国際的に共通の理念として、1997年にユネスコが『ヒトゲノムと人権に関する世界宣言』を示している[12)]。第1条では、「ヒトゲノムは、人類社会のすべての構成員の根元的な単一性並びにこれら構成員の固有の尊厳及び多様性の認識の基礎となる。象徴的な意味において、ヒトゲノムは、人類の遺産である」と述べ、第2条では「（a）何人も、その遺伝的特徴の如何を問わず、その尊厳と人権を尊重される権利を有する。（b）その尊厳ゆえに、個人をその遺伝的特徴に還元してはならず、また、その独自性及び多様性を尊重しなければならない」と述べている。つまり、ヒトゲノムは、我々がその存在も知らない先祖代々受け継がれてきた遺産であるとともに、この人に固有のものであると位置づけているのである。それゆえに、「何人も、遺伝的特徴に基づいて、人権、基本的自由及び人間の尊厳を侵害する意図又は効果をもつ差別を受けることがあってはならない」（第6条）という原則を打ち出している。

そして、これらの原則は、90年代後半から2000年代にかけて、加盟国での法制化や諸政策に結び付いた。例えば、米国では、州レベルで個人遺伝情報の保護に関する法制化を進めたほか、最終的には2008年に連邦法である遺伝情報差別禁止法（Genetic information Non-discrimination Act, GINA）という形で実現するに至った。GINAは、1995年の最初の法案提出から2008年の大統領署名まで、13年間を要した法律である。GINAは、医療保険（Title I、09年12月7日施行）と雇用（Title II、11年1月10日施行）について、遺伝情報にもとづく差別的取扱いの禁止、本人・家族に対して遺伝子検査を受けることを要望または要求することを原則禁止、本人・家族の遺伝情報の提供の要望または要求または購入の原則禁止を求めている。なお、研究で得られる遺伝情報のほか、既に病気を発病した人の遺伝情報は、対象から除外されており、「障害のあるアメリカ人法（the Americans with Disabilities Act, ADA）」との整合性がはかれていない面もある。雇用機会均等委員会（The Equal Employment Opportunity Commission, EEOC）は、2020年の1年間でGINAに関連する雇用差別として440件の告発があったことを明らかにしている[13)]。

また、隣国カナダでは、2017年に遺伝情報非差別禁止法（Genetic Non-discrimination Act (GNDA)）を制定した。カナダでは、製品・サービスの提供、契約・協定の締結・継続やその条件として遺伝学的検査の受検や結果開示の要求、検査受検や結果開示を拒否した人物への製品・サービスの提供や契約・協定の締結・継続等の拒否を禁止するなど、米国より幅広く規制している。違憲ではないかとの指摘も出たが、2019年に最高裁判所は刑事法に関する連邦議会の立法権限の有効な行使と判断している。

類似の法制は、北米に限らず、欧州各国のほか、韓国にも存在しているが、日本国内では制定されていない。

4-3　遺伝子の独占的利用の否定

遺伝情報と知的財産に関する問題（⑨）についても、いくつかの課題が解決されつつある。前述したユネスコの『ヒトゲノムと人権に関する世界宣言』では、「学問の進歩から得られた利益は、すべての人が利用し得るようにしなければならない」（第12条（a））とある。これは、南北問題も背景として、遺伝子そのものを特許の対象とすることへの懸念を示したものである。その具体例がBRCA1遺伝子の問題である。1994年、家族性乳がん卵巣がんに関係があると言われているBRCA1遺伝子を、ユタ大学（当時）の三木義男らとMyriad Genetics社のチームが第17番染色体上に同定したが[14]、その後、Myriad Genetics社がBRCA1遺伝子の遺伝子単離と同定に関する技術を米国で特許出願し、取得が認められた。だが、2009年、米国の学術団体らを代理して米国自由人権協会がニューヨーク南地区連邦地裁にMyriad社の特許の無効の提訴をおこない、2013年に最高裁判所にて、「DNA配列は自然の産物であり、単離しただけでは特許として認められない」として、特許を無効とする判決が示されたところである（ただし、合成遺伝子の作出には特許が認められる可能性を残した）。

日本でも、当初はMyriad Genetics社と提携した企業と契約を締結しなければ検査を実施することができず、価格も20万円程度と高額であったが、現在は、がんを既に発症した患者に対する検査は保険収載されている。

5. ヒトゲノム・遺伝子解析研究に関する倫理

5-1　研究倫理指針によるガバナンス

日本では、ユネスコの宣言を踏まえる形で、内閣の諮問機関であった科学技術会議の生命倫理委員会（当時）が、2000年に『ヒトゲノム研究に関する基本原則について』を示し、インフォームド・コンセントや差別の禁止、既に提供された試料の利用などについての考え方を提示した[15]。当時、ヒトゲノム解析を伴う研究は、インフォームド・コンセントを受けずに実施されており、そのことへの批判が報道されてもいた。そのため、2002年に文部科学省、厚生労働省、経済産業省共通の指針として『ヒトゲノム・遺伝子解析研究に関する倫理指針』（以下、ゲノム指針）が策定された。2021年に『人を対象とする生命科学・医学系研究に関する倫理指針』（以下、生命科学・医学系指針）に統合され、廃止となっている。

生命科学・医学系指針では、研究の実施に必要な原則のほか、研究者や研究機関の責務などが規定されている。研究者が研究計画を立案した後、倫理審査委員会による科学的倫理的妥当性の審査を受け、研究機関の長による研究開始許可をもって研究が開始されるという枠組みが決められている。ここでは、ゲノム研究に特有の論点として、「インフォームド・コンセント」と「研究により得られた結果等の取扱い」について、生命科学・医学系指針とガイダンスから要点を述べることとする。

5-2 研究のインフォームド・コンセント

まず、インフォームド・コンセントを実施する前に、研究対象者が、疾病や薬剤反応性異常を有するか、その可能性がある場合に、診療医と連携して病名又はそれに相当する状態像の告知方法等に配慮する必要がある。例えば、疑われるや既に罹患している疾患、あるいは遺伝的な特徴については、事前に本人に知らされていなければならず、その説明をせずにインフォームド・コンセントに臨むことがあってはならない。研究対象者を選ぶ方針として、合理的に選択していることが分かるようにしなければならない。

次に、研究対象者が、治療又は予防方法が確立していない単一遺伝子疾患等であって、精神障害、知的障害又は重篤な身体障害を伴うものを有する場合には、研究の必要性、当該研究対象者に対する医学的・精神的影響及びそれらに配慮した研究方法の是非等について、研究責任者は特に慎重に検討し、また、倫理審査委員会においても、特に慎重に審査することが必要だとされている。

３番目に、インフォームド・コンセントでは、その研究の意義、目的、方法、予測される結果、研究対象者が被るおそれのある不利益、試料等の保存及び使用方法等について十分な説明を行った上で、自由意思に基づく文書による同意を受けることが必要となる。結果の説明においては、遺伝カウンセリングを受ける機会の提供も重要となる。遺伝カウンセリングとは、「遺伝医学に関する知識及びカウンセリングの技法を用いて、研究対象者等又は研究対象者の血縁者に対して、対話と情報提供を繰り返しながら、遺伝性疾患をめぐり生じ得る医学的又は心理的諸問題の解消又は緩和を目指し、研究対象者等又は研究対象者の血縁者が今後の生活に向けて自らの意思で選択し、行動できるよう支援し、又は援助すること」と定義されている。

４番目に、研究対象者から取得された試料・情報について、研究対象者から同意を受ける時点では特定されない将来の研究のために用いられる可能性や、他の研究機関に提供する可能性がある場合には、その旨と同意を受ける時点において想定される内容も説明すべきとされている。DNA や解析後のデータは、学術研究だけでなく、企業による利用や国外の機関への提供も想定される。しかし、インフォームド・コンセントを取得する時点では、どのような用途で誰が使うのかがわからない。そのため、想定される限り、具体的な記述が求められる。こうした中長期的な利活用の背景に、「バミューダ原則」の方針が現在の生命科学に引き継がれていることが挙げられる。研究で利用したデータを、その研究者個人が独占するのではなく、さらなる研究を加速化するために公的データベースに公開して幅広く利活用を進めることは、現在、日本の公的研究費でも強く要請されるようになった。研究対象者が様々な研究者から何度も採血を求められる負担や、ゲノム解析の予算を削減する意義もあるだろう。少しでも個人を識別しうる余地のあるデータは、「制限つき公開」として慎重に運用されている。将来、実際に研究に利用される段階では、新たな研究計画として倫理審査が必要になるほか、他機関に提供される段階では、匿名化の程度などの条件によって、通知または公開に加えて、オプトアウト（拒否の機会の保障）を求める手続きが定められている。

しかし、個別に通知されない場合には、どのような情報がどこに示されているのか、自分で探しにいくことは困難である。また、同意を撤回したとしても、一度公開されて活用が広がったデータを取り戻したり、削除したりすることは困難となる。そのため、インフォームド・コンセントの際には、より一層、将来をイメージできる情報提供と意思決定までの熟慮期間が必要になるうえ、人々がオプトアウトにより関心をもつよう啓発する必要性も指摘できよう。

日本人類遺伝学会では、インフォームド・コンセントの質を向上させるため、GMRC（Genomic Medicine Research Coordinator）と呼ばれる、ゲノム解析研究のインフォームド・コンセントを担当する人の研修制度を設けており、よりわかりやすい説明を実施するだけでなく、気軽な質問窓口としての活躍が期待されている[17]。

5-3　研究により得られた結果等の取扱い

生命科学・医学系指針では、研究者に対して、当該研究により得られる結果等の研究対象者への説明方針を定め、研究計画書に記載し、さらに方針を説明したうえで同意を受けることを求めている。研究により得られる結果等のなかには、研究目的としていた主たる結果や所見のほか、研究実施に伴って二次的に得られた結果や所見などが含まれる。

こうした方針を定める際には、①当該結果等が研究対象者の健康状態等を評価するための情報として、その精度や確実性が十分であるか、②当該結果等が研究対象者の健康等にとって重要な事実であるか、③当該結果等の説明が研究業務の適正な実施に著しい支障を及ぼす可能性があるか、といった観点から具体的に考慮する必要がある。例えば、個人の全ゲノム配列の解析を実施する場合、研究対象者の健康状態等を評価するための情報としての精度や確実性が十分でないものも含まれるため、そのような情報も含めて全ての遺伝情報について説明することは困難となる。研究対象者の健康状態等の評価に確実に利用できる部分に限定して説明する方針とすることは、適正な研究の実施に影響を来さないためにも必要である。

また、研究対象者が研究により得られた結果等の説明を希望しない場合には、その意思を尊重しなければならず、本人が望んでいない情報提供は控えることとされている。ただし、そのような場合であっても、その結果等が研究対象者、研究対象者の血縁者等の生命に重大な影響を与えることが判明し、かつ、有効な対処方法があるときは、研究責任者に報告しなければならず、研究責任者は倫理審査委員会に相談することが求められている。例えば、研究参加者本人は結果の説明を望んでいないが、ゲノム解析結果により、血縁者にもリスクがある可能性が確実であり、かつ生命に重大な影響を与える可能性のある疾患である場合などが想定されている。

ただし、この一連の対応において、研究と診療とは厳然と区別されなければならず、研究の本来なすべきことを逸脱すべきではないという側面を考える必要がある。他方で、研究と診療の間にある、患者や血縁者による遺伝医療へのアクセス機会を早くすることや遺伝的リスクをめぐる意思決定というプロセスも考慮する必要がある。

6. 遺伝学的検査に関する倫理

6-1　様々な遺伝学的検査とガイドライン

診療の場では、ヒトゲノム解析研究の成果によって、遺伝学的情報が有効に利用される場面が増えている。遺伝学的検査の種類は、①既に発病している患者の診断を目的として行われる遺伝学的検査、②非発症保因者診断、③発症前診断、④出生前診断を目的に行われる遺伝学的検査、⑤未成年者など同意能力がない者を対象とする遺伝学的検査、⑥薬理遺伝学検査、⑦多因子疾患の遺伝学的検査（易罹患性診断）などがある。患者に対する診断を目的とした遺伝学的検査の保険収載は急増しているが、症状がない人に対する予測的な遺伝学的検査は自由診療で行われている。

日本の公的な医療保険制度は、あくまでも病気やけがに対する医療行為に対する保険制度であるため、予防に関する費用を公的な保険で賄うことは想定されていない。そのため、病気の診断を受けていない人が、将来の発症に備えて受ける検査は、支払いの対象とならない。しかし、この線引きは、できるだけ早く遺伝的なリスクを知って、こまめな検診や予防行動に努めたいと考える当事者や医療従事者側にとっては、悩ましいものである。

遺伝学的検査を適切に実施するためには、予想される様々な問題に適切に対応する必要があることから、1990年代中ごろから遺伝医学に関わる学会を中心に、様々なガイドラインが出されてきた。複数の学会が共有するガイドラインとしては、2003年、遺伝医学関連10学会による「遺伝学的検査に関するガイドライン」がある[18]。このガイドラインでは、予防・診断・治療に有用であると判断される場合にのみ遺伝学的検査が考慮され、総合的な臨床遺伝医療のなかで実施されるべきという原則に立っている。さらに、2011年には、日本医学会が「医療における遺伝学的検査・診断に関するガイドライン」を公表し、様々な診療科で広がる遺伝学的検査に対して影響力を有するものとなった[19]。このガイドラインは遺伝子的検査が様々な診療科で積極的に利用されるようになった現状を反映し、2022年に改定される。

6-2　知らないでいる権利、遺伝カウンセリング

遺伝学的検査について、重要なポイントをみていこう。まず、遺伝学的検査の結果を「知らないでいる権利（the right not to know, or, the right not to be told）」である。特に予防法や治療法が確立されていない遺伝学的検査について、その結果を知るかどうかは、判断能力のある成人が自分で決定することであり、採血した後や検査結果が出た後であっても、結果を聞くかどうかはいつでも断ることができるという権利のことだ[20]。

また、ある疾患と関連遺伝子の関係が１対１の場合には、単一の遺伝学的検査を受けることにな

るが、ある疾患に複数の遺伝子が関連している場合には、一度の検査で網羅的に多数の遺伝子を調べることにもなる。先述した「研究により得られた結果等の説明」にも関わることだが、知りたかった結果以外の結果も副次的に判明することになる。どの情報をどのように提供すべきかについては、研究班が中心になって、具体的な方針を定めている[21)]。

遺伝的なリスクを詳しく知りたいかどうかについて、発端となった患者、血縁者、配偶者の間で考え方が一致しているとは限らない。例えば、患者自身に高校生の子がいたとする。患者は自身の病状の悪化を考慮して子に遺伝的リスクを早めに伝え、できれば発症前遺伝学的検査を受けてもらいたいと思っている。しかし、部活動や受験勉強に忙しく、必ずしも遺伝子を受け継いでいないかもしれない子に告知する方針に対して、患者の配偶者が同意するとは限らない。仮に遺伝的リスクが告知されたとしても、成人に達した子が発症前遺伝学的検査を受けるかどうかは、本人の意思が尊重される。仮に予防法や治療法があったとしても、検査を受けたい気持ちになるかどうかはわからない。

こうした複雑な事情に対する支援の仕組みが遺伝カウンセリングである。日本医学会のガイドラインでは、遺伝カウンセリングは、「疾患の遺伝学的関与について、その医学的影響、心理学的影響および家族への影響を人々が理解し、それに適応していくことを助けるプロセスである。このプロセスには、①疾患の発生および再発の可能性を評価するための家族歴および病歴の解釈、②遺伝現象、検査、マネージメント、予防、資源および研究についての教育、③インフォームド・チョイス（十分な情報を得た上での自律的選択）、およびリスクや状況への適応を促進するためのカウンセリング、などが含まれる」と定義されている。遺伝カウンセリングでは、家族の状況を把握したうえで、個別に、あるいは一緒に面談を行い、医療情報をわかりやすく説明するとともに、心理社会的なサポートを行って、様々な意思決定の納得を支える[22)]。遺伝カウンセリングの利用は、学会が認定する臨床遺伝専門医[23)]、あるいは認定遺伝カウンセラー®[24)]の資格を有する医療従事者のいる施設の選択が推奨される。

6-3　出生前遺伝学的検査

我が国では、母体保護法上、胎児が疾患や障害を有していることは、人工妊娠中絶の理由として認められていない。ただし、妊婦の身体的又は経済的理由により母体の健康を著しく害する恐れがある場合には、人工妊娠中絶の実施が可能とされている。そのため、出生前遺伝学的検査を通じて、胎児が先天性疾患等を抱えている可能性があると判明した場合であって、十分な情報の提供や検査についての説明、ピアサポートなどの支援が得られないため、もしくは親自身が大きな困難を感じた場合は、母体保護法が規定する身体的又は経済的理由により母体の健康を著しく害する恐れがある場合等に該当するものとして妊婦及びそのパートナーが人工妊娠中絶を選択する余地は残されている。

妊娠の継続可否やその理由については、妊婦とそのパートナーにとってプライベートな問題であり、その意思決定は尊重されるべきだという側面と、出生前遺伝学的検査の結果を理由として人工妊娠中絶を行うことは、疾患やそれに伴う障害のある胎児の出生の排除でもあり、障害者の生きる権利や生命、尊厳を尊重すべきとするノーマライゼーションの理念に反するとの側面が衝突する。

それでも、日本では、胎児の染色体異常を診断する検査として、絨毛検査と羊水検査が実施されてきた。羊水検査は、妊娠15～17週に腹部に針を刺して羊水を採取するため、約0.5%程度、流産の危険性があることが指摘されている。また、胎児の健康状態を知る手段として、母体血清トリプルマーカー検査、クアトロマーカー検査が胎児の染色体異常に関する非確定的検査として任意で実施されてきた。

2011年、米国企業が、世界で初めて無侵襲的出生前遺伝学的検査（non-invasive prenatal testing, 以下、NIPT）を開始した。これは、胎盤から胎児由来のDNAが母体血中に10%程度の濃度で含まれていることを利用し、染色体のDNA断片濃度を計算して、胎児の染色体異常の有無を推測する方法であり、一部の染色体異常（13トリソミー、18トリソミー、21トリソミー）を判定することができる。妊娠10週から実施可能であり、流産の危険を伴わない。判定結果は、陽性・陰性という表現で示され、判定保留は全体の1%程度、偽陰性率（陰性と判定された胎児が実際には陽性である確率）は0.1%以下、偽陽性（陽性と判定された胎児が実際には陽性である確率）は5%とされている。今後、精度はより向上するであろう。

日本では、2013年に日本産科婦人科学会が『母体血を用いた新しい出生前遺伝学的検査に関する指針』を策定し、対象者は、35歳以上で、染色体異常の子どもをもつ可能性が高い妊婦に限定し、臨床研究として開始された。また、関係学会等の連携の下、日本医学会が認定制度を設け、認定施設において検査を実施する方針がとられ、2020年8月時点で、109施設が認定を受けている。しかし、認定を受けていない医療機関が増え、日本産科婦人科学会の指針に定められたような妊婦の不安や悩みに寄り添う適切な遺伝カウンセリングが行われずに、妊婦がNIPTを受検するケースが増加している。そのため、厚生労働省では、すべての妊婦に対する相談支援体制の充実をはかっている[25]

さらに、体外受精のために作成した受精卵に対して実施する着床前遺伝学的検査のアプローチも広がっている。受精卵の染色体異常を検査し、流産しやすい受精卵の染色体の数を調べるPGT-A（Preimplantation genetic testing for aneuploidy）では、体外受精を繰り返しても不成功に終わる場合や流産の原因を避けられる手段とされる。また、受精卵の染色体構造異常を調べるPGT-SR（Preimplantation genetic testing for structural rearrangement）でも、胚移植後の流産予防を目指す手段である。

着床前遺伝学的検査は、受精卵に対して重篤な単一遺伝性疾患の遺伝学的検査を実施し、遺伝子を受け継ぐ子が生まれる可能性のある受精卵の胚移植を避けるためのPGT-M（Preimplantation genetic testing for monogenic）は、長らく日本産婦人科学会が管理する臨床研究として実施されてきた。その対象は、「成人に達する以前に日常生活を著しく損なう状態が出現したり、生命の存続が危ぶまれる状況になる疾患」とされてきたが、QOLへの影響や高度かつ侵襲度の高い治療を行う必要性についても実施が考慮できるよう、改正された[26)]。

今後、ゲノム解析が安価で正確になり、測定技術も簡便なものになれば、子の遺伝情報を網羅的に調べ、数百あるいは数千もの疾患・障害との関係も見定めることが、技術的には可能になるだろう。そうなれば、いわゆる「完全な子（perfect baby)」を求めようとする志向を後押しすることになってしまう。

確かに、国家的な優生政策は、終焉を迎えたかもしれない。しかし、私たちは、「内なる優生思想」からも解放されているとは言えない。現在は、国家や権力からの強制ではない「自己決定」が最も尊重されるべき基本的な原理として存在しており、親が「内なる優生思想」に従いつつ、「子の幸せのため」という大義名分のもと、出生前検査や選択的中絶の技術を「自己決定」によって利用することを止める倫理原則は、存在していない[27)]。かつて障害者自立生活運動の担い手であった、脳性麻痺の当事者による「青い芝の会」は、「健全者のエゴイズム」という言葉をもって、こうした「自己決定」の正当性に疑問を差し向けている[28)]。

他方、母子保健法によって、妊婦が健やかな子の成長を願い、妊婦健診を受け、飲酒や喫煙を控え、できるだけ健康な生活をすることは推奨されている。出生前遺伝学的検査の簡便化かつ実施の普及が進むなか、人工妊娠中絶という事態をできるだけ避けるか、早期化するという点では、母体の負担を減らすという意義もあるが、その前提として、親が子どもの性質を出生前に選別するという行為を是認していることも忘れてはならない[29)]。

今後、ヒトゲノム解析の結果、明らかになってくる遺伝情報は、ますます膨大で、正確で、そして複雑な解釈を要するものになっていく。人々は、「自己決定」の名のもとに、自分や子の遺伝情報とどのように向き合うのか、自らの力で難しい選択をしなければならない時代になったと言えるだろう。だが、一人で抱え込むのではなく、もっと気軽に議論する場を増やしていくことが大事であり、遺伝医療の専門家だけでなく、経験者の経験談からも多くのことを学んでいけるような環境作りが必要ではないだろうか。

【文献】

1) フランシス・S・コリンズ著，矢野真千子訳：遺伝子医療革命 ―ゲノム科学がわたしたちを変える．NHK出版，2012.

2) 日本臨床検査医学会・日本人類遺伝学会・日本臨床検査標準協議会：ファーマコゲノミクス検査の運用指針．2009.

3) がんゲノム情報管理センター：がんゲノム医療とがん遺伝子パネル検査．［https://for-patients.c-cat.ncc.go.jp/, 2021年9月1日アクセス］

4) ダニエル・ケヴルズ著、西俣総兵訳：優生学の名のもとに――「人類改良」の悪夢の百年．朝日新聞社，1993.

5) シュテファン キュール著、麻生九美訳：ナチ・コネクション――アメリカの優生学とナチ優生思想．明石書店，1999.

6）米本昌平、ぬで島次郎、松原洋子、市野川容孝：優生学と人間社会．講談社現代新書，2000.

7）厚生労働省：第1回旧優生保護法一時金認定審査会（2019年7月22日）参考資料2 旧優生保護法一時金支給法に係る経緯等.［https://www.mhlw.go.jp/content/11925000/000530068.pdf, 2021年9月1日アクセス］

8）斎藤有紀子編著：母体保護法とわたしたち』．明石書店，2002.

9）A Review and Analysis of the ELSI Research Programs at the National Institutes of Health and the Department of Energy（ERPEG Final Report）February 10, 2000.

10）Report of the International Strategy Meeting on Human Genome Sequencing held at the Princess Hotel, Southampton, Bermuda, on 25th-28th February 1996.（非公表文献だが、https://hdl.handle.net/10161/7715 より閲覧可能，2021年9月1日アクセス）

11）ジェイムズ シュリーヴ著，古川 奈々子訳：ザ・ゲノム・ビジネス― DNAを金に変えた男たち．角川書店，2003

12）UNESCO. "Universal Declaration on the Human Genome and Human Rights", 11 November 1997,［http://portal.unesco.org/en/ev.php-URL_ID=13177&URL_DO=DO_TOPIC&URL_SECTION=201.html, 2021年9月1日アクセス］

13）EEOC Charge Statistics FY 1997 Through FY 2020［http://www.eeoc.gov/eeoc/statistics/enforcement/charges.cfm］

14）Miki Y, Swensen J, Shattuck-Eidens D et al. A strong candidate for the breast and ovarian cancer susceptibility gene BRCA1. Science. 1994 Oct 7;266（5182）:66-71.

15）科学技術会議生命倫理委員会：「ヒトゲノム研究に関する基本原則について」（平成12年6月12日）［www.lifescience.mext.go.jp/files/pdf/43_136.pdf, 2021年9月1日アクセス］

16）高祖歩美．生命科学分野におけるデータの共有の現状と課題．情報管理56（5），294-301, 2013.

17）GMRC制度委員会．［https://gmrc-jshg.com/, 2021年9月1日アクセス］

18）遺伝医学関連学会（日本遺伝カウンセリング学会、日本遺伝子診療学会、日本産科婦人科学会、日本小児遺伝学会、日本人類遺伝学会、日本先天異常学会、日本先天代謝異常学会、日本マススクリーニング学会、日本検査医学会、家族性腫瘍研究会）：「遺伝学的検査に関するガイドライン」．平成15年8月．［jshg.jp/e/resources/data/10academies.pdf, 2021年9月1日アクセス］．

19）日本医学会：医療における遺伝学的検査・診断に関するガイドライン．2011年2月，［https://jams.med.or.jp/guideline/genetics-diagnosis.pdf, 2021年9月1日アクセス］

20）アリス・ウェクスラー著，武藤香織・額賀淑郎訳．ウェクスラー家の選択—遺伝子診断と向きあった家族—，新潮社，2003.

21）日本医療研究開発機構（AMED）「医療現場でのゲノム情報の適切な開示のための体制整備に関する研究」（研究代表者：京都大学 小杉眞司）．「ゲノム医療における情報伝達プロセスに関する提言—その1：がん遺伝子パネル検査を中心に（改定第2版）」、「ゲノム医療における情報伝達プロセスに関する提言—その2：次世代シークエンサーを用いた生殖細胞系列網羅的遺伝学的検査における具体的方針（改定版）」．［https://www.amed.go.jp/news/seika/kenkyu/20200121.html, 2021年9月1日アクセス］

22）NPO法人遺伝カウンセリング・ジャパン．ウェブサイト［http://www.npo-gc.jpn.org/about_GC.html］

23）臨床遺伝専門医制度委員会：［http://www.jbmg.jp/, 2021年9月1日アクセス］

24) 認定遺伝カウンセラー制度委員会：[http://plaza.umin.ac.jp/~GC/index.html, 2021年9月1日アクセス]

25) 厚生科学審議会科学技術部会NIPT等の出生前検査に関する専門委員会：NIPT等の出生前検査に関する専門委員会報告書. 2021. https://www.mhlw.go.jp/content/000783387.pdf

26) 日本産科婦人科学会：「重篤な遺伝性疾患を対象とした着床前遺伝学的検査」に関する見解. 2022. https://www.jsog.or.jp/activity/rinri/19_pgt-m-kenkai-saisoku.pdf

27) 森岡次郎：「内なる優生思想」という問題―「青い芝の会」の思想を中心に―. 大阪大学教育学年報. 11: 19-33, 2006.

28) 横塚晃一：母よ！殺すな. 生活書院, 2007.

29) 玉井真理子・渡部麻衣子著：出生前診断とわたしたち―「新型出生前診断」(NIPT) が問いかけるもの. 生活書院, 2014.

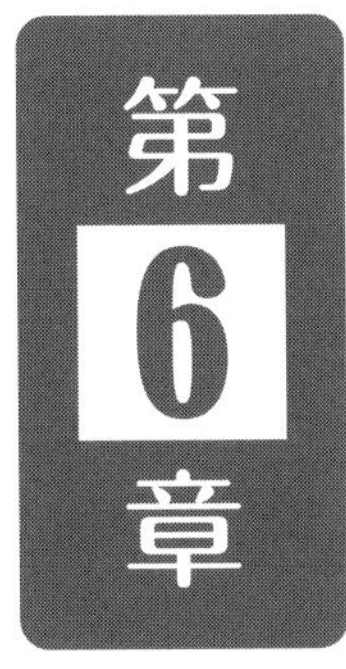

第6章 脳死・臓器移植の問題

九州保健福祉大学薬学部　医事法学研究室　教授　**前田和彦**
岐阜大学大学院医学系研究科　医学系倫理・社会医学分野　教授　**塚田敬義**

本項では、これまでの脳死論の流れとともに、臓器移植への関連を基本的事項を中心に述べていくものである。

1．心臓移植と脳死

1-1　はじめに

何故（なにゆえ）、脳死と臓器移植は一緒に議論されることが多いいのだろうか。もともと臨床的状態と移植術の問題であり、倫理的課題も含めて別々に論じることも可能であるにもかかわらずにである。

それは臓器移植の中でも特に心臓移植の問題とその背景からといえる。心臓は単体の臓器であり、また腎臓や肺のように片方だけの移植とはできず、臓器提供者（ドナー）の臓器提供はその死を意味することになるからである。通常では臓器提供者が生きているうちに臓器提供を受けることはできないことでもある。そして遺体からの提供となった場合も、臓器提供を受ける側（レシピエント）にすでに停止した心臓を移植することから、移植後の臓器の定着率が著しく低下することは否めない。

したがって、心臓移植を術後の定着率を一般医療として定着させていくことを考えれば、臓器提供者がすでに亡くなっており、かつ心臓がまだ動いている状態で移植手術が行えることがベストという、一見荒唐無稽な状態を必要とすることになる。しかしその状態こそが、従来はほとんど認識されていなかった脳死状態からの臓器移植に他ならなかったのである。もちろん心臓移植は、臓器移植のひとつにすぎないが、一方、倫理的課題を含め、その全ての問題点をはらんでいたともいえよう。

1-2　心臓移植手術の波紋

世界で初めての心臓移植が、1967年南アフリカのケープタウン市でバーナード博士（Dr. Christian N. Barnard）によって行われ、ここから脳死移植への道が開かれていったのである。しかしバーナード博士の心臓移植手術自体は脳死状態からの移植ではなく、術後に出されたバーナード博士の「ヒトの心臓移植―ケープタウンのGroote Schuur Hospitalで成功裏に実施された手術の中間報告―」(South Africa Medical Journal. p1271-1274, 30, Dec, 1967.) によれば、「ドナーの心電図が5分間全く活動を示さず、自発呼吸も全くなく、反射も消失して、ドナーの死亡が証明されるや否や、体重1キログラム当たり2ミリグラムのへパリンがドナーに静脈注射された」[1] と記述されている。これは明らかに三徴候説による死の判定と考えられ、心臓死の事例である。そしてレシピエントは20日ほど生存していた。

そして同時期の1968年にわが国で初めての心臓移植が行われた。札幌医大の和田教授の手によるものであり、世界で30例目であった。

レシピエントは術後、歩けるまでに回復するが、その後悪化し移植から67日後になくなった。残念な結果であるが、問題はその後の移植医療の根幹を揺るがす事例に発展したことであった。大阪の漢方医ら6人が和田移植を殺人罪で告発をしたことから、医学以外の問題として心臓移植が社会の注目を浴びる結果となった。結局、札幌地検が不起訴処分としたが、その後、拒否反応等が押さえられずに生存日数が延びなかった1970年代は、世界的に心臓移植はもとより、臓器移植自体が下火になった[2]。結局日本での次の心臓移植は、いわゆる臓器移植法の成立を30年以上も待たなければならなかった。

しかし1980年代に入って、免疫拒否反応抑制剤シクロスポリンの登場により、移植臓器の生着率が飛躍的に延びたことから、1983年には厚生省の脳死に関する研究班（以下研究班という）が発足させ、研究を開始させた。この時期の脳死に関する論議は、脳死は本当に人間の個体死なのかという、新しい死の概念に対する不安とその判定基準に対する疑問という問題に論議の多くが集中していたものである。

そして、1985年厚生省の研究班が発表した脳死の判定基準（これ以前1974年に日本脳波学会においてわが国初の判定基準が出された）を契機として、わが国の脳死論やそれにともなう臓器移植に関する論議はさらに活発化され、脳死論に対する疑問・反対の論議は、脳死そのものや判定基準に対する医学的な問題だけではなく、哲学・生命倫理学・心理学・社会学・法学などの患者を取り巻く日本社会の考え方やその受入れ方にも重きを置く必要に迫られることになった。

そして、1994年4月12日に「臓器の移植に関する法律案（衆法第7号）」が、議員立法として国会に提出された。結局、混迷する政局の中で審議に至らず、次期国会へ厚生委員会付託法案として繰り出され、1996年の衆議院解散により廃案となった。

しかし、1997年春に「臓器の移植に関する法律案」は再提出され、6月17日に「臓器の移植に関する法律」[平成9年7月16日法律第104号] が成立した。

さらに2009年には、本人の意思表示がない場合に家族の承諾のみでの移植を可能、移植年齢の制限を撤廃する等を盛り込んだ「臓器の移植に関する法律の一部を改正する法律」[平成21年7月17日法律第83号] が成立した。

2. 脳死とは何か

2-1　脳死説と三徴候説

脳死とは何かという問いに関して、最初に疑問にあげられることは脳死の概念であり、それまで死の判定の概念としてきた三徴候説との関係である。脳死説と三徴候説、この2つの死の判断が並び称せられるようになったのはきわめて最近のことである。従来、人間の死は医師の中でも一般においても統一された概念であったといえる。それが医療技術の進歩により、死の判定の考えに変化が生じてきたものである。それが脳死状態である。

脳死とは

脳機能の不可逆的停止（機能が再び回復しないこと）後にも人工呼吸器（レスピレーター）などの生命維持装置（人の生命維持の機能である呼吸・心拍数（循環機能）・排泄・栄養摂取などを代替する機器の総称）によって、心臓や肺を長ければ100日以上も動かし続けられるようになったからである[3]。この脳機能の不可逆的停止以後、生命維持装置により心臓や肺を動かしている状態を脳死という。

そして従来の死の判定は、いわゆる三徴候説によって、次のように判定されてきたものである。

三徴候説とは

呼吸と脈拍の不可逆的停止、瞳孔散大や角膜反射などの脳機能由来の反射の消失が確認されたときに人の個体死とする考えである。

この三徴候説は、死亡の確認方法として医学的に承認されていることから、死の判定基準としては社会的コンセンサスを得てきている。

しかし脳死については、生命維持装置の力を借りているとはいえ、心臓は鼓動を続け呼吸（その状態に見える）もしているのである。この状態においては、患者は血液循環も体温も維持されている。したがって、患者の家族に医師が脳死判定により死亡を宣告しても、すぐに患者の死を容易に受け入れられないであろう。つまり、脳死は客観的な要素からしても、一般に受け入れられにくい要因とされている。

また、全死亡者のうち脳死状態に陥る患者は、厚生省の研究班によると0.4%、多くても1%だとされている。わが国の年間死亡者数（2015年厚生労働省推計）の推定が130万人程度ということを考えれば、多くとも約13,000人程度である。残りの99%は、脳死判定ではなく三徴候説によって死の判定をされることになる。このことから、生命維持装置によって生命を保持している場合は脳死説で、それ以外の場合では三徴候説によって人の死を判定するという二元論的な考えもできる。しかしこれは、死の概念の変更なのかという問題になり、議論も多いものとなっている。現在のところは、死の概念が変更されるのでなく、死の判定方法の基準が変わるだけであるというのが、多数説であろう[4]。

つまり、脳に血液が循環しなくなれば脳は死ぬわけであり、心臓死によって血液循環がなくなった場合でも、多少の時間のずれがあるだけでやはり脳死になるわけである。生命維持装置ができるのは人工的に心拍・呼吸などの代替をすることだけであり、それにも限度があることを認識しなくてはならない。

2-2　わが国の脳死説による死の概念

近年、脳死に関する論議は深淵かつ多様な形をなしてきている。ここでは脳死説による死の概念の概要を述べることとし、学説の詳細は他の式書によることにしたい[5]。

1）全脳死

わが国最初の脳死の定義は、1974年日本脳波学会の提案（1969年に中間報告にてだされた）による『脳死とは脳幹を含む全脳髄の不可逆的な機能喪失の状態』というものであり、1985年厚生省の研究班が提出した判定基準も、これを妥当として引き続き採用したものである。これを全脳死と呼んだ。

全脳死とは
大脳・小脳・脳幹部のすべての機能が喪失した場合を人の固体死とする考えである。

以下に厚生省の研究班の報告書の後半部分を記述する。

「脳死の概念で強調したいことは、全脳髄の機能喪失は決して全脳髄のすべての細胞が同時に死んだことを意味しない。それは、ちょうど従来の心停止による死の判定が、体全体のすべて細胞が同時に死んだことを意味しないと同様である。脳死はあくまで臨床的概念である。本稿はあくまで『全脳死』の概念に基づいた脳死状態の判定指針と判定基準であり、わが国において脳死をもって死とする新しい『死』の概念を提唱しているのではない。『死』の概念に関しては改めて別の場で討議させるべきとの見解のもとに執筆された」

このように厚生省の研究班は、日本脳波学会の定義を妥当と認め、脳死は全脳死であり、あくまで臨床的概念であるとしたが、脳死と個体死は別にあることを明確にしている。そして、1988年倫理懇談会の最終報告は、研究班に新たな承認を加えた形で、脳死を人の個体死と認めたものである。この全脳死の考え方は、現在わが国の通説的なものになっており、他国の脳死もこの説によるものがほとんどである。

2）脳幹死

脳幹死とは
脳全体ではなく、脳幹部の機能喪失によって人の個体死とする考えである。

この脳幹死の中心的論者であるイギリスのPallis博士は、「要するに全脳死（脳のすべてが死滅している）というような診断はありえないということをまずご理解いただきたい。現代医学でどんなことをしても、脳のすべての細胞が完全に死んでいるかどうかということは実際的にテストする方法はありません。全脳死ということは脳のすべてが死んでいるという表現をするのは実質上正しいことではありません」「要するに脳幹が死んでしまったら、そこを通して見る大脳の機能などというのはわからないわけですし」と、全脳死の妥当性を否定している[6)]。しかし、厚生労働省の研究班も傍線部（筆者）のことは同様に否定しているのである。つまり、脳幹が機能を喪失すれば脳は二度とよみがえらず、たとえ大脳がまだ生きている場合でも、脳幹が死ねばまもなく大脳も死ぬというのがPallis博士の提唱する脳幹死である。わが国でも脳幹死については、「個体の生命活動を司る脳の働きは全て脳幹を通じてなされるので、その死が個体の死だとするのが妥当だ」とする意見があり、有力説の一つである[7)]。

3）大脳死

大脳死とは
大脳の機能喪失によって人の個体死とする考えである。

大脳は、生命の中枢を司る脳幹部に対して、思想や感情など精神面に関係する部分といわれる。したがって、大脳の機能が喪失すると人の精神的な面が失われ、人間としての個性がなくなることになる。これは、人間としての本質が失われるので、大脳の機能が喪失したことによって、人の個体死とするということであり、欧米でいうパーソナル・アイデンティティ・セオリー（人格同一性説）と同意である。

この大脳死説には批判・疑問が多い。まず、大脳の機能がよく解明されていないこと。また、医学的・生物学的死と精神喪失の関連性の問題である（たとえば、重度の認知症者の取り扱い）。そして、最も批判が多いのは、思考や意識を失ってしまったが、自発呼吸を続けている植物状態の患者を死の対象として扱うのかという疑問である。

これ以外の脳死説もあるが、ここでは代表的な3つの説にとどめたものである[8)]。

3. 脳死の判定基準

わが国における判定基準は、1974年の日本脳波学会と1985年の旧厚生省の研究班（1991年補遺）のものが代表的である。本項においては、現在わが国の法的脳死判定の基準となっている「脳死判定手順のマニュアル化に関する研究班」による『法的脳死判定マニュアル（2010年）』の「1. 法的脳死判定の手順」を次に資料として示し、章末に「2. 法的脳死判定の実際（参考資料等は除く）」を資料として掲載する。

〈資料〉

1　法的脳死判定の手順

平成21年7月「臓器の移植に関する法律の一部を改正する法律（以後、改正臓器移植法）」が成立し、平成22年7月に施行された。本章においては、改正臓器移植法成立後に公表された法律施行規則（以後、「施行規則」という）や法律の運用に関する指針（以後、「ガイドライン」という）を基に、法的脳死判定手順の概略を記した。判断に迷う場合は、厚生労働省健康局疾病対策課臓器移植対策室（ダイヤルイン:03-3595-2256）に連絡し、コンサルテーションをすることが可能である。なお、現在の最終改正は、平成29年12月26日から施行され、ガイドライン第4、第13の8が改定されている。

Ⅰ　脳死とされうる状態

患者（ただし、下記1）～4）は除外する）の治療中に、法に規定する脳死判定を行ったとしたならば、脳死とされうる状態の臨床徴候を認めた時、担当医師等はその正確な診断に努める。表の中の①～④の検査を1回行い、それらの項目のすべてが満たされる場合に脳死とされうる状態と判断し、下記Ⅱの手続きに進む。

（ガイドライン第6の1、及び施行規則第2条から）

法に規定する脳死判定を行ったとしたならば、脳死とされうる状態

器質的脳障害により深昏睡、及び自発呼吸を消失した状態と認められ、かつ器質的脳障害の原疾患が確実に診断されていて、原疾患に対して行い得るすべての適切な治療を行った場合であっても回復の可能性がないと認められる者。

ただし、下記1）～4）は除外する。

1）生後12週（在胎週数が40週未満であった者にあっては、出産予定日から起算して12週）未満の者

2）急性薬物中毒により深昏睡、及び自発呼吸を消失した状態にあると認められる者

3）直腸温が32℃未満（6歳未満の者にあっては、35℃未満）の状態にある者

4）代謝性障害、または内分泌性障害により深昏睡、及び自発呼吸を消失した状態にあると認められる者

かつ、下記①～④のいずれもが確認された場合。

①深昏睡

②瞳孔が固定し、瞳孔径が左右とも4ミリメートル以上であること

③脳幹反射（対光反射、角膜反射、毛様脊髄反射、眼球頭反射、前庭反射、咽頭反射、及び咳反射）の消失

④平坦脳波

Ⅱ　脳死とされうる状態と判断した場合

担当医師が上記Ⅰの状態と判断した場合には、家族等の脳死についての理解の状況等を踏まえ、臓器提供の機会があること（いわゆるオプション提示）、及び承諾に係る手続に際しては担当医師以外の者（日本臓器移

〈資料〉

植ネットワーク等の臓器のあっせんに係る連絡調整を行う者（以後、「コーディネーター」））による説明があることを口頭、または書面により告げる。その際、説明を聴くことを強制してはならない。併せて、臓器提供に関して意思表示カードの所持等、本人が何らかの意思表示を行っていたかについて把握するよう努める。

なお、法に基づき脳死と判定される以前においては、患者の医療に最善の努力を尽くす。

Ⅲ　説明を聴くことについての家族承諾

コーディネーターによる説明を聴くことについて家族の承諾が得られた場合、直ちに日本臓器移植ネットワーク（以後、「ネットワーク」という）に連絡する。

ドナー情報フリーダイヤル　0120-22-0149（24時間対応）

※夜間休日は留守番電話になっており、用件・氏名・連絡先等のメッセージを残すと直ちにコーディネーターから折り返し連絡が入る。

○ 参考：「臨床的脳死」という表現は使用しない

上記の「脳死とされうる状態」は改正臓器移植法が施行される以前の法律ガイドラインで、いわゆる「臨床的脳死」と言われていた状態である。「臨床的脳死」という表現は多くの混乱と誤解を招いたという経験から、改正臓器移植法施行に当たっては使用しないことになった。

脳死下臓器提供の流れにおける主治医側の対応と連絡（例）

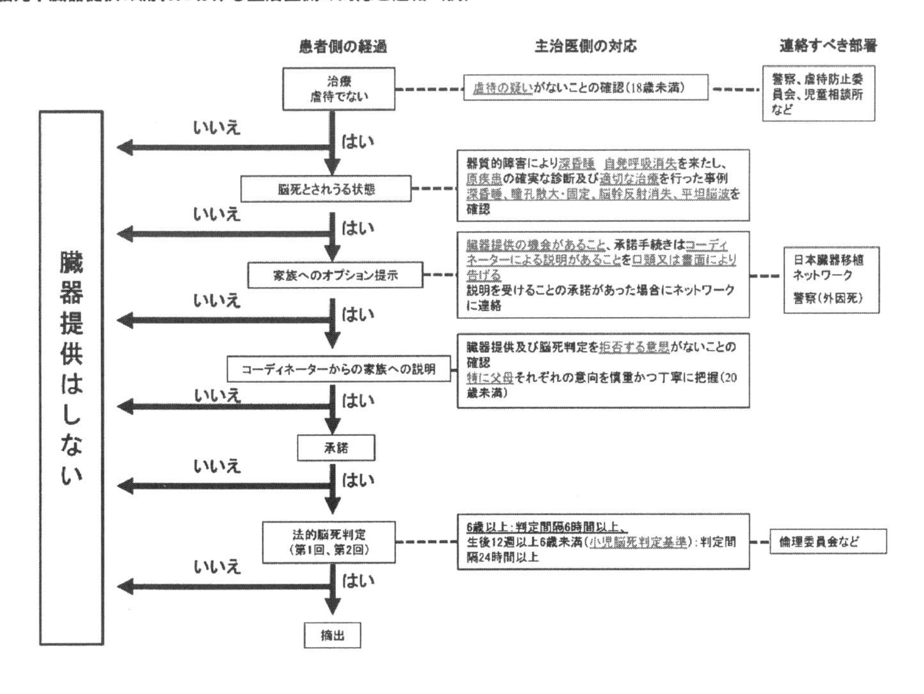

4. 改正臓器移植法［平成21年7月17日法律第83号］

4-1　改正への経緯

日本臓器移植ネットワークの資料[9]によると、臓器移植法施行後の平成9年～28年の間に、脳死臓器提供は423例あり、国内では心臓は317名、肝臓は366名、腎臓は3438名が移植を受けている。では、このような当時の現状は、日本人の脳死移植への認識が大きな変貌を遂げた結果なのだろうか。

法改正前に内閣府（2002年省庁再編までは総理府、以下同じ）が行った脳死移植に関する意識調査[10]は、次のような結果となっている。脳死移植において臓器を提供したいは、2000年が32.6%、2008年が43.5%であり、提出したくないは、2000年が35.4%で、2008年が20.4%である。これだけを見れば、10年に満たない間に提供したいが10%以上上がり、提供したくないが10%以上減少したことになる。ただし、両年ともどちらともいえないとわからないを足して30%以上となることを考えれば、この数字だけで国民の認識が変わった、ドナーの確保ができると即断するには至っていないものといえる。また、大きな論点であった15歳未満の者からの臓器の提供については、できるようにすべきが2000年は67.9%、2008年が69%と変わらぬ高い数字を示している。これについては、乳幼児の渡航移植問題や手術を受けられぬままの死亡などの報道に対して、国民の認識は移植容認といっても問題がないといえるものであろう。ただし、認識論だけでは解決を見るとはいえず、法改正の必要性も説かれていた[11]。

また、法改正論議に拍車をかけたのが、WHO（世界保健機関）が渡航移植問題について、禁止若しくは自粛を言及する指針を出すという話であった。これにより、いよいよ追い込まれた感が、移植希望患者や移植推進関係者に生じてしまったといえる。結局は先送りとなったが、実際に禁止の指針が出されたのは、売買等が伴う移植ツーリズムの問題で、適正な医療行為としての移植に言及したものではなかった。しかし、内閣府等の意識調査が物語るように、日本の移植現状が大きく変化しないかぎり、海外渡航での臓器移植を容認しないことは、移植を必要とする患者に対して生きる機会を奪うことにもなりかねないことは理解の範疇にある。この現実を理解したうえで法改正と臓器移植の問題は論じなければならなかったが、国民の多くに理解されてはいなかった。

このように、臓器移植法自身が現状へ充分に対応しきれていないといった疑問と現実は成立当初からあり、施行3年後の見直しを予定したが（附則2条）、さまざまな改正案と疑問点が議論されながらも、法改正は引き延ばされてきた。ところが前述のように2009年5月のWHO総会で、臓器移植に関する指針が改正されるとの発表を受け、海外での臓器移植ができなくなるのではないかという不安が生まれたことから、法改正への機運が一気に高まったといえる。

その結果、臓器移植法の改正が、衆参両院で可決し、2010年7月17日には施行されることとなった。

4-2　改正法の内容と検討

国会で可決された案は、最も移植に積極的な案である。死の定義をこれまでの「心臓死」から「脳死」にまで拡大し、「脳死は一律に人の死」と定義している。脳死状態の者が臓器提供を生前に明確に拒否していなければ、家族の同意だけで、臓器摘出が可能とする。移植の意思表示年齢に15歳以上等の規制も置いていない。本人の拒否がなければ、家族の同意のみで臓器摘出が可能とし、それにより臓器流通数を増やし、臓器移植を望む人への門戸を開こうというものであった。

この改正法については、遺族に承諾の権限を与えたり、小児からの臓器移植が可能となったため、慎重にその内容や「臓器の移植に関する法律の運用に関する指針（ガイドライン）」との検討が厚労省の作業班において行われた。

その主要な改正法の条文と該当するガイドラインの概要を次に述べる。

1）親族への優先提供の意思表示

移植術に使用されるための臓器を死亡した後に提供する意思を書面により表示している者又は表示しようとする者は、その意思の表示に併せて、親族に対し当該臓器を優先的に提供する意思を書面により表示することができる［第6条の2］。

「ガイドライン第2　親族への優先提供の意思表示等に関する事項」において、親族の範囲と意思表示の方法については、次のようにしている。

1　親族の範囲

臓器を優先的に提供する意思表示に関して法に規定する「親族」の範囲については、立法者の意思を踏まえて限定的に解釈し、配偶者、子及び父母とすること。この場合において、配偶者については、届出をしていないが、事実上婚姻関係と同様の事情にある者は除き、養子及び養父母については、民法上の特別養子縁組によるものに限ること。

2　意思表示の方法

親族に対し臓器を優先的に提供する意思は、移植術に使用されるための臓器を死亡した後に提供する意思に併せて、書面により表示することができること。

また、特定の親族を指定し、当該親族に対し臓器を優先的に提供する意思が書面により表示されていた場合には、当該臓器を当該親族を含む親族全体（1に規定する範囲の配偶者、子及び父母）へ優先的に提供する意思表示として取り扱うこと。

他には親族等の確認が規定され、また留意点としては、親族への優先提供の意思表示が有効であっても医学的理由により優先提供できない場合があること、親族への優先提供を目的とした自殺や一定以内の親族以外の者への優先提供の意思が書面にある場合は、その意思表示は無効とされる等が規定されている。また、遺族または家族の範囲については、原則として、配偶者、子、父母、孫、祖父母及び同居の親族の承諾を得るものとし、これらの者の代表となるべきものにおいて、前記の「遺族」の総意を取りまとめるものとすることが適当であること、としている。

2) 15歳未満の小児の取り扱い

海外渡航による臓器移植の大きな原因のひとつとされていた小児の脳死移植については、ガイドラインは次のようにしている。

> **15歳未満の小児からの臓器提供**
> 死亡した者が生存中に当該臓器を移植術に使用されるために提供する意思を書面により表示している場合及び当該意思がないことを表示している場合以外の場合であって、遺族が当該臓器の摘出について書面により承諾しているとき［第6条第1項第2号］。下線部の遺族の書面による承諾を持って15歳未満の小児からの臓器提供を可能とした。

3) 脳死判定について

また、脳死判定自体については、「ガイドライン第8臓器摘出に係る脳死判定に関する事項」で次のようにしている。

> **1　脳死判定の方法（抜粋）**
> ただし、脳幹反射消失の確認のうち、鼓膜損傷がある症例における前庭反射の確認については年齢にかかわらず、平坦脳波の確認における基本条件等及び無呼吸テストの基本条件等については6歳未満の者の場合において、「小児の脳死判定及び臓器提供等に関する調査研究」（平成21年度厚生労働科学研究費補助金（厚生労働科学特別研究事業）報告書）のⅡの4の3)、4)及び5)の(2)並びに別資料2のⅠの2及びⅡの2に準拠して行うこと。

4) 虐待を受けた児童への対応に関する事項

政府は、虐待を受けた児童が死亡した場合に当該児童から臓器（臓器の移植に関する法律第5条に規定する臓器をいう）が提供されることのないよう、移植医療に係る業務に従事する者がその業務に係る児童について虐待が行われた疑いがあるかどうかを確認し、及びその疑いがある場合に適切に対応するための方策に関し検討を加え、その結果に基づいて必要な措置を講ずるものとする(「臓器の移植に関する法律の一部を改正する法律」[平成21年7月17日法律第83号][附則第5条])。なお、附則第5条について「臓器提供に係る意思表示・小児からの臓器提供等に関する作業班」(作業班）によれば、次のようになる。

> **附則第5条について（作業班）**
> 「これは、虐待による死亡である可能性が高い場合について、証拠隠滅を防ぎ、虐待をした親の同意によって臓器提供されることを防ぐことを目的とするものであり、虐待を受けたと思われる児童の保護を目的とする児童虐待防止の制度と同一の対応を求めているものではないと考えられる。」としている[12]。

以上のように、臓器移植法の改正は日本の移植の現状と国民の移植への意識との一致をみないまま、半ば強引に成立した感があった。しかし、多くの移植を待つ患者の命が救われることと、さらなる検証の中で、国民の意識に理解と一致がもたらされることを望みたい。

そして、前述（4-1）のように改正臓器移植法後、709例（2021年12月8日現在）の脳死臓器提供があり、日本の脳死臓器提供は、少しずつ安定をみせるようになってきている。これには「脳死下での臓器移植提供事例に係る検証会議　検証のまとめ」[13]からもコーディネーター慎重な対応や家族構成にまで留意した面談の態度から、家族が強制ではなく、最良の決断ができるよう努めていたことや、500例の脳死移植事例の検証からの法的移植判定や医学的検証が適切に行われていた点等、医療現場等の努力と実践がうかがわれる現状が積み重なってきているといえる。

5. 臓器摘出の流れ

実際の臓器摘出の流れを示す。「臓器の移植に関する法律施行規則」に基づく『「臓器の移植に関する法律」の運用に関する指針（ガイドライン）』[14]が策定されている。このガイドラインに従って、脳死判定、臓器の摘出、そして移植術がなされる。特に臓器提供の流れをまとめた『臓器提供施設の手順書（第2版）』（日本臓器移植ネットワーク）ある。フローチャートを次に示す[15]。

留意すべき点を以下に記す。

(1)　法改正により小児からの提供にあたっては、年齢によって脳死判定の基準が異なる。その差異を示す。

(2)　「脳死とされうる状態」とは、「主治医等が、患者の状態について、法に規定する脳死判定を行ったとしたならば、脳死とされうる状態にあると判断した場合」(「臓器の移植に関する法律の運用に関する指針（ガイドライン）」と定義された。これは「臨床的脳死」や「脳死状態」は、その使用において混乱と誤解を招いたことによる。

(3)　虐待児からの提供について

親等からの虐待（ネグレクトを含む）が原因で死亡した場合、その児から臓器提供を認めるシステムとするかについて国会での議論を経た結果、脳死器移植に関する法律附則第5項（平成21年7月17日法律第83号）において、「虐待を受けた児童が死亡した場合に当該児童から臓器が提供されることのないよう、移植医療に係る業務に従事する者がその業務に係る児童について虐待が行われた疑いがあるかどうかを確認し、及びその疑いがある場合に適切に対応するための方策に関し検討を加え、その結果に基づいて必要な措置を講ずるものとする」となった。必要な措置とは「ガイドライン」の「3. 小児からの臓器提供施設に関する事項、①救急医療等の関連分野において高度の医療を行う施設である、②虐待防止委員会等の虐待を受けた児童への対応のために必要な院内体制が整備されている」とし、②は虐待判定委員会での確認と倫理委員会での審議を経ての臓器提供が可能となる。

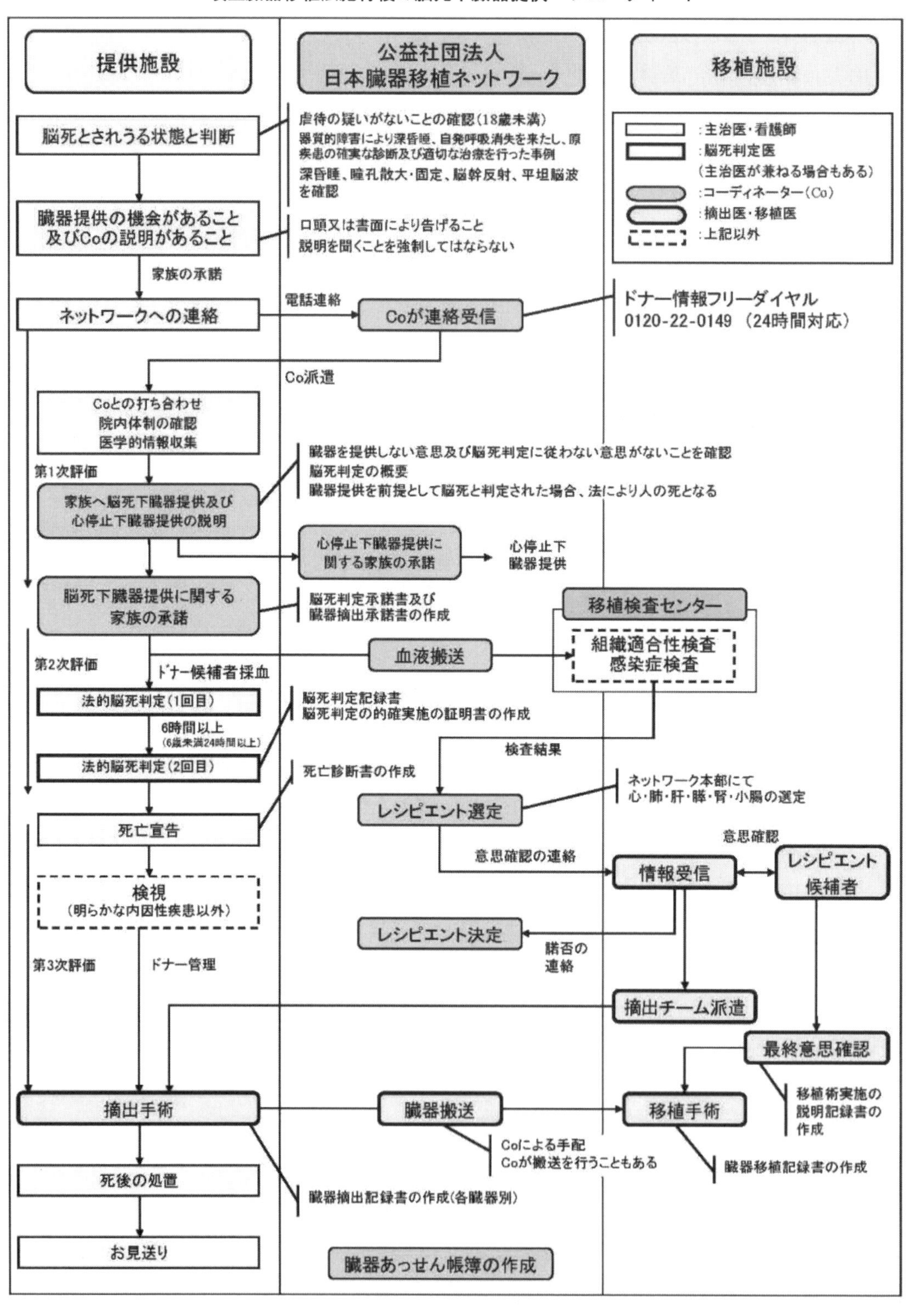

図１　臓器提供施設の手順書（第２版）７頁より

改正臓器移植法のガイドライン上の提供者の年齢による取り扱い

虐待児への対応
虐待の徴候の有無について確認し、疑いがある場合の摘出は見合わせる
本人の意思表示の有効性
提供しない意思がある場合の摘出は行わない
脳死判定に従わない意思がある場合の判定は行わない
意思表示を有効なものとして扱う
提供しない意思がある場合の摘出は行わない
脳死判定に従わない意思がある場合の判定は行わない
家族の承諾
特に父母それぞれの意向を慎重かつ丁寧に把握する
法的脳死判定
脳死判定除外
小児脳死判定基準
（直腸温35℃未満除外、間隔24時間以上）
脳死判定基準
（直腸温32℃未満除外、間隔6時間以上）
脳死判定時の収縮期血圧
65mmHg以上
65+(年齢×2) mmHg以上
90mmHg以上
生後12週*　1歳　6歳　13歳　15歳　18歳　20歳　（年齢）
*在胎週数40週未満のときは出産予定日から12週

図 2　臓器提供施設の手順書（第 2 版）6 頁より

【文献】

1）星野一正：世界初の心臓移植は，心臓死のドナーからだった．時の法令，1604 号，p58-67.

2）前田和彦：「臓器移植法」とその今日的様相．九州保健福祉大学研究紀要，1 号，p97，2000.

3）中川淳，大野真義・編：医療関係者法学（大野真義執筆分）．p186，1989.

4）植木孝明：脳死の判定基準．日本臨床，40 巻，11 号，p192．金川琢雄：脳死と法．法学セミナー，p27，1984 年 8 月号.

5）唄孝一：脳死を学ぶ．(1989 年)．斎藤誠二：刑法における生命の保護―脳死・尊厳死・臓器移植・胎児の障害―［新訂版］．(1989 年)．中山研一：脳死・臓器移植と法．(1989 年）などが詳細なものである.

6）植村研一・他訳：人間の死と脳幹死［増補版］．p25，1986.

7）平野龍一：生命の尊厳と法．ジュリスト，869 号，p45．ただし，平野博士は脳幹死の方が明確でいいのではないかということで，全脳死としてもほとんど違いはないと付記されている.

8）わが国の学説は斎藤誠二：刑法における生命の保護―脳死・尊厳死・臓器移植・胎児の障害―［新訂版］．(1989 年）p20 表 1 に大別されており，本項もこの書の示唆によるところが多い．また，全体的な流れに関しては，唄（前掲）：脳死を学ぶ．を参照すべきものである.

9）日本臓器移植ネットワーク HP（http://www.jotnw.or.jp/）の資料による.

10）総理府 2000 年 5 月臓器移植に関する世論調査及び内閣府 2008 年 9 月同調査の調査結果からであり，有効回収数は，2000 年が 2156 人，2008 年が 1770 人で双方とも層化 2 段抽出法により算出されたものである.

11）町野朔，長井圓，山本輝之・編：臓器移植法改正の論点（町野朔執筆分）．p23，2004.
12）厚生労働省　臓器提供に係る意思表示・小児からの臓器提供等に関する作業班：改正臓器移植法の施行にかかる論点について．班長・新美育文（平成 22 年 4 月 5 日）.
13）厚生労働省健康局疾病対策課臓器移植対策室：脳死下での臓器移植提供事例に係る検証会議　検証のまとめ．平成 27 年 5 月 25 日．※平成 25 年 5 月 24 日の同会議のまとめにその後の 50 例の検証結果を追加し，改訂したものである.
14）http://www.mhlw.go.jp/bunya/kenkou/zouki_ishoku/dl/hourei_01.pdf
15）http://www.jotnw.or.jp/jotnw/pdf/pdf12.pdf

【補遺】

本章では、脳死と臓器移植法について述べている。脳死後あるいは心臓が停止した後に臓器提供が行われる以外に健常な人が肝臓・肺臓・腎臓を提供して行われる生体移植がある。特に生体ドナーの範囲とその手順については「日本移植学会倫理指針」が定めているので、参照されたい。

概要として「生体ドナーになりうる人は、原則的に親族に限定されます。親族とは 6 親等以内の血族と 3 親等以内の姻族をさします。親族に該当しなくても事実婚などで可能な場合もありますので、移植施設にご相談ください。ドナーの方の血液型、臓器機能、その他の基礎疾患などがないかを十分に検討した上で、医学的にドナーになっていただけるかどうかを決定します。これ以外に、提供は本人の自発的な意思によって行われるべきものであり、報酬を目的とするものであってはなりませんので、精神科の医師などにも参加していただいて、総合的に生体ドナーとして適しているかどうかを判定します。」（日本移植学会ホームページ 臓器移植 Q&A より）

〈資料〉

2　法的脳死判定の実際

6歳以上の脳死下臓器提供を前提とした法律に基づく脳死判定は，旧厚生省（現厚生労働省）脳死判定基準に則ったものである。一方、6歳未満の小児からの脳死下臓器提供を前提とした法律に基づく脳死判定は，平成11年度厚生省小児脳死判定基準（平成21年度、平成29年度改訂）の使用が基本となる。

・法的脳死判定の判定医資格

法的脳死判定の判定医資格（ガイドライン第8の1の（4）から）

脳死判定は、脳神経外科医、神経内科医、救急医、麻酔・蘇生科・集中治療医又は小児科医であって、それぞれの学会専門医又は学会認定医の資格を持ち、かつ脳死判定に関して豊富な経験を有し、しかも臓器移植にかかわらない医師が2名以上で行うこと。

臓器提供施設においては、脳死判定を行う者について、あらかじめ倫理委員会等の委員会において選定を行うとともに、選定された者の氏名、診療科目、専門医等の資格、経験年数等について、その情報の開示を求められた場合には、提示できるようにする。

・脳死下臓器提供の施設条件

法に基づく脳死した者の身体からの臓器提供については、当面、以下のいずれの条件をも満たす施設に限定すること**（ガイドライン第4から）**

1．臓器摘出の場を提供する等のために必要な体制が確保されており、当該施設全体について、脳死した者の身体からの臓器摘出を行うことに関して合意が得られていること。なお、その際、施設内の倫理委員会等の委員会で臓器提供に関して承認が行われていること。

2．適正な脳死判定を行う体制があること。

3．救急医療等の関連分野において、高度の医療を行う次のいずれかの施設であること。
- ・大学附属病院
- ・日本救急医学会の指導医指定施設
- ・日本脳神経外科学会の基幹施設又は連携施設
- ・救命救急センターとして認定された施設
- ・日本小児総合医療施設協議会の会員施設

Ⅰ　法的脳死判定前の確認事項

本項目の詳細に関しては臓器提供施設マニュアルに従って行うものであるが，判定医自身も確認しておくことは以下の項目である。

〔1〕意思表示カードなど、脳死の判定に従い、かつ臓器を提供する意思を示している本人の書面（存在する場合）

〔2〕法的脳死判定対象者が18歳未満である場合には虐待の疑いがないこと

1) 児童からの臓器提供を行う施設に必要な体制が整備されていること

〈資料〉

2) 担当医師等が家族に臓器提供のオプション提示をする場合、事前に虐待防止委員会の委員などと診療経過等について情報共有をはかり、必要に応じて助言を得ること

3) 施設内の倫理委員会等の委員会において、虐待の疑いがないことの確認手続きを経ていること

〔3〕知的障害等の臓器提供に関する有効な意思表示が困難となる障害を有する者でないこと

知的障害等の臓器提供に関する有効な意思表示が困難となる障害の疑いが生じた場合、乳幼児においては、病歴（既往歴、発達歴等）、身体所見（既往疾患の症状）、過去の医学的検査や発達検査の結果等に基づいて、障害の有無を判断する。年長児や成人では、これらに加え、過去の教育、療育、生活（家庭、学校、職場）等の状況も、判断の根拠とすることができる。

〔4〕臓器を提供しない意思、および脳死判定に従わない意思がないこと

〔5〕脳死判定承諾書（家族がいない場合を除く）

〔6〕臓器摘出承諾書（家族がいない場合を除く）

〔7〕小児においては、年齢が生後12週以上（在胎週数が40週未満であった者にあっては、出産予定日から起算して12週以上）

○参考：脳死判定に必要な物品

・滅菌針、または滅菌した安全ピン等：意識レベルの評価、毛様脊髄反射の確認時に使用
・ペンライト：対光反射の確認時に使用
・瞳孔径スケール：瞳孔径の評価に使用
・綿棒、あるいは綿球：角膜反射の確認時に使用
・耳鏡、または耳鏡ユニット付き眼底鏡：鼓膜損傷などについて診断する際に使用
・外耳道に挿入可能なネラトン，吸引用カテーテル：前庭反射の確認時に使用
・氷水（滅菌生理食塩水）100ml以上：前庭反射の確認時に使用
・50ml注射筒：前庭反射の確認時に使用（6歳未満では25ml注入でよい）
・膿盆：前庭反射の確認時に使用
・喉頭鏡：咽頭反射の確認時に使用
・気管内吸引用カテーテル：咳反射の確認時に使用
・パルスオキシメーター：無呼吸テスト時の低酸素血症を検出
・深部温（直腸温、食道温など）が測定できる体温計

Ⅱ　前提条件の確認

〔1〕器質的脳障害により深昏睡、及び無呼吸を呈している症例

1）深昏睡

ジャパン・コーマ・スケール（JCS）：300

グラスゴー・コーマ・スケール（GCS）：3

2）無呼吸

人工呼吸器により呼吸が維持されている状態

〈資料〉

〔2〕原疾患が確実に診断されている症例

病歴、経過、検査（CT、MRI 等の画像診断は必須）、治療等から確実に診断された症例

〔3〕現在行いうるすべての適切な治療をもってしても回復の可能性が全くないと判断される症例

Ⅲ　除外例

改正臓器移植法の施行に際してはガイドライン等の規定により、以下のような状況では法的脳死判定から除外される。

〔1〕脳死と類似した状態になりうる症例

1）急性薬物中毒

①周囲からの聴き取り、経過、臨床所見等で薬物中毒により深昏睡、及び無呼吸を生じたと疑われる場合は脳死判定から除外する。

②可能ならば薬物の血中濃度の測定を行い判断する。ただし薬物の半減期の個人差は大きいことを考慮する。

＜備考＞

急性薬物中毒ではないが、脳死判定に影響を与えうる薬物が投与されている場合

①原因、経過、病態を勘案した総合的判断が必要である。

②可能ならば薬物の血中濃度の測定を行い判断する。

③薬物の血中濃度の測定ができない場合は、当該薬物の有効時間を考慮して脳死判定を行うことが望ましい。当該薬物の有効時間に関して一定の基準を示すことは困難であるが、通常の一般的な投与量であれば24時間以上を経過したものであれば問題はないと思われる。

問題となりうる薬剤

●中枢神経作用薬

静脈麻酔薬

鎮静薬

鎮痛薬

向精神薬

抗てんかん薬

●筋弛緩薬

神経刺激装置を用い神経刺激を行い、筋収縮が起これば筋弛緩薬の影響を除外できる（たとえば TOF （Train of Four）による方法は有用である）。

2）代謝・内分泌障害

①肝性昏睡

②糖尿病性昏睡

③尿毒症性脳症

④その他

〔2〕知的障害者等の臓器提供に関する有効な意思表示が困難となる障害を有する者

〔3〕被虐待児、または虐待が疑われる18歳未満の児童

〈資料〉

〔4〕年齢不相応の血圧（収縮期血圧）

- ●1歳未満　　　　　＜65mmHg
- ●1歳以上13歳未満　＜（年齢×2）+65mmHg
- ●13歳以上　　　　＜90mmHg

〔5〕低体温（直腸温、食道温等の深部温）

- ●6歳未満　　＜35℃
- ●6歳以上　　＜32℃

注：あくまで深部温であり、腋窩温ではないことに注意すること

〔6〕生後12週未満（在胎週数が40週未満であった者にあっては、出産予定日から起算して12週未満

Ⅳ　生命徴候の確認

〔1〕体温　直腸温、食道温等の深部温

- ●6歳未満　　≧35℃
- ●6歳以上　　≧32℃

〔2〕血圧の確認

- ●1歳未満　　　　　≧65mmHg
- ●1歳以上13歳未満　≧（年齢×2）+65mmHg
- ●13歳以上　　　　≧90mmHg

〔3〕心拍、心電図等の確認をして重篤な不整脈がないこと

Ⅴ　深昏睡の確認

〔1〕確認法

以下のいずれかの方法で疼痛刺激を顔面に加える。

1）滅菌針、滅菌した安全ピン等による疼痛刺激

2）眼窩切痕部への指による強い圧迫刺激

〔2〕判　定

全く顔をしかめない場合、JCS 300、GCS 3で深昏睡と判定する。

〔3〕注　意

1）頸部以下の刺激では脊髄反射による反応を示すことがあるので、刺激部位は顔面に限る。

2）末梢性で両側性の三叉神経または顔面神経の完全麻痺が存在する場合は、深昏睡の判定は不可能である。

3）脊髄反射、脊髄自動反射は脳死でも認められるので、自発運動との区別が必要である。

A．脊髄反射

〈資料〉

・深部腱反射
・皮膚表在反射
・病的反射

B．脊髄自動反射

a）誘発刺激

・疼　痛
・圧　迫
・受動運動
・皮膚接触
・温度変化
・膀胱充満
・その他の外的刺激

b）出現部位

誘発刺激が与えられた部位と関連する部位であることが多い。

・下肢への刺激：下肢の屈曲、伸展
・腹部への刺激：腹壁の筋収縮
・上肢への刺激：上肢の屈曲、伸展、挙上、回内、回外
・頸部への刺激：頭部の回転運動

c）自発運動との区別

・反射が認められた場合は、誘発したと思われるのと同じ刺激を加え、同じ反射が誘発されれば脊髄自動反射と判断する。
・ただし、自発運動との区別に迷う場合は脳死判定を中止する。

d）ラザロ徴候

無呼吸テスト時などに上肢、体幹の複雑な運動を示すことがある（ラザロ徴候）が、誤って自発運動であると解釈してはならない。

4）下記の姿勢・運動は脊髄自動反射とは異なり脳死では認められないため、認められた場合は脳死判定を行わない。

①自発運動
②除脳硬直
③除皮質硬直
④けいれん、ミオクローヌス

Ⅵ　瞳孔散大、固定の確認

〔1〕瞳孔径

確認法：室内の通常の明るさの下で測定する。

判　定：左右の瞳孔径が 4mm 以上であること（正円でない場合は最小径）。

〔2〕瞳孔固定：刺激に対する反応の欠如

経過中に瞳孔径が変化しても差し支えない。

―〈資料〉―

Ⅶ　脳幹反射消失の確認

眼球、角膜の高度損傷や欠損がある症例において、瞳孔反応や眼球偏位の観察、及び角膜への刺激が不可能である場合、当面の間は法的脳死判定を行わない。なお、鼓膜損傷があっても、滅菌生理食塩水を用いることによって安全に検査を行うことが可能である。

〔1〕対光反射

・観察方法

１）両側上眼瞼を同時に挙上して、両側瞳孔の観察を可能にする。

２）光を一側瞳孔に照射し、縮瞳（瞳孔の動き）の有無を観察する（直接反射）。

３）光を瞳孔よりそらせ、一呼吸おいた後に再度一側瞳孔に照射し、他側瞳孔の縮瞳（瞳孔の動き）の有無を観察する（間接反射）。

４）同様の操作を両側で行う。

・判定方法

１）両側で直接反射、間接反射における瞳孔の動きが認められない時のみ対光反射なしと判定する。

２）縮瞳のみならず、拡大や不安定な動きを認めても対光反射ありとする。

〔2〕角膜反射

・観察方法

１）一側上眼瞼を挙上し、角膜を露出させる。

２）綿棒、あるいは綿球などの先端をこより状として角膜を刺激する。

３）瞬目の有無を観察する。

４）両側で同様の操作を行う。

・判定方法

１）両側とも角膜刺激による瞬目が認められない時のみ、角膜反射なしと判定する。

２）明らかな瞬目でなくても、上下の眼瞼など眼周囲の動き（筋収縮）が認められた場合は角膜反射ありと判定する。

〔3〕毛様脊髄反射

・観察方法

１）両側上眼瞼を同時に挙上して、両側瞳孔の観察を可能にする。

２）顔面に手指、あるいは滅菌針や滅菌した安全ピンで痛み刺激を与える。

３）両側瞳孔散大の有無を確認する。

４）上記の１）～３）の操作を両側で行う。

・判定方法

１）両側とも疼痛刺激による瞳孔散大が認められない時のみ、毛様脊髄反射なしと判定する。

２）明らかな瞳孔散大でなくても、瞳孔の動きが認められる場合は毛様脊髄反射ありと判定する。

〈資料〉

〔4〕眼球頭反射

・観察方法

1）両側上眼瞼を挙上して両眼の観察を可能にする。

2）被験者の頭部を約30°挙上し、正中位から急速に一側に回転させる。

3）眼球が頭部の運動と逆方向に偏位するか否かを観察する。

4）頭部の運動は左右両方向で行う。

5）頭部の上下の回転は行わない。

・判定方法

左右どちらの方向への頭部回転でも両側眼球が固定し、眼球の逆方向偏位が認められない時のみ眼球頭反射なしと判定する。

〔5〕前庭反射

・観察方法

1）耳鏡により両側の外耳道に異物がないことを確認する（「前庭反射の消失」については、鼓膜損傷があっても検査が可能である）。

2）被験者の頭部を約30°挙上させる。

3）被験側の耳の下に氷水(滅菌生理食塩水)を受けるための膿盆をあてる。

4）50mlの注射筒に氷水(滅菌生理食塩水)を吸引し、カテーテルを接続する。

5）被験側外耳道内にカテーテルを挿入する。

6）両側上眼瞼を挙上し、両眼の観察を可能にする。

7）氷水(滅菌生理食塩水)の注入を開始する。

8）氷水(滅菌生理食塩水)注入は20～30秒かけて行う。

9）眼球が氷水（滅菌生理食塩水）注入側に偏位するか否かを観察する。

10）50mlの注入が終わるまで観察する。

注：氷水(滅菌生理食塩水)の注入量は6歳未満の乳幼児の場合では25mlとする。

11）同様の操作を両側で行う。なお、対側の検査は一側の検査終了後5分以上の間隔をおいてから行う。

・判定方法

1）両側の外耳道への刺激で、眼球偏位が認められない場合のみ前庭反射なしと判定する。

2）明らかな偏位ではなくても刺激に応じて眼球の動きが認められた場合は前庭反射ありと判定する。

<備考>

●前庭反射の消失を確認する時には、氷水刺激によるものとする。通常耳鼻科領域等で用いられている20℃の冷水検査、あるいは体温±7℃の温水と冷水を用いた冷温交互刺激検査とは異なる。

●温度刺激検査において冷風、温風を用いた「エアー・カロリック・テスト」については現在承認されている機器では温度刺激が十分でない可能性があるため、脳死判定には用いない。

〔6〕咽頭反射

・観察方法

1）喉頭鏡を用い十分開口させる。

2）吸引用カテーテルなどで咽頭後壁を刺激する。

〈資料〉

3）咽頭筋の収縮の有無を観察する。

4）同様の操作を両側で行う。

・判定方法

くり返し与えた刺激にも咽頭筋の収縮が認められない場合、咽頭反射なしと判定する。

〔7〕咳反射

・観察方法

1）気管内チューブより十分長い吸引用カテーテルを気管内チューブをこえて気管支壁に到達するまで挿入する。

2）気管、気管支粘膜に機械的刺激を与える。

3）機械的刺激に対し咳が出るかどうか観察する。

・判定方法

1）くり返し与えた機械的刺激にも咳が認められない場合、咳反射なしと判定する。

2）明らかな咳はなくても、機械的刺激に応じ胸郭などの動きが認められた場合は咳反射ありと判定する。

Ⅷ　脳波活動の消失〔いわゆる平坦脳波（Electrocerebral inactivity: ECI)〕の確認

〔1〕脳波検査の基本条件

1）導出法

少なくとも4誘導の同時記録を単極導出（基準電極導出）及び双極導出で行う。

2）電極取り付け位置

①10／20法による電極配置を用いる（図1a, 1b)。

②電極の取り付け位置は大脳を広くカバーする意味から、例えば下記の部位とする。乳幼児では電極間距離を確保するため、必要に応じ電極数を減らす。

・前頭極部（Fp_1、Fp_2）

・中心部（C_3、C_4）

・後頭部（O_1、O_2）

・側頭中部（T_3、T_4）

・耳朶（A_1、A_2）

③外傷や手術創がある場合は電極配置を多少ずらすことはかまわない。

3）心電図の同時記録

脳波記録と共に心電図の同時記録を行う。

注：可能であれば呼吸曲線、眼球運動、頤部筋電図も記録するとよい。

4）電極間距離

各電極の電極間距離は7 cm以上（乳児では5 cm以上）が望ましい。

5）測定時間

全体で30分以上の連続記録を行う。

6）脳波計の感度

標準感度10 μV/mm（またはこれよりも高い感度）に加え、高感度2.5 μV/mm（またはこれよりも高い感度）の記録を脳波検査中に必ず行う。

〈資料〉

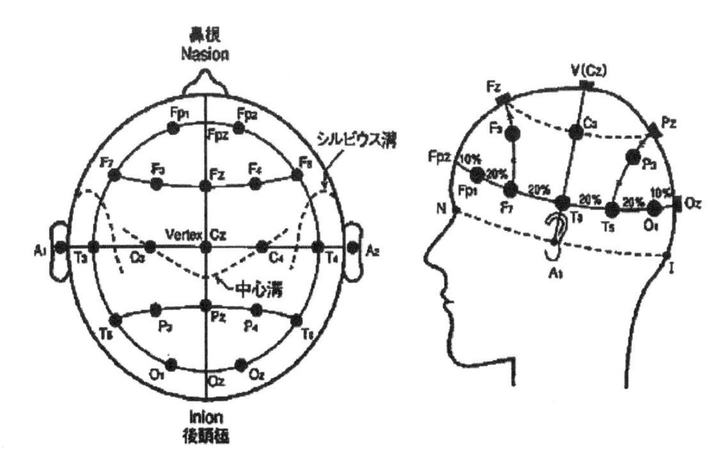

図 1a：10/20 法による電極配置

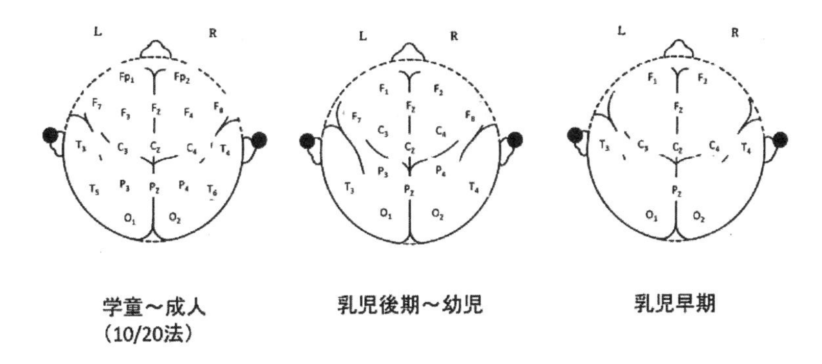

学童～成人（10/20法）　**乳児後期～幼児**　**乳児早期**

図 1b：小児における電極配置

7）フィルターの設定

①ローカットフィルター：0.53Hz（時定数表示で 0.3 秒）とする。

②ハイカットフィルター：30Hz 以上とする。

②交流遮断フィルター：必要に応じて使用する。

8）検査中の刺激

①呼名

1回の刺激につき、左耳・右耳それぞれ3回ずつ、大声で行う。

②顔面への疼痛刺激

滅菌針、あるいは滅菌した安全ピン等で顔面皮膚を刺激する、あるいは眼窩切痕部を強く圧迫する。

9）記入事項

検査中には以下の項目を脳波用紙上に記入する。

①検査開始時刻と終了時刻

②設定条件

・感度

―〈資料〉―

・時定数
・紙送り速度
・フィルター条件
設定条件を変更した場合はその旨を記載し、較正波形を記録すること。
③導出法（表1にモンタージュの1例を示す）
④検査中の刺激の種類
⑤雑音の原因
・筋電図
・人工呼吸器による体動
・血管上の電極による脈波
・振動によるアーチファクト
・人の動き等によるアーチファクト
・その他

10）ECIの判定
適切な技術水準を守って測定された脳波において、脳波計の内部雑音を超える脳由来の電位がない脳波であること。

11）判定の中止
測定中明らかな脳波活動が認められた場合は脳死判定を中止する。

12）脳死判定記録書に脳波の記録用紙を添付すること。

〔2〕脳波検査の実施例

（アーチファクト混入を防止し、適切に脳波測定を行うための実施例）

1）検査室の条件
①個室が望ましい。
②簡易的な電極シールドが設置できれば理想的である。
③安定した電源と確実なアースが必要である。

2）脳波計の条件
①3P電源プラグを使用し、等電位接地に接続する。
②F型装備部を持つBFかCF型脳波計が望ましい。
③サンプリング周波数は500Hz以上が望ましい。

3）被験者への準備
①患者頭部を壁から離す：電源ノイズの防止
②空調等の風が頭部にあたらないようにする：電極のゆれによるノイズ防止
③計測中は被験者に触れたり、近くに寄らない。
④シールド・シートを使用する時は表面が絶縁されていることを確認し、等電位接地に接続する。
⑤電気毛布などノイズを発生する物は外す。

4）周辺機器の準備
①周辺機器は3P電源プラグを用い等電位接地に接続する。
②電池駆動が可能な機器は電源プラグを抜いて電池駆動にする。
③電動ベッド等、生命維持に必要でない機器は電源を外す。

〈資料〉

表１・モンタージュの１例

モンタージュ例（8チャンネル）

Ⅰ.	Ⅱ.	Ⅲ.**
1. $Fp_1 - A_1$	1. $Fp_1 - C_3$	1. $Fp_1 - A_1$
2. $Fp_2 - A_2$	2. $Fp_2 - C_4$	2. $Fp_2 - A_2$
3. $C_3 - A_1$	3. $C_3 - O_1$	3. $C_3 - A_1$
4. $C_4 - A_2$	4. $C_4 - O_2$	4. $C_4 - A_2$
5. $O_1 - A_1$	5. $Fp_1 - T_3$	5. $O_1 - A_1$
6. $O_2 - A_2$	6. $Fp_2 - T_4$	6. $O_2 - A_2$
7. $T_3 - A_2$*	7. $T_3 - O_1$	7. $T_3 - Cz$
8. $T_4 - A_1$*	8. $T_4 - O_2$	8. $Cz - T_4$

モンタージュ例（12チャンネル）

Ⅰ.	Ⅱ.	Ⅲ.**	Ⅳ.**
1. $Fp_1 - A_1$	1. $Fp_1 - C_3$	1. $Fp_1 - A_1$	1. $Fp_1 - C_3$
2. $Fp_2 - A_2$	2. $Fp_2 - C_4$	2. $Fp_2 - A_2$	2. $Fp_2 - C_4$
3. $C_3 - A_1$	3. $C_3 - O_1$	3. $C_3 - A_1$	3. $C_3 - O_1$
4. $C_4 - A_2$	4. $C_4 - O_2$	4. $C_4 - A_2$	4. $C_4 - O_2$
5. $O_1 - A_1$	5. $Fp_1 - T_3$	5. $O_1 - A_1$	5. $Fp_1 - T_3$
6. $O_2 - A_2$	6. $Fp_2 - T_4$	6. $O_2 - A_2$	6. $Fp_2 - T_4$
7. $T_3 - A_2$*	7. $T_3 - O_1$	7. $T_3 - A_2$*	7. $T_3 - O_1$
8. $T_4 - A_1$*	8. $T_4 - O_2$	8. $T_4 - A_1$*	8. $T_4 - O_2$
9. $A_1 - A_2$	9. $A_1 - C_3$	9. $A_1 - Cz$	9. $T_3 - Cz$
10. $Fp_1 - O_1$	10. $C_3 - C_4$	10. $Cz - A_2$	10. $Cz - T_4$
11. $Fp_2 - O_2$	11. $C_4 - A_2$	11. $Fp_1 - O_1$	11. $A_1 - A_2$
12.	12. $T_3 - T_4$	12. $Fp_2 - O_2$	12.

Ⅰ、Ⅲ：単極（基準電極）導出を主体。
Ⅱ、Ⅳ：双極導出。
*電極間距離を7cm以上（乳児では5cm以上）保つために反対側耳朶電極へ連結。
**Cz電極を設置の場合。
ⅠとⅡまたはⅢとⅣの組み合わせで記録する。
必要に応じて、呼吸曲線、眼球運動、頤部筋電図等を同時記録する。

④入力箱を人工呼吸器の反対側のベッドサイドに置き、人工呼吸器との距離を離す。

⑤必要に応じ一時的に下記を行う。

・心電図モニターや呼吸モニターを外す。

・室内の蛍光灯を消す。

5）室　温

深部温が32℃未満（6歳未満の小児では35℃未満）にならないように室温を調節する。

6）電極の装着

①頭皮の準備

・頭部を清拭し、皮膚の汚れを落とす。

・電極装着部の皮脂除去：アルコールガーゼや研磨剤入りペーストを使用して皮脂を除去する。

②電極の準備

・初めて使用する銀皿電極はエージング処理をしておく（銀－塩化銀電極使用の場合は必要ない）。

・皿電極を用いることが望ましい（6歳以上では針電極を使用しても差しつかえない）。

〈資料〉

③電極の装着

・10/20法により、導出法に合わせた電極配置をする。

・前額部にニュートラル電極を装着する。

・各導出に際しての電極間距離は7cm以上（乳児では5cm以上）とする。

・皿電極の場合、接触抵抗を可能なら２ＫΩ以下にするようにし、困難な場合には導出に使う2つの電極の接触抵抗を近似に揃える。

・針電極使用時には接触抵抗の測定は行わない。

・頭部外モニター：体動や静電誘導などによるアーチファクトの鑑別のため６～7cm間隔で前腕部などに装着し脳波検査と同条件でモニターする。

④電極リード

・番号の付いたリード、または異なった色のついたリードを用いる。

・電極リードをひねりあわせて開口面積を小さくする：電磁誘導による交流雑音混入の防止とリード線の揺れによるアーチファクト防止。

・番号、または色に基づき電極装着部と脳波計入力ボックスの番号を対応させる。

⑤脳波測定システムの総合的機能チェック

・全ての使用電極を順番に鉛筆の先端などで軽く触れて妥当なアーチファクトが生じるかどうか確認する。

７）脳波記録

①検査の不備や漏れがないようにチェックシートを作成し、シートに沿って検査を進めていく（表２にチェックシートの１例を示す）

②検査開始時と終了時に時刻を記録紙上に記入する。

③ハイカットフィルターや交流遮断フィルターを適宜使用し、アーチファクトを除去する。

④アーチファクトが生じた場合は、記録紙上に記入する。

・原因が特定できた場合には原因を除去して記録する。

・アーチファクトの客観的証明のために、アーチファクトを再現させ記録することも有用である。

⑤記録中に呼名と顔面への痛み刺激を行い、その旨を記録紙上に記入する。

⑥記録開始時や設定条件を変更した場合は、その記録の前後に較正波形を入れ、設定条件を記録紙上に記入する。

８）脳波記録の手順の１例（図2）

９）脳波の判定

①適切な技術水準を守って測定された脳波において、脳波計の内部雑音を超える脳由来の電位がない脳波であることを確認する（ECIの確認）。

②心電図、及び他のアーチファクトの混入が明確に指摘できる場合はECIと確認してよい。

10）ペーパーレスタイプの脳波計を用いた場合

①別プリンターにより従来のペン書き記録と同等の精度で記録時の設定条件や記録時刻がわかるように脳波波形を出力する。

②少なくとも600dpi以上の分解能をもったプリンターが望ましい。

③プリントアウトした脳波記録は脳波測定の連続性がわかるようにする。

④脳波測定時とプリントアウトした波形のモンタージュや設定は同じにする。

⑤ディスプレイ画面上でECIの判定を行ったとしても、紙に出力して記録する。

〈資料〉

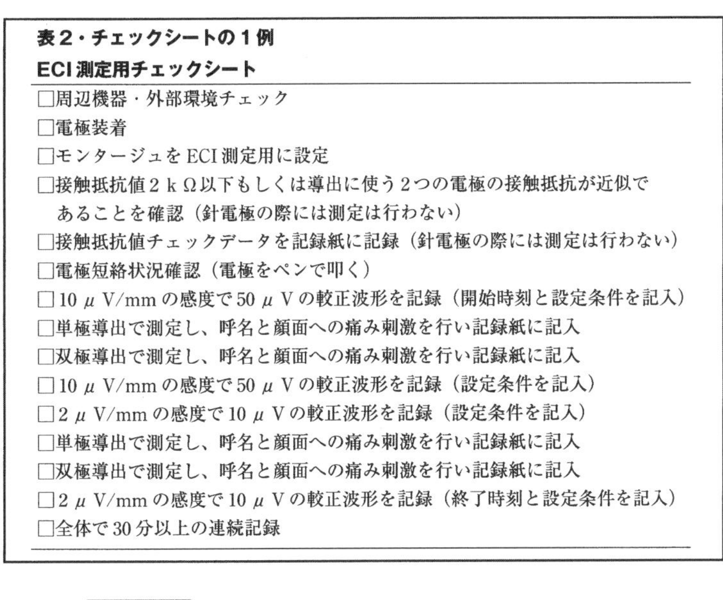

表2・チェックシートの1例

ECI測定用チェックシート

□周辺機器・外部環境チェック
□電極装着
□モンタージュをECI測定用に設定
□接触抵抗値2kΩ以下もしくは導出に使う2つの電極の接触抵抗が近似であることを確認（針電極の際には測定は行わない）
□接触抵抗値チェックデータを記録紙に記録（針電極の際には測定は行わない）
□電極短絡状況確認（電極をペンで叩く）
□10μV/mmの感度で50μVの較正波形を記録（開始時刻と設定条件を記入）
□単極導出で測定し、呼名と顔面への痛み刺激を行い記録紙に記入
□双極導出で測定し、呼名と顔面への痛み刺激を行い記録紙に記入
□10μV/mmの感度で50μVの較正波形を記録（設定条件を記入）
□2μV/mmの感度で10μVの較正波形を記録（設定条件を記入）
□単極導出で測定し、呼名と顔面への痛み刺激を行い記録紙に記入
□双極導出で測定し、呼名と顔面への痛み刺激を行い記録紙に記入
□2μV/mmの感度で10μVの較正波形を記録（終了時刻と設定条件を記入）
□全体で30分以上の連続記録

較正波形：設定条件を記入
10μV/mm、較正電圧、時定数0.3秒
交流遮断フィルター（必要に応じて使用する）
ハイカットフィルター（30Hz以上）
紙送り30mm/秒　などを記入する
↓
単極導出：呼名、顔面への痛み刺激
↓
双極導出：呼名、顔面への痛み刺激
↓
較正波形：上記と同様
↓
設定を高感度に変更：感度を段階的に上げてもよい
その場合にも較正波形の記録と設定条件の記入を行う
↓
較正波形：設定条件を記入
2μV/mm、較正電圧、時定数0.3秒
交流遮断フィルター（必要に応じて使用する）
ハイカットフィルター（30Hz以上）
紙送り30mm/秒　などを記入する
↓
単極導出：呼名、顔面への痛み刺激
↓
双極導出：呼名、顔面への痛み刺激
↓
較正波形：上記と同様

図2・脳波検査の手順の1例

11）脳波記録の保存

脳死判定記録書に脳波の記録用紙を添付し、判読の報告書を別紙に記載して保存する。

―〈資料〉―

Ⅸ　自発呼吸消失の確認（無呼吸テスト）

〔1〕基本的条件

1）$PaCO_2$ レベル

①自発呼吸消失の確認（無呼吸テスト；以下、テスト）開始前は35～45 mmHgであることが望ましい。

②自発呼吸の不可逆的消失の確認には60 mmHg以上に上昇したことの確認が必要である。

ただし80mmHgを超えないことが望ましい。

2）収縮期血圧

- ●1歳未満　≧65mmHg
- ●1歳以上13歳未満　≧（年齢×2）+65mmHg
- ●13歳以上　≧90mmHg

3）時間経過

$PaCO_2$ の適切な上昇が必要であり、人工呼吸を中止する時間の長さには必ずしもとらわれなくてよい。

4）血圧、心拍、酸素飽和度のモニター

テスト中は下記の測定器やモニターを装着する。

①血圧計

②心電図モニター

③パルスオキシメーター

5）テストの中止

酸素化能低下・血圧低下等により継続が危険と判断した場合はテストを中止する。

6）実施の除外例

低酸素刺激によって呼吸中枢が刺激されているような重症呼吸不全の症例ではテストを実施しない。

7）実施時期

第1回目、第2回目とも他の判定項目を全て行った後に行う。

8）望ましい体温

直腸温、食道温等の深部温：35℃以上

〔2〕テストの実施法

1）血圧計、心電図モニター及びパルスオキシメーターが適切に装着されていることを確認する。

2）100%酸素で10分間人工呼吸をする。

3）$PaCO_2$ レベルを確認する。

おおよそ35～45mmHgであること。

4）人工呼吸を中止する。

5）6 l／分の100%酸素を投与する。

①気管内吸引用カテーテルを気管内チューブの先端部分から気管分岐部直前の間に挿入する。

吸引用カテーテルは余剰の酸素が容易に外気中に流出するように、気管内チューブ内径に適した太さのものを選ぶ。

②マーカー等を使用しカテーテル先端が適切な位置にあることを確認する。

【確認方法例】

・長さの目盛りやX線マーカーのあるカテーテルを使用する。

〈資料〉

・胸部X線写真によりあらかじめ位置を確認しておく。

6）動脈血ガス分析を2～3分ごとに行う（6歳未満では、採血をテスト開始から3～5分後に行い、以後の採血時間を予測する）。

7）$PaCO_2$が60mmHg以上になった時点で無呼吸を確認する。

8）自発呼吸の有無は胸部、または腹部に手掌をあてるなどして慎重に判断する。なお、6歳未満の小児においては目視による観察と胸部聴診を行う。

9）無呼吸を確認し得た時点でテストを終了する。

> **○参考：小児の場合**
> 6歳未満の小児の無呼吸テストを実施する際には、T-ピースを用いて6 l／分の100%酸素を流す等の方法がある。

〔3〕テストの中止

低酸素、低血圧、著しい不整脈により、テストの続行が危険であると判断された場合。なお、中止する際に行った動脈血液ガス分析において、$PaCO_2$が60mmHgを超えていた場合は、テストの評価は可能である。

〔4〕記　録

下記の記録を診療録に記載、あるいは貼付し、必要な項目を脳死判定記録書に記入する。

1）テストの開始時刻、及び終了時刻

2）動脈血液ガス分析の測定時刻、及び結果

3）血圧、及びパルスオキシメーター値の測定結果

4）テスト中に認められた異常（心電図異常等）があれば、異常とその処置

X　判定間隔

第1回目の脳死判定が終了した時点から6歳以上では6時間以上、6歳未満では24時間以上を経過した時点で第2回目の脳死判定を開始する。

XI　法的脳死の判定

脳死判定は2名以上の判定医で実施し、少なくとも1名は第1回目、第2回目の判定を継続して行う。第1回目の脳死判定ならびに第2回目の脳死判定ですべての項目が満たされた場合、法的脳死と判定する。死亡時刻は第2回目の判定終了時とする。

> **○参考：聴性脳幹誘発反応（ABR）**
> 法的脳死の判定にあたっては、脳波検査にあわせてABRを行いⅡ波以降の消失を確認しておくことが望ましい。

第7章 終末期をめぐる問題

岐阜大学大学院医学系研究科　医学系倫理・社会医学分野　准教授　**谷口泰弘**

1. はじめに

人は生を受けてから必ず死に向かって歩んでいく存在である。医療は各個人のライフステージにおいて傷病にかかったときにそれを治癒させることを最初の目標として実践されるが、傷病を治癒させることが不可能となった場合には、違う医療の選択を迫られることになる。このとき、次の目標として傷病者（患者）の苦痛の緩和、苦痛からの解放が医療実践のターゲットとなってくる。この苦痛を緩和、苦痛からの解放を目的とする医療行為が傷病者の生命・生活の質（QOL）を改善し、身体と精神の健康状態を良い方向に導くことができれば問題になることはあまりない。しかし、この行為によって健康状態が悪化したり、生命の短縮がもたらされることにつながるケースもある。さらに、医療者はまれにではあるが苦痛を緩和することさえもできないケースを経験することもある。このような厳しい状況に遭遇した際に医療者は直面する倫理的かつ法的な問題に悩むことになるのである。

終末期の医療と一言で表現されるが、完全に定義することは難しい。たとえば、救急医療などの急性期の場面やがん医療などの亜急性期の場面、そして生活習慣病などの慢性疾患の場面では同じ終末期という単語を用いても捉え方はさまざまだからである。しかし、雑駁であるが終末期医療の定義をまとめると、「医学的処置を尽くしても傷病の進行を止めることができず、治癒に向かわせる術がなくて死が迫りつつある傷病者に対して尊厳をもって行われる最後の医療行為」ということはできよう。

ところが、医療者の死生観によっても終末期医療におけるスタンスは大きく異なってくる。傷病者が不治の病にあって苦痛を伴いながら死が近づいてきている状態にあっても、あくまでできるかぎり快適に過ごせるように緩和を中心に医療的なサポートをするべきだと考える医療者と、同様の状態にある場合にはもはや医療ができることは限られており、患者の意向に沿った死の迎え方を尊重して叶えてあげるべきだと考える医療者との間では大きく隔たりがある。

これらの違いを象徴的に取り上げて、前者をホスピス・緩和医療の推進者、後者を尊厳死・安楽死推進者と決めつけるのは良くない。患者がQOLを保ったまま自らの生涯をどのように全うできるかという視点に立って考えるべきである。両者の考えは交差することを前提に思慮深く考える必要がある。本章では、まず、生命倫理学・医療倫理学の領域で用いられる安楽死・尊厳死の概念について述べ、最後に看取りの医療との関係と合わせてまとめることとする。

2. 安楽死・尊厳死の分類

安楽死（euthanasia）という言葉は、語源としてはギリシャ語の気高い（eu）と死（thanatos）という単語を組み合わせて作られた言葉だといわれており、もとは穏やかで尊厳に満ちた死を意味するものであった[1)]。しかしながら、ナチスドイツの行った社会政策では、より直接的な意味で「苦痛に満ちた屈辱的な状態から解放されるための死」という意味で使われたがために、安楽死という単語が負のイメージを持つようになってしまった。今の医療者の立場から安楽死を把握しようとした場合、「疾病により死が近づいてきた患者に対して、苦痛を緩和または除去する医療的処置を行った結果、死がもたらされること」と捉えれば全体像は理解できる。

しかし、安楽死の捉え方は多様である。まず、代表的なものとして、安楽死の中に尊厳死や自殺幇助などの人の死をめぐる医療者のいろいろな関わり方を範疇に入れる考え方である（**広義の安楽死**）。もうひとつは、安楽死と尊厳死や自殺幇助などをそれぞれ別のものとして捉え、異なる概念だとする考え方である（**狭義の安楽死**）。

本節では、医療者が関わる前提で広義の安楽死について述べる。安楽死の分類には大きく分けて4つの分類がある。

まず、①**純粋安楽死**である。これは、死の間際にある患者に対して苦痛を感じさせないような措置を取ることとされている。生命の短縮を目的としていないことから正当な治療行為として見なすことができる。

次に、②**積極的安楽死**である。これは医療者が積極的な生命短縮行為によって患者を苦痛から解放する行為である。意図的に生命を断つ行為が直接的に死につながることからこれを受け入れて実践するには未だハードルが高い。

続いて、③**間接的安楽死**である。これは、患者に対して死苦を緩和する措置をとった結果、副次的に生命の短縮がもたらされてしまうことである。医療現場では生命の維持・延長と苦痛の除去・緩和との両立が難しい場合があり、ホスピスや緩和医療の場面でジレンマに直面するときがある。

もうひとつは、④**消極的安楽死**である。ときには患者の生命維持の処置が同時に患者の死苦を長引かせてしまう場合もある。そのような状態から患者を解放し、無益な治療を中止して尊厳をもって自然な人生の終わり方を迎えられるようにするというものである。これは一般に尊厳死や諸外国で自然死と呼ばれるものである[2)]。

そして、⑤**自殺幇助型の安楽死**も序々に広まってきている。これはちょうど積極的安楽死と消極的安楽死の境界にある。医療者が末期状態にある者の求めに応じて致死の薬を与えたり、処方するというものである。

表1　広義の安楽死の分類（医療提供側からみた）

広義の安楽死の分類	内　容	備　考
積極的安楽死	積極的な生命短縮行為により死苦から解放する（直接的）	作為
消極的安楽死（尊厳死・自然死）	死苦を長引かせないために生命延長のための措置を行わない。無益な治療を中止し、尊厳ある自然な死を迎えられるようにする	不作為：治療差し控え、治療中止の判断の場面
間接的安楽死（治療の結果）	死苦を緩和する措置をとった結果、生命の短縮がもたらされてしまう	緩和医療との境界
純粋安楽死	死の間際にある者に対し、苦痛を感じさせない措置をとる	—
自殺幇助型安楽死（自殺関与）	末期状態の者が死を望む場合に求めに応じて致死の薬を与える	積極的・消極的との境界
その他：本人意思からみた分類もある。⇒　自発的安楽死（意思有）、非自発的安楽死（意思不明）、反自発的安楽死（意思無）		

広義の安楽死の分類について述べたが、これらを患者本人の意思に基づくものか否かという視点と、医師の医療行為や手段が作為的か否かという視点とを組み合わせて細かく分類する研究が進んでいる。わかりやすくするため、表を作成したので、学習の端緒にしてもらいたい（**表1**）。

3. 海外の尊厳死をめぐる議論から

本節では、海外の尊厳死に関する事例について見ていくこととする。アメリカ社会で尊厳死・自然死が容認される流れをつくったのは、次の有名な裁判例だとされている。

3-1　カレン・クインラン事件

まず1つ目は、1976年に争われたカレン・クインラン事件である。当該事件の概要を述べると、当時21歳の女子学生であったカレン・クインランが呼吸停止状態に陥り、病院に搬送されて、人工呼吸器を装着する医療処置を受けるに至った。昏睡状態が続き、意識の回復が見込まれないことから慢性持続的植物状態と診断された。見るにみかねた家族は決断をし、人工呼吸器を取り外すことを選択し、父親に全ての生命維持装置を取り外す権限が与えられるようにするため裁判所に訴えた。一方で、病院と医師は医療慣行に反するとして家族側の主張について拒否したという内容である[3)]。

当該事件の事の顛末としては、ニュージャージー州の上位裁判所は、人工呼吸器の取り外しの許可を求める申し立てを退ける最初の決定をした。しかし、納得しなかった父親は上訴し、最終的にニュージャージー州の最高裁判所は原審を覆す決定をした。その判決には次の内容が判示されていた。「もし、本人に一次的に意識が戻り、自分の身に置かれた状況を認識したならば、死すること

表2　尊厳死の宣言書（リヴィング・ウィル Living will）＜日本尊厳死協会＞[6]

① 私の傷病が、現代の医学では不治の状態であり、既に死が迫っていると診断された場合には、ただ単に死期を引き延ばすためだけの延命措置はお断りいたします。

② ただしこの場合、私の苦痛を和らげるためには、麻薬などの適切な使用により十分な緩和医療を行ってください。

③ 私が回復不可能な遷延性意識障害（持続的植物状態）に陥った時は生命維持装置を取りやめてください。

以上、私の宣言による要望を忠実に果たしてくださった方々に深く感謝申し上げるとともに、その方々が私の要望に従ってくださった行為一切の責任は私自身にあることを附記いたします。

年　月　日

自署

になろうとも、生命維持装置を取り外す決定をすることができることに疑いはないだろう」と述べ、自己の身体に関わる決定はプライバシー権に属するものとした。

その後、当該事件を受けてカリフォルニア州で翌77年に自然死法が施行されるなど、リビング・ウィルに基づく本人意思の決定や代理人指定の制度が全米で徐々に広がっていった。

3-2　ナンシー・クルーザン事件

2つ目は、1983年のナンシー・クルーザン事件である。当該事件は、連邦最高裁まで争われ、注目された。事件の概要は次のとおりである。自動車運転中に誤って横転し、脳挫傷と酸素欠乏状態により不可逆的な植物状態となって昏睡状態にあった患者に対し、事故後しばらくして、生命維持のため水分と栄養の補給のために胃ろうが増設された。事故から時間が経過し、娘の状態を見てももうこれ以上改善しないと思った両親は、経管栄養による水分と栄養補給を中止するように州立病院側に求めたが、折り合いがつかず法廷の判断に委ねられることになった（人工呼吸器は装着していなかった）[4]。

ミズーリ州の高等裁判所は、友人らの証言を採用し、チューブの取り外しを許可したが、州側が上告した。州の最高裁では、「ナンシー本人は延命措置を拒否する権利を有しているが、家族はそれを本人が望んでいたことを証明できなかった、したがって本人意思が明確に確認されていないため、判断能力のない患者に代わり家族が意思決定することは制限される」との内容の判決をくだした。当該事件は、最終的に連邦最高裁で争われることになった。憲法上の自由の保障とプライバシーの権利の中に生命維持装置を取り外すことを求める権利（死ぬ権利）があるかに注目が集まった。

1990年、連邦最高裁は、判断能力のある者は、不治の病にある場合に栄養や水分を含む生命維持装置の取り外しを求めることができるとして、一定の条件があるが死ぬ権利を全員一致で認める判決をくだした。ただし、それは絶対的なものではなく自由な意思が確認できない場合、判断能力がない者の場合や合法的でない場合などはすべきではないとした。クルーザンのケースにおいては本人の明確な意思がないとして両親の訴えを却下したが、後に友人らの証言を得て、経管栄養による水分と栄養補給を中止が認められた。この事件を受けて、1990年の連邦法である患者の自己決定権法が成立し、治療の中止について事前の意思表示ができる環境が整いはじめた。

3-3　患者の事前の意思表示

終末期においては病状の進行等により患者が自らの意向を示したくても示せない場合が出てくることもあり得る。こうした事態を招かないためにも、あらかじめ医療措置について事前に意思表示をしておくことが必要となる。一般に事前指示の内容には、次の2つがあるとされている。1つ目は、自らに行われる医療内容について医療者に希望を伝えること**（内容的指示）**と、2つ目は、自ら判断できなくなった場合に代理決定者を委任すること**（代理人指示）**である[5]。この両者を包含するものとして、**アドバンス・ディレクティブ（事前指示）**という用語が使われて浸透している。似た用語として**リビング・ウィル**があるが、これはもう少し狭い範囲で使われており、医療行為の内容について文章に認(したた)めて医療者に指示を与える一種の生前の遺言書として解されている。たとえば、蘇生拒否（DNR指示）における心配蘇生措置の取り止め、人工栄養や水分補給の中止など医療行為全般に該当する。わが国では、日本尊厳死協会がリビング・ウィル（**表2**）の普及を推進しているが、アメリカのように法的効力がないことから、国を挙げての活動にまでは至ってはいない。ただし、会員数が増加するなど希望者は増えてきており、人びとの関心も高まってきている。また、最近では社会の高齢化に伴い、医療と介護福祉の連携の場面も増えたことから、患者や家族と医療者・介護者が一緒にいまの病気に留まらず、意思決定能力が低下した場合に備えて、予め相談して方針を決めておく**アドバンス・ケア・プランニング（ACP）**も注目されてきている。

4. 海外の安楽死合法化の取り組みから

安楽死が許容されるか否かで最も議論が伯仲するのが積極的安楽死についてである。先述の消極的安楽死が一定の条件のもとに許容される場合があることについて、海外の事例や法制化の流れから社会が一定の必要性を示しているのに対して、積極的安楽死については、現時点では法制化に躊躇し踏み込めないでいる国が多いことからも、許容できるかどうかについて賛否が分かれるところである。ここでは、実際に安楽死を合法化した国や地域の事例を見ながら考えてみたい。

4-1　アメリカ・オレゴン州の取り組み

まず、アメリカでの広義の安楽死の議論であるが、すでに述べたとおりカレン・クインラン事件やナンシー・クルーザン事件の判決を受けて消極的安楽死（尊厳死・自然死）を求める社会的な機運が高まり、カリフォルニア州の自然死法（Natural death act 1976年）の成立を契機として消極的安楽死（尊厳死・自然死）を認める州が増加していった。1990年の患者の自己決定権法の成立により、アメリカ全土で認められることになった。これらの社会的動静を足掛かりにして、さらに踏み込んだ法律が成立した。オレゴン州の尊厳死法（Death with dignity act 1994年）である。当該法律は、不治の病に冒され、半年以内に死亡すると診断された成人の末期患者（18歳以上）は、医師に致死に至る薬物の処方を要請できるとするものである。医師は患者の最初の希望から15日の猶予期間を置き、患者の意思確認をしたうえで、別の医師による病状確認をとり、さらに48時間の熟慮する期間を置いたうえで患者に致死に至る薬物を処方できるという内容である[7)]。

尊厳死法という名称になっているが、実際は致死薬を注射などにより直接的に医師が投与することはなく、薬を服用するかは患者の自由に委ねられていることから、広義の安楽死の分類でいうならば、自殺幇助型の安楽死ということができる。この法律は、全米で議論を巻き起こすことになった。医師の職能団体やカトリック教会からの反対意見が多数寄せられ、連邦地裁の違憲審査に付されることになった。しかし住民投票により当該法律は住民の支持を多く得て存続されることになった。その後も連邦政府の政治介入を受けたが、最終的に連邦最高裁は2006年1月に州の決定を支持した。その決定を受けて、アメリカ国内にも、ワシントン州やニューメキシコ州など複数の州が同様の法律を成立させて序々に広まってきている。

4-2　オーストラリア北部準州での取り組み

次に、オーストラリアにおける安楽死の議論であるが、オーストラリアの北部準州では末期患者の権利法（Rights of the terminally Ⅱ act 1995年）を成立させ、医師による積極的安楽死ならびに医師による自殺幇助が一時期可能になった。当該法律は、がんなどで末期状態にある患者について、余命が長くないと複数の医師が診断し、さらに患者が精神的に健全であると精神科医が診断した場合に、患者の肉体的苦痛が甚だしい場合に自らの死の迎え方を選択できるとする内容のものである。1996年7月にこの法律は施行されたが、あまりに死に至るまでのプロセスが機械的な印象を受けるとして反対意見が多数にのぼり、1997年の3月に連邦議会で法律の無効化法案が可決されて失効した。1年にも満たずに失効したが、その間4件の安楽死が行われた[8)]。

4-3　オランダでの取り組み

欧州での安楽死についての議論について述べる。アメリカのオレゴン州やオーストラリアの北部準州の制度は国家ではなく地域レベルの問題であった。安楽死を国家として初めて合法化したのはオランダである。オランダは、まず1993年に遺体埋葬法を一部改正することで安楽死の扉を開いた。医師が安楽死を実施した場合は詳細に記した報告書を検視官経由で検察官に提出することが義務付けられ（異常死届出）、不審点がなければ刑事訴追されないという内容であった。ひとつ注意しておかなければならないことは、あくまで積極的安楽死や自殺幇助型の安楽死は違法行為である

表3　安楽死が許容される6要件（山内事件）

①病者が現代医学の知識と技術からみて不治の病に冒され、しかもその死が目前に迫っていること。
②病者の苦痛が甚だしく、何人も真にこれを見るに忍びない程度のものなること。
③もっぱら病者の死苦の緩和の目的になされたこと。
④病者の意識がなお明瞭であって意思を表明できる場合には、本人の真摯な嘱託または承諾があること。
⑤医師の手によることを本則とし、これによりえない場合には、医師によりえない肯定するに足る特別な事情があること。
⑥その方法が倫理的にも妥当なものとして認容しうるものなること。

ということである。一連の手続きが整って初めて違法性が阻却されるのである。

そして、オランダは安楽死問題に正面から向き合い、2001年に要請に基づく生命の終結と自殺幇助の法（別名：オランダ安楽死法）を成立させた。名実ともに積極的安楽死や自殺幇助型の安楽死が合法化されることになった。安楽死が認容される要件として、対象は12歳以上で16歳未満は親権者の同意が必要であり、明確な患者の意思が存在し継続的に要求していること、治療の見込みがなく耐え難い苦痛に苦しんでいること（精神的苦痛も含まれる）、他に合理的な解決方法がないと患者が確信していること、第三者の医師に相談し意見を求めていること、これらが全て満たされれば相当な注意が払われているとして安楽死が許容されることになった[9]。

オランダの安楽死合法化の動きは隣国にも影響し、ベルギーでは安楽死法を2002年に成立させ、ルクセンブルグでは2009年に安楽死法を続いて成立させている。消極的安楽死（尊厳死・自然死）よりは速度は緩やかであるが、徐々に積極的安楽死や自殺幇助型の安楽死を許容する国も広まってきており、他国のこととして無視しておくべき問題ではなくなってきている。

5. 日本における安楽死・尊厳死をめぐる事件等

海外における消極的安楽死（尊厳死・自然死）をめぐる事件と合法化への取り組み、そして自殺幇助型安楽死を含めた積極的安楽死を合法化する取り組みについて実際の事例を説明しながら述べてきた。本節では、日本においても実際に事例が少数ではあるが存在するので、その内容についてふれる。未だ法制化はされてはいないが、日本の学会および職能集団が継続して作りあげてきた指針等の内容についても見ていくこととする。

5-1　山内事件（名古屋高裁判決）

まず、安楽死事件として1961年の名古屋高裁での山内事件がある。この事件は医療者の直接的

表4　安楽死が許容される4要件（東海大学付属病院事件）

①患者が耐え難い肉体的苦痛に苦しんでいること。
②患者は死が避けられず、その死期が迫っていること。
③患者の肉体的苦痛を除去、緩和するために方法を尽くし、他に代替手段がないこと。
④生命の短縮を承諾する患者の明示の意思表示があること。

表5　消極的安楽死が許容される要件（東海大学付属病院事件）

①治療不可能な病気に冒され、回復の見込みがなく、死が避けられない末期の状態にあること。
②治療行為の中止を求める患者の意思表示が存在し、かつ治療中止を行う時点でそれが存在すること。
③治療行為の中止対象となる措置は、薬物投与、化学療法、人工透析、人工呼吸器、輸血、栄養・水分補給など、疾病を治療するための治療措置および対症療法である治療措置、さらには生命維持のための治療措置など全てが含まれること。

な関与はなかったが大変注目された。概要は、脳溢血の再発により全身不随で衰弱著しく、なお肉体的な激痛で苦しむ患者（父）の「早く死にたい」、「殺してくれ」という真摯な声を聞いた被告（息子）がいたたまれなくなって、父親の切実な願いを聞き入れて病苦から解放させてあげようと思い、牛乳に殺虫剤を混ぜてもとどおりにしておいたところ、患者の妻（被告の母）が牛乳を飲ませて患者が死亡したという内容である（医師からは余命数日と言われていた）[10]。結論として、裁判所は、被告人に対して刑法202条にある自殺関与・嘱託殺人に該当するものと認定し、懲役1年執行猶予3年を判示した。注目すべき点は、判決の中に安楽死が認められる要件を示したところにある（**表3**）。

名古屋高裁は、**表3**に示したこれらの要件がすべて充たされるのであれば、安楽死としてその行為の違法性までも否定しうるものではないとした。本件については、医師の手によるものではなかったこと、農薬を用いた方法が不適切であったことから嘱託殺人罪として裁かれた。

5-2　東海大学付属病院事件（横浜地裁判決）

次の裁判事例は、日本で初めて医師が安楽死を執り行ったことが明るみになった1995年の東海大学付属病院事件である。事件の概要は、多発性骨髄腫に冒された患者の家族（妻および長男）の懇請に応じる形で、大学附属病院に勤務する内科医が意識のない危篤状態にある患者に対して、まず栄養剤点滴およびフォーリーカテーテルの取り外し、エアウェイの除去などの消極的安楽死（尊厳死・自然死）行為を実施した。続いて、家族の強い要請に基づき、呼吸抑制作用のあるホリゾン、セレネースを注射したが患者が苦しんでいるような様態を示したことから、医師はワソランおよび塩化カリウム製剤であるKCL液を注射した。そして、患者を急性心不全で死亡させた積極的安楽死の事例にあたる（長男が何とかしてほしい、今日中に家に連れて帰りたいと強い要請をしたので医師は圧力を感じていたという背景もある）[11]。当該事件を裁いた横浜地裁は、殺人被告事件として次のような判断を示した（**表4**）。

裁判所は、医師による末期状態にある患者に対する致死行為が積極的安楽死として許容されるための要件として、**表4**の4つの要件が全て満たされていることが必要であるとした。当該事件については、患者の明示的な意思表示がない、患者は意識不明の危篤状態にあったことから肉体的苦痛もなかったとして、許容できる積極的安楽死は成立しないと判示した。すでに示した海外の事例と似た安楽死成立の要件を示しているが、重要なのは患者の意思表示は推定的な意思では足りないとしているところにある。

また、当該事件では、積極的安楽死にいたる行為の前に、消極的安楽死（尊厳死・自然死）の行為も行われている。判決の中で一般論として消極的安楽死（尊厳死・自然死）が許容されるための要件も示されているので紹介する（**表5**）。

判決は、**表5**にある3つを要件を求め、そして措置をどのように中止するかは死期の切迫の程度、死期への影響の程度等を考慮して、医学的にもはや無意味であるとの適正さを判断して、自然の死を迎えさせる目的に沿って決定すべきだとしている。積極的安楽死では推定的な意思表示では足りないとしているのに対し、消極的安楽死では推定的な意思表示で足りるとしているところに行為の重さについて明確な区別をしているといえる。当該事件は、結論として、積極的安楽死、消極的安楽死のいずれも成立せず、また患者自身の嘱託もなかったとして、単なる殺人罪を適用した（懲役2年、執行猶予2年確定）。

5-3　川崎協同病院事件（最高裁判決）

当該事件は、医師が関与した安楽死関連の事件として最高裁判決にまで至った事件である。事件の概要は、気管支喘息の重積発作を起こして低酸素性の脳障害による意識不明に陥った患者に対して気管内挿管チューブを抜管し、続いて鎮静剤を投与し、最終的に筋弛緩剤であるミオブロックの静脈注射によって患者が死亡したという内容である。法律上許容される治療中止にあたるかという判断について、2009年に最高裁は、「本件抜管時までに、同人の余命等を判断するために必要とされる脳波等の検査は実施されておらず……発症からいまだ2週間の時点でもあり……回復可能性や余命について的確な判断を下せる状況にはなかった」と示し、さらに、「本件時、昏睡状態にあったものであるところ、本件気管内チューブの抜管は、被害者の回復をあきらめた家族の要請に基づき行われたものであるが、その要請は上記の状況から認められるとおり被害者の病状等について適切な情報を伝えられた上でなされたものではなく、上記抜管行為が被害者の推定的意思に基づくということもできない。以上によれば、上記抜管行為は、法律上許容される治療中止にあたらない」

とも示した[12)]。したがって、抜管行為と筋弛緩剤であるミオブロックの投与の両行為は殺人行為を構成するとした原判断は正当であると判示し、被告の上告を棄却し、懲役１年６月執行猶予３年が確定した。

その他にも、不起訴になったが、1996年に起きた京都の京北町病院事件や、2006年に起きた富山の射水市民病院事件などの医師による人工呼吸器取り外し事件が存在する。紹介した事件も含めて臨床上で気を付けるべき点が見えてくる。特に配慮されるべきことは、そもそも患者が末期状態にあるのかという判断がしっかりなされていたのかということ、治療行為の中止を医師の思い込みではなく医療チームで検討したのかということ、治療行為の中止が死期に与える影響を思慮深く評価したのかということ、そして最も肝心なのは、患者の意思確認をしっかり行ったのかということである。単なる医師による殺人になってしまわないよう、終末期医療におけるわが国の裁判例を教訓として知っておく必要がある。

6. 国内での前向きな取り組み

海外の国や地域では、消極的安楽死（尊厳死・自然死）ならびに積極的安楽死について真摯に向き合い、裁判例を積み重ねて法制化を実現させてきた。一方、日本は未だ安楽死関連の法律はない。しかし、まったく終末期の医療について活動してこなかったというわけではない。学会や職能団体のガイドライン等によって終末期医療について考えてきた。

代表的なものとして、日本医師会第３次生命倫理懇談会の「末期医療に臨む医師の在り方についての報告（1992年）」や日本学術会議の「死と医療特別委員会報告書（1994年）などが初期の取り組みとして挙げることができる。日本医師会第３次生命倫理懇談会は、末期の状態について「6か月以内に死が不可避な状態」であると定義し、尊厳死・自然死について、「希望する患者の意思を尊重して延命措置を打ち切ること」と示している。そしてリビング・ウィルが制度化されることが望ましいとの提言をまとめている。また、1990年代から2000年代の初めに呼吸器取り外しの事件が明るみになったことから、2007年に日本救急医学会がガイドラインを作成し、延命治療を中止することを認める場合の要件などをまとめた。その内容は**表6**のとおりである[13)]。続いて学会ではなく、厚生労働省が2007年に「終末期医療の決定プロセスに関するガイドライン」をつくり、2018年に改訂版として「人生の最終段階における医療・ケアの決定プロセスに関するガイドライン」を作成した[14)]。その内容は**表7**のとおりである。

これらのガイドラインで共通することは、積極的安楽死を念頭に入れておらず、消極的安楽死（尊厳死・自然死）を一定の条件のもとで認めるという内容になっていることである。これまで議論されてきた内容を踏襲しており、日本のある一定の方向性を示しているといえる。しかし、ガイドラインの内容について不十分だという意見もある。医療者が訴追されないための明確な基準を示していないので、実際の臨床では使いづらいという意見が多い。やはり、医療チームの中で情報を

表６　救急医療における終末期医療に関する提言（ガイドライン）

Ⅰ　基本的な考え方・方法

救急現場では延命措置を中止する方が適切であると思われる状況があるにもかかわらず、その対応が明確に示されていない。従って、安らかな死を迎えることを是としても、医師の個人的な判断で延命措置の中止をすれば、その後に世間から誤解を招く結果ともなりかねない。このような問題を解決するには、日本救急医学会として終末期の定義と一定の条件を満たせば延命措置の中止を行うことができる指針を示す必要がある。

以上のような理由で終末期の定義、及び延命措置への対応について記載する。

１　終末期の定義とその判断

救急医療における「終末期」とは、突然発症した重篤な疾病や不慮の事故などに対して適切な医療の継続にもかかわらず死が間近に迫っている状態で、救急医療の現場で以下1）～4）のいずれかのような状況を指す。

１）不可逆的な全能機能不全（脳死診断後や脳血流停止の確認後なども含む）と診断された場合

２）生命が新たに開始された人工的な装置に依存し、生命維持に必須な臓器の機能不全が不可逆的であり、移植などの代替手段もない場合

３）その時点で行われている治療に加えて、さらに行うべき治療方法がなく、現状の治療を継続しても数日以内に死亡することが予測される場合

４）悪性疾患や回復不可能な疾病の末期であることが、積極的な治療の開始後に判明した場合

なお、上記の「終末期」の判断については、主治医と主治医以外の複数の医師（以下、「複数の医師」という）により客観的になされる必要がある。

２　延命措置への対応

１）終末期と判断した後の対応

主治医は家族や関係者（以下、家族らという）に対して、患者が上記1.　－1）～4）に該当した状態で病状が絶対的に予後不良であり、治療を続けても救命の見込みが全くない状態であることを説明し、理解を得る。その後、本人のリビング・ウィルなど有効な advanced directives（事前指示）を確認する。ついて、主治医は家族らの意思やその有無について以下のいずれかであるかを判断する。

(1)　家族らが積極的な対応を希望している場合

本人のリビング・ウィルなど有効な advanced directive（事前指示）を確認し、それを尊重する。家族らの意思が延命措置に積極的である場合においては、あらためて「患者の状態が極めて重篤で、現時点の医療水準にて行い得る最良の治療をもってしても救命が不可能である」旨を正確で平易な言葉で家族らに伝達し、その後に家族らの意思を再確認する。

再確認した家族らの意思が、引き続き積極的な対応を希望している時には、その意思に従うのが妥当である。結果的に死期を早めてしまうと判断される対応などは行うべきではなく、現在行われている措置を維持することが一般的である。

家族らが積極的な対応を希望する場合でなければ、複数の医師、看護師らを含む医療チーム（以下、「医療チーム」という）は、以下2.　－1）－(2)～(4)を選択する。

(2)　家族らが延命措置中止に対して「受容する意思」がある場合

家族らの受容が得られれば、患者にとって最善の対応をするという原則に則って家族らとの協議の結果により以下の優先順位に基づき、延命措置を中止する方法について選択する。

①　本人のリビング・ウィルなど有効な advanced directive（事前指示）が存在し、加えて家族らがこれに同意している場合はそれに従う。

② 本人の意思が不明であれば、家族らが本人の意思や希望を忖度し、家族らの容認する範囲内で延命措置を中止する。

上記①、②の順で、家族らの総意としての意思を確認した後に、医療チームは延命措置中止の方法として2. －2）の内から適切な対応を選択する。なお、本人の事前意思と家族らの意思が異なる場合には、医療チームは患者にとって最善と思われる対応を選択する。

(3) 家族らの意思が明らかでない、あるいは家族らでは判断できない場合
延命措置の中止の是非、次期や方法についての対応は、主治医を含む医療チームの判断に委ねられる。その際、患者本人の事前意思がある場合には、それを考慮して医療チームが対応を判断する。これらの判断は主治医、あるいは担当医だけでなされたものではなく、医療チームとしての結論であることを家族らに説明する。この結果、選択されて行われる対応は患者にとって最善の対応であり、かつ延命措置を中止する方法2. －2）の選択肢を含め、家族らが医療チームの行う対応を納得していることが前提となる。

(4) 本人の意思が不明で、身元不詳などの理由により家族らと接触できない場合
延命措置中止の是非、時期や方法について、医療チームは慎重に判断する。なお、医療チームによる判断や対応は患者にとって最善の対応であることが前提である。
医療チームによっても判断がつかないケースにおいては、院内の倫理委員会等において検討する。このような一連の過程については、後述する診療録記載指針に基づき、診療録に説明内容や同意の過程を正確に記載し、保管する。

2）延命措置を中止する方法についての選択肢
一連の過程において、すでに装着した生命維持装置や投与中の薬剤などを中止する方法（withdrawal）、またはそれ以上の積極的な対応などをしない方法（withholding）について、以下、(1)～(4) などを選択する。

(1) 人工呼吸器、ペースメーカー、人工心肺などを中止、または取り外す。
(注) このような方法は短時間で心停止となるため原則として家族らの立会いの下に行う。
(2) 人工透析、血液浄化などを行わない。
(3) 人工呼吸器設定や昇圧薬投与量など、呼吸管理・循環管理の方法を変更する。
(4) 水分や栄養の補給など制限するか、中止する。

ただし、以上のいずれにおいても、薬物の過量投与や筋弛緩薬投与などの医療行為により死期を早めることは行わない。

救急医療に携わるわれわれは、年齢、疾病原因、受傷原因、あるいは社会的地位、国籍などの患者背景に関係なく救命救急医療を行う。当然ながら、医療に携わる者として患者本人にとって最善の医療を行い、救命の可能性がある場合には、終末期と定義しない。

しかし、患者が1. に示される終末期と判断された場合には、その根拠を家族らに説明し、家族らの総意としての意思などを確認する。そして、2. －1）に示される対応などに従って2. －2）に示される選択肢から継続中の延命措置を中止することができる。

なお、家族らへの説明の際には、プライバシーが保てる落ち着いた場所で説明し、家族らにとって十分な時間を提供して、家族らの総意としての意思を確認することが重要である。

このような救急医療の終末期に行う延命措置への対応は主治医個人の判断ではなく、医療チームの判断であることが重要である。また、家族らの意思が変化した場合には、適切かつ真摯に対応する。それらの一連の過程は診療録に記載することを忘れてはならない。

（Ⅱの診療録記載については省略）

表7　人生の最終段階における医療・ケアの決定プロセスに関するガイドライン（平成30年3月改定）

1　人生の最終段階における医療・ケアの在り方

①　医師等の医療従事者から適切な情報の提供と説明がなされ、それに基づいて医療・ケアを受ける本人が多専門職種の医療・介護従事者から構成される医療・ケアチームと十分な話し合いを行い、本人による意思決定を基本としたうえで、人生の最終段階における医療・ケアを進めることが最も重要な原則である。

また、本人の意思は変化しうるものであることを踏まえ、本人が自らの意思をその都度示し、伝えられるような支援が医療・ケアチームにより行われ、本人との話し合いが繰り返し行われることが重要である。

さらに、本人が自らの意思を伝えられない状態になる可能性があることから、家族等の信頼できる者も含めて、本人との話し合いが繰り返し行われることが重要である。この話し合いに先立ち、本人は特定の家族等を自らの意思を推定する者として前もって定めておくことも重要である。

②　人生の最終段階における医療・ケアについて、医療・ケア行為の開始・不開始、医療・ケア内容の変更、医療・ケア行為の中止等は、医療・ケアチームによって、医学的妥当性と適切性を基に慎重に判断すべきである。

③　医療・ケアチームにより、可能な限り疼痛やその他の不快な症状を十分に緩和し、本人・家族等の精神的・社会的な援助も含めた総合的な医療・ケアを行うことが必要である。

④　生命を短縮させる意図をもつ積極的安楽死は、本ガイドラインでは対象としない。

2　人生の最終段階における医療・ケアの方針の決定手続

人生の最終段階における医療・ケアの方針決定は次によるものとする。

(1) 本人の意思の確認ができる場合

①　方針の決定は、本人の状態に応じた専門的な医学的検討を経て、医師等の医療従事者から適切な情報の提供と説明がなされることが必要である。

そのうえで、本人と医療・ケアチームとの合意形成に向けた十分な話し合いを踏まえた本人による意思決定を基本とし、多専門職種から構成される医療・ケアチームとして方針の決定を行う。

②　時間の経過、心身の状態の変化、医学的評価の変更等に応じて本人の意思が変化しうるものであることから、医療・ケアチームにより、適切な情報の提供と説明がなされ、本人が自らの意思をその都度示し、伝えることができるような支援が行われることが必要である。この際、本人が自らの意思を伝えられない状態になる可能性があることから、家族等も含めて話し合いが繰り返し行われることも必要である。

③　このプロセスにおいて話し合った内容は、その都度、文書にまとめておくものとする。

(2) 本人の意思の確認ができない場合

本人の意思確認ができない場合には、次のような手順により、医療・ケアチームの中で慎重な判断を行う必要がある。

①　家族等が本人の意思を推定できる場合には、その推定意思を尊重し、本人にとっての最善の方針をとることを基本とする。

②　家族等が本人の意思を推定できない場合には、本人にとって何が最善であるかについて、本人に代わる者として家族等と十分に話し合い、本人にとっての最善の方針をとることを基本とする。時間の経過、心身の状態の変化、医学的評価の変更等に応じて、このプロセスを繰り返し行う。

> ③　家族等がいない場合及び家族等が判断を医療・ケアチームに委ねる場合には、本人にとっての最善の方針をとることを基本とする。
> ④　このプロセスにおいて話し合った内容は、その都度、文書にまとめておくものとする。
>
> (3) 複数の専門家からなる話し合いの場の設置
> 上記 (1) 及び (2) の場合において、方針の決定に際し、
> ・医療・ケアチームの中で心身の状態等により医療・ケアの内容の決定が困難な場合
> ・本人と医療・ケアチームとの話し合いの中で、妥当で適切な医療・ケアの内容についての合意が得られない場合
> ・家族等の中で意見がまとまらない場合や、医療・ケアチームとの話し合いの中で、妥当で適切な医療・ケアの内容についての合意が得られない場合 等については、複数の専門家からなる話し合いの場を別途設置し、医療・ケアチーム以外の者を加えて、方針等についての検討及び助言を行うことが必要である。

（厚生労働省）

共有して終末期の医療を行うには、消極的安楽死（尊厳死・自然死）を可能とする法律が定まらないことには怖くて、もし患者の明示の意思があったとしてもできないというのが多くの医療者の意見であろう（もちろん、今のままでいいという意見もあることも理解しておかねばならない）。一時、法制化に向けて超党派の国会議員が集い、尊厳死法制化を考える議員連盟を立ち上げて法律要綱案を公表したが、未だ法制化の目途は立っていない。

7. 本章のまとめ—安楽死・尊厳死と緩和医療にみる看取りの医療との関係性—

安楽死および尊厳死・自然死について詳細に述べてきた。これらの行為は医師が傷病による死苦から患者を解放するために意図をもって作為的または不作為的な方法で死に至らしめる医療であるとされている。一方、看取りの医療に代表されるターミナル期の緩和医療は、苦痛を伴う病状の患者に対して無理な延命治療を取り止め、精神的な支援を行いながら肉体的苦痛の軽減を図り、QOL（クウォリティ・オブ・ライフ）の高い状態で人生の終焉が迎えられるように寄り添う医療であるとされる。緩和医療は、精神的・肉体的苦痛の軽減を目的とする全人的な医療であり、患者を死に至らしめる意図をもって行う医療ではないので安楽死や尊厳死・自然死とはまったく別の医療であるといわれるが、これほど死生観が多様化した社会においては、それぞれを切り取って別のものと考えるよりも、連続するものとして考えていくことがこれからの医療では必要になるのではないだろうか。

たとえば、緩和医療の実践においては、鎮静（セデーション）も選択肢として採られている。苦痛緩和を目的に薬物投与によって患者の意識レベルを下げるという医療行為である。苦痛の緩和と

いう意味ではメリットがあるが、もし痛みがはなはだしく深い鎮静を持続することになれば家族との意思疎通など人間的な活動ができなくなる。広義の安楽死の定義で示した間接的安楽死を連想させる状況を作り出すことになるのである。

最後に、医療者は患者の終末期に際して、患者自身の意思と家族の思いを受け止め、専門職としてできることとできないことを冷静に判断し、患者のQOLが少しでも高まるように接しなければならない。また、社会は人の死に対してより理解を深め、自分たちが所属する社会の終末期における医療のあり方について議論し、法制化も含めた検討を今後はしていかなければならない。

【文献】

1）玉井真理子，大谷いづみ：はじめて出会う生命倫理　第9章「自分らしく，人間らしく」死にたい？（大谷いづみ）．有斐閣，p188-208，2011.

2）甲斐克則：ブリッジブック医事法　第12講安楽死―生命はどんなときでも最優先か（武藤眞朗）．p124-144，2008.

3）内山雄一，大井賢一，岡本天晴（資料集生命倫理と法編集委員会）：新版資料集 生命倫理と法．太陽出版，p280-281，2008.

4）森岡恭彦：医の倫理と法―その基礎知識　第3章末期患者の医療（森岡恭彦）．南江堂，p41-63，2005.

5）盛永審一郎，長島隆：看護学生のための医療倫理　第9章－4世界における安楽死・尊厳死に関する法律（沖永隆子）．丸善出版，p170-171，2012.

6）日本尊厳死協会ホームページ．http://www.songenshi-kyokai.com/living_will.html

7）木村利人：バイオエシックスハンドブック―生命倫理を超えて―　第3章死をめぐるバイオエシックス（藤田みさお）．p87-118，2003.

8）盛永審一郎，長島隆：看護学生のための医療倫理　第9章－7患者の意思表示（事前指示）（沖永隆子）．丸善出版，p176-177，2012.

9）3）再掲．p260-265.

10）名古屋高等裁判所昭和37年12月22日判決．判例時報324号p11.

11）横浜地裁平成7年3月28日判決．判例時報1530号p28.

12）最高裁判所第三小法廷平成21年12月7日判決．判例タイムズ1316号，p147.

13）日本救急医学会ホームページ．「救急医療における終末期医療に関する提言（ガイドライン）」；2007年．http://www.jaam.jp/html/info/info-20071116.pdf

14）厚生労働省ホームページ「人生の最終段階における医療・ケアの決定プロセスに関するガイドライン」2018年．http://www.mhlw.go.jp/file/06-Seisakujouhou-10800000-Iseikyoku/0000197721.pdf

第8章 ケアする者の倫理——看護倫理

豊橋創造大学保健医療学部　准教授　**桂川純子**

1. はじめに

このテキストを手に取り学びを深めている方々は、医療や福祉に関心があり、これを職業にしようとしている点で倫理的な行動をしているといえるだろう。医療・福祉は、社会から求められていることであり、このような他者の幸福のために自らの時間と労力を使おうとしているからである。しかし、医療・福祉に従事するすべての個人が他者の幸福を目指していたとしても、なぜか上手くいかない場面に出会う。思いだけが先行しても、必要な知識と技術、そして社会的なサポートがなければ問題は解決できないからである。

前章までは生命倫理のうち主に医療倫理に関する学びを深めてきたが、ここでは看護倫理に関する学びを深めたい。看護師だけではなく、保健師、助産師、准看護師、ひいては介護福祉士が倫理的に行動するための参考になるだろう。はじめに、看護師[1]が、自らを取り巻く状況の中で、どのように倫理的な基盤を確立してきたかについて歴史的経緯を振り返る。そして看護師が倫理的責任を果たすための環境がどのように整えられてきているかを確認する。さらに、看護倫理の基盤にある4つの重要概念であるアドボカシー、責務と責任、協力、ケアリングについて学び、理解を深めることとする。

2. 看護師の職能的確立と看護倫理の広がり

古来より病気の子どもを手当てする母の姿の中には、看護の原型をみた。看護は、子どもや病人、高齢者など手当てを必要とする人びとに対して思いやりをもって世話をする行為であった。しかしその姿は徐々に変化した。宗教的な慈悲の行為を行おうとする一部の者を除いて、看護は下層階級の女性、特に虚弱であったり素行が悪いため他の仕事に就けないような女性たちが生きていくためにお金を稼ぐ手段となっていた。そこに思いやりの心はなく、決められた最低限の世話が粗雑に行われただけであった[2]。

1860年、イギリス上流階級の出身であるナイチンゲールは、クリミヤ戦争で傷ついた兵士の世話や治療の補助といった看護の経験から『看護覚え書』[3]を発表した。そして、看護師の役割を明確にし、患者に対する責任や、知識を基盤とした根拠ある行為など近代看護の礎を築いた。クリミヤ戦争でのナイチンゲールの活躍は、兵士の死亡率の改善という実際的な効果を示したため、看護師という職業に世間の注目が集まることとなった。その結果看護師は、よい女性の仕事と見なされるようになった。しかし、その姿は子どものやさしい母であるような病人のやさしい世話人であり、夫の従順な妻であるような医師の従順な助手であって、看護を行う自律的専門職として期待されたのではなかった。しかも、医師と看護師の立場は、主従関係として固定され、時代は過ぎていった[4]。

第二次世界大戦後、米国で看護師の倫理的な行動について象徴的な事件があった。タスキギーの梅毒研究である。地元の看護師であったリバースは、研究者である医師と研究対象者との連絡係として働いた。リバースは、研究対象者と同じ黒人であったことから、彼らと家族同様の関係を築くことができ、信頼を得ていた。しかし実際に行われたことは、彼らの健康状態を改善させるために専門的に活動する看護師としてではなく、研究が確実に実施されること、つまり梅毒の治療を受けないままにさせることであった[5]。リバースは彼らの苦痛を目の当たりにし、看護師本来の役割を発揮して自分のできることがないか考え、研究対象者に治療を受けさせようとしたこともあった。しかし、40年にわたり続けられた研究の間、研究対象者が梅毒の的確な治療を受けることはなかった。この状況についてリバースは、当時の看護師には医師の指示に従う以外の選択肢はなかったと述べた[6]。

わが国では、GHQ指導の下で看護教育が整備され、看護基礎教育の中に看護倫理が科目として設定された。しかし内容は、守秘義務などのほか、看護師にとっての礼儀作法や医師への服従を示すことが中心であった[7]。このことは、患者を思いやり世話をするという看護が置き去りにされることにつながった可能性がある。たとえば、肺がん患者が痛みを訴えたとしても、医師の指示の与薬の時間はあと何時間後ですと言われるだけであったり[8]、どうしても面会時間に間に合わない家族に「荷物は預かるが病室には入れない」と杓子定規に対応してしまう[9] ことが実際に生じた。

1990年代初頭、患者に塩化カリウムを注射して安楽死させた東海大学病院事件が起き、社会的な関心を呼んだ。しかし、このような倫理的な問題が起こった場面に看護師がいたとしてもその責任が問われることはなかった。看護師の役割は過小評価され、医療システムに存在するヒエラルキーの中で、責任あるポジションを与えられていなかったことから、倫理的問題に関する意見を求められることはなく、たとえ声を上げたとしてもその声は無視されたり押さえつけられたりした[10]。

ナイチンゲールが述べたように、看護師は本来、病人を看護すべく存在する。しかし、看護師という職業が確立する過程において、目指すべきものが2つになってしまった。1つは病人である患者のため、もうひとつは病気を治療する医師のためであった。これら2つが同じ方向を向いているときに問題は生じないが、患者と医師の考え方、価値観が異なる場合、看護師は何を選択すればよいか迷い、悩むことになった。患者を助けたい、患者の思いを叶えたいと思う一方で、医師の指示に従わなければならないという状況は、自分自身が引き裂かれるような体験であった。個人の看護師が看護師本来の役割を果たそうと、病人である患者の立場に立って状況に対処しようとしても、長い歴史の中で構造化された医療システムの中では、困難であった。看護師として良いことをしようと行動する者が批判され、行動できない者は自分自身の倫理感と状況とのギャップに悩むこととなった。多くの看護師が、それは仕方がないことであり、自分たちの限界であると考えた。しかし、看護師が看護師本来の役割や責任を果たすことを求め行動する人びとの声や、医療を取り巻く環境が変化し、看護師は患者の利益を第一に、責任をもって主体的に行動する役割を求められるようになった。看護師は、看護師としての専門性を極め、自立した専門職として変化してゆく。

3. 倫理的な看護実践を確立するための方略

近年、医療を取り巻く構造は変化し、医師がすべてをコントロールできた時代ではなくなった。医師の処方する感染症への特効薬が治療の中心だった時代は過ぎ、さまざまな治療を患者の価値観と照らし合わせて選択する疾患が医療の中心となっている。たとえば悪性腫瘍の治療では、治療による身体的・精神的影響はどの程度か、あるいは日常生活上の変化や経済的負担はどの程度かなど、治療の成功率だけではなく、患者自身の意見や価値観をふまえてどの治療を選択するか決定されることが少なくない。また慢性疾患では、医師が指示したことを患者自身が生活の中で実践しなければならず、医師の管理の目は届きにくいため、患者が主体となって治療をしなければならない。このような疾病構造の変化とともに、人口構造の変化、つまり超高齢化社会となったわが国では、地域で生活しつつ、医療と適切な距離を保ち、病とともに生きることが普通となっている。つまり、医師のみならず患者を取り巻くすべての専門職が自分たちの専門性を発揮し、患者を中心とした医療が展開される時代となったのである。

この状況に看護師は、自分たちの責任は医師に対してではなく、患者のために存在するというアイデンティティを確立させ、チームの一員として主体的に倫理的に行動することが必要となった。これを実践するため職業倫理を確立させ、それを浸透させるために組織的な活動が重要であった。

3-1　国際看護師協会（International Council of Nurses / ICN)」の倫理綱領[11]

国際看護師協会は、1899年、世界で初めて設立された国際的な保健医療専門職団の組織であり、世界の看護の発展に寄与している。「ICN看護師の倫理綱領」は、1953年にはじめて採択され、その後数回の改訂を経ている（**表1**）。看護師の倫理綱領は、看護職が専門職であることを明言し、専門職としての責任を担う社会的責務を正式に宣言したものと捉えられる[12]。

ここで重要なのは、看護師の基本的責任が明確化されていることである。それは、人びとの健康の増進、疾病の予防、健康の回復、苦痛の緩和である。これらを達成するために、個人だけではなく、世界規模の視点と地域社会の健康に対する倫理的な役割が明示されている。

表１　「ICN 看護師の倫理綱領」(2021、国際看護師協会)

前文

19世紀半ばに体系化された看護が発祥して以来、看護ケアは公平で包括的な伝統と実践、および多様性の尊重に深く根ざしているという認識のもと、看護師は一貫して次の４つの基本的な看護の責任を意識してきた。すなわち、健康の増進、疾病の予防、健康の回復、苦痛の緩和と尊厳ある死の推奨である。看護のニーズは普遍的である。

看護には、文化的権利、生存と選択の権利、尊厳を保つ権利、そして敬意のこもった対応を受ける権利などの人権を尊重することが、その本質として備わっている。看護ケアは、年齢、皮膚の色、文化、民族、障害や疾病、ジェンダー、性的指向、国籍、政治、言語、人種、宗教的・精神的信条、法的・経済的・社会的地位を尊重するものであり、これらを理由に制約されるものではない。

看護師は、個人、家族、地域社会および集団の健康を、地域・国・世界の各レベルで向上させているその貢献に対し、評価され、敬意を持たれる存在である。看護師は、自身が提供するサービスと他の保健医療専門職や関連するグループが提供するサービスとの調整を図る。看護師は、敬意、正義、共感、応答性、ケアリング、思いやり、信頼性、品位といった看護専門職の価値観を体現する。

条文

1.　看護師と患者またはケアやサービスを必要とする人々

1.1　看護師の専門職としての第一義的な責任は、個人、家族、地域社会、集団のいずれかを問わず、看護ケアやサービスを現在または将来必要とする人々(以下、「患者」または「ケアを必要とする人々」という)に対して存在する。

1.2　看護師は、個人、家族、地域社会の人権、価値観、習慣および宗教的・精神的信条がすべての人から認められ尊重される環境の実現を促す。看護師の権利は人権に含まれ、尊重され、保護されなければならない。

1.3　看護師は、個人や家族がケアや治療に同意する上で、理解可能かつ正確で十分な情報を、最適な時期に、患者の文化的・言語的・認知的・身体的ニーズや精神的状態に適した方法で確実に得られるよう努める。

1.4　看護師は、個人情報を守秘し、個人情報の合法的な収集や利用、アクセス、伝達、保存、開示において、患者のプライバシー、秘密性および利益を尊重する。

1.5　看護師は、同僚およびケアを必要とする人々のプライバシーと秘密性を尊重し、直接のコミュニケーションにおいても、ソーシャルメディアを含むあらゆる媒体においても、看護専門職の品位を守る。

1.6　看護師は、あらゆる人々の健康上のニーズおよび社会的ニーズを満たすための行動を起こし、支援する責任を、社会と分かち合う。

1.7　看護師は、資源配分、保健医療および社会的・経済的サービスへのアクセスにおいて、公平性と社会正義を擁護する。

1.8　看護師は、敬意、正義、応答性、ケアリング、思いやり、共感、信頼性、品位といった専門職としての価値観を自ら体現する。看護師は、患者、同僚、家族を含むすべての人々の尊厳と普遍的権利を支持し尊重する。

1.9　看護師は、保健医療の実践・サービス・場における人々と安全なケアに対する脅威を認識・対処し、安全な医療の文化を推進する。

1.10　看護師は、プライマリ・ヘルスケアと生涯にわたる健康増進の価値観と原則を認識・活用し、エビデンスを用いた、パーソン・センタード・ケアを提供する。

1.11　看護師は、テクノロジーと科学の進歩の利用が人々の安全や尊厳、権利を脅かすことがないようにする。介護ロボットやドローンなどの人工知能や機器に関しても、看護師はパーソン・センタード・ケアを維持し、そのような機器は人間関係を支援するもので、それに取って代わることがないように努める。

2. 看護師と実践

2.1　看護師は、自身の倫理的な看護実践に関して、また、継続的な専門職開発と生涯学習によるコンピテンスの維持に関して、それらを行う責任とその説明責任を有する。

2.2　看護師は実践への適性を維持し、質の高い安全なケアを提供する能力が損なわれないように努める。

2.3　看護師は、自身のコンピテンスの範囲内、かつ規制または権限付与された業務範囲内で実践し、責任を引き受ける場合や、他へ委譲する場合は、専門職としての判断を行う。

2.4　看護師は自身の尊厳、ウェルビーイングおよび健康に価値を置く。これを達成するためには、専門職としての認知や教育、リフレクション、支援制度、十分な資源配置、健全な管理体制、労働安全衛生を特徴とする働きやすい実践環境が必要とされる。

2.5　看護師はいかなるときも、個人としての行動規準を高く維持する。看護専門職の信望を高め、そのイメージと社会の信頼を向上させる。その専門的な役割において、看護師は個人的な関係の境界を認識し、それを維持する。

2.6　看護師は、自らの知識と専門性を共有し、フィードバックを提供し、看護学生や新人看護師、同僚、その他の保健医療提供者の専門職開発のためのメンタリングや支援を行う。

2.7　看護師は、患者の権利を擁護し、倫理的行動と開かれた対話の促進につながる実践文化を守る。

2.8　看護師は、特定の手続きまたは看護・保健医療関連の研究への参加について良心的拒否を行使できるが、人々が個々のニーズに適したケアを受けられるよう、敬意あるタイムリーな行動を促進しなければならない。

2.9　看護師は、人々が自身の個人、健康、および遺伝情報へのアクセスに同意または撤回する権利を保護する。また、遺伝情報とヒトゲノム技術の利用、プライバシーおよび秘密性を保護する。

2.10　看護師は、協働者や他者、政策、実践、またはテクノロジーの乱用によって、個人、家族、地域社会、集団の健康が危険にさらされている場合は、これらを保護するために適切な行動をとる。

2.11　看護師は、患者安全の推進に積極的に関与する。看護師は、医療事故やインシデント／ヒヤリハットが発生した場合には倫理的行動を推進し、患者の安全が脅かされる場合には声を上げ、透明性の確保を擁護し、医療事故の可能性の低減のために他者と協力する。

2.12　看護師は、倫理的なケアの基準を支持・推進するため、データの完全性に対して説明責任を負う。

3. 専門職としての看護師

3.1　看護師は、臨床看護実践、看護管理、看護研究および看護教育に関するエビデンスを用いた望ましい基準を設定し実施することにおいて、重要なリーダーシップの役割を果たす。

3.2　看護師と看護学研究者は、エビデンスを用いた実践の裏付けとなる、研究に基づく最新の専門知識の拡大に努める。

3.3　看護師は、専門職の価値観の中核を発展させ維持することに、積極的に取り組む。

3.4　看護師は、職能団体を通じ、臨床ケア、教育、研究、マネジメント、およびリーダーシップを包含した実践の場において、働きやすい発展的な実践環境の創出に参画する。これには、看護師にとって安全かつ社会的・経済的に公平な労働条件のもとで、看護師が最適な業務範囲において実践を行ない、安全で効果的でタイムリーなケアを提供する能力を促進する環境が含まれる。

3.5　看護師は、働きやすい倫理的な組織環境に貢献し、非倫理的な実践や状況に対して異議を唱える。看護師は、同僚の看護職や他の（保健医療）分野、関連するコミュニティと協力し、患者ケア、看護および健康に関わる、査読を受けた倫理的責任のある研究と実践の開発について、その創出、実施および普及を行う。

3.6　看護師は、個人、家族および地域社会のアウトカムを向上させる研究の創出、普及および活用に携わる。

3.7　看護師は、緊急事態や災害、紛争、エピデミック、パンデミック、社会危機、資源の枯渇に備え、対応する。ケアやサービスを受ける人々の安全は、個々の看護師と保健医療制度や組織のリーダーが共有する責任である。これには、リスク評価と、リスク軽減のための計画の策定、実施および資源確保が含まれる。

4.　看護師とグローバルヘルス

4.1　看護師は、すべての人の保健医療へのユニバーサルアクセスの権利を人権として尊重し支持する。

4.2　看護師は、すべての人間の尊厳、自由および価値を支持し、人身売買や児童労働をはじめとするあらゆる形の搾取に反対する。

4.3　看護師は、健全な保健医療政策の立案を主導または貢献する。

4.4　看護師は、ポピュレーションヘルスに貢献し、国際連合（UN）の持続可能な開発目標（SDGs）の達成に取り組む。

4.5　看護師は、健康の社会的決定要因の重要性を認識する。看護師は、社会的決定要因に対応する政策や事業に貢献し、擁護する。

4.6　看護師は、自然環境の保全、維持および保護のために協力・実践し、気候変動を例とする環境の悪化が健康に及ぼす影響を認識する。看護師は、健康とウェルビーイングを増進するため、環境に有害な実践を削減するイニシアチブを擁護する。

4.7　看護師は、人権、公平性および公正性における、その責任の遂行と、公共の利益と地球環境の健全化の推進とにより、他の保健医療・ソーシャルケアの専門職や一般市民と協力して正義の原則を守る。

4.8　看護師は、グローバルヘルスを整備・維持し、そのための政策と原則を実現するために、国を越えて協力する。

3-2 「看護者の倫理綱領」日本看護協会[13]

1946年に設立された日本看護協会は、わが国最大の看護職能団体である。連合国軍最高司令官総司令部の指導により、戦前より組織されていた保健師、助産師、看護師組織の職能団体を統合し、看護の質の向上、看護職が働き続けられる環境づくり、社会のニーズに応える看護領域の開発・展開を使命としている。1988年日本看護協会は、「看護婦の倫理規定」を策定した。ただし、ICNで倫理規定が制定されたのが1953年除、その後も改訂されていることを考えると、日本の看護界での動きが遅かったのではないかという批判もある[14]。しかし、2000年のICN「看護師の倫理綱領」の大幅な改定の際には、2003年に「看護者の倫理綱領」を示し、2021年3月には看護を取り巻く変化に応じ、「看護職の倫理綱領」と改訂した（**表2**）。また、看護職のための自己学習テキストを協会のホームページ上に掲載するなどし、看護者が自ら学びやすい環境を整えている[15]。

倫理綱領は、看護職（保健師、助産師、看護師、准看護師）が看護活動を行う際の行動指針であり、自己の実践を振り返る際の基盤実践となるものである。「看護者の倫理綱領」が発表された時期と前後して、看護倫理に関する書籍が多く出版され、看護師国家試験にも出題される重要事項として位置づけられた。看護師の倫理的な悩みを解消するために、実際的な取り組みが行われることの強力な後押しとなったといえよう。

表2　「看護職の倫理綱領」(2021、日本看護協会)

前文

人々は、人間としての尊厳を保持し、健康で幸福であることを願っている。看護は、このような人間の普遍的なニーズに応え、人々の生涯にわたり健康な生活の実現に貢献することを使命としている。

看護は、あらゆる年代の個人、家族、集団、地域社会を対象としている。さらに、健康の保持増進、疾病の予防、健康の回復、苦痛の緩和を行い、生涯を通して最期まで、その人らしく人生を全うできるようその人のもつ力に働きかけながら支援することを目的としている。

看護職は、免許によって看護を実践する権限を与えられた者である。看護の実践にあたっては、人々の生きる権利、尊厳を保持される権利、敬意のこもった看護を受ける権利、平等な看護を受ける権利などの人権を尊重することが求められる。同時に、専門職としての誇りと自覚をもって看護を実践する。

日本看護協会の『看護職の倫理綱領』は、あらゆる場で実践を行う看護職を対象とした行動指針であり、自己の実践を振り返る際の基盤を提供するものである。また、看護の実践について専門職として引き受ける責任の範囲を、社会に対して明示するものである。

条文

1. 看護職は、人間の生命、人間としての尊厳及び権利を尊重する。
2. 看護職は、対象となる人々に平等に看護を提供する。
3. 看護職は、対象となる人々との間に信頼関係を築き、その信頼関係に基づいて看護を提供する。
4. 看護職は、人々の権利を尊重し、人々が自らの意向や価値観にそった選択ができるよう支援する。
5. 看護職は、対象となる人々の秘密を保持し、取得した個人情報は適正に取り扱う。
6. 看護職は、対象となる人々に不利益や危害が生じているときは、人々を保護し安全を確保する。
7. 看護職は、自己の責任と能力を的確に把握し、実施した看護について個人としての責任をもつ。
8. 看護職は、常に、個人の責任として継続学習による能力の開発・維持・向上に努める。
9. 看護職は、多職種で協働し、よりよい保健・医療・福祉を実現する。
10. 看護職は、より質の高い看護を行うために、自らの職務に関する行動基準を設定し、それに基づき行動する。
11. 看護職は、研究や実践を通して、専門的知識・技術の創造と開発に努め、看護学の発展に寄与する。
12. 看護職は、より質の高い看護を行うため、看護職自身のウェルビーイング3の向上に努める。
13. 看護職は、常に品位を保持し、看護職に対する社会の人々の信頼を高めるよう努める。
14. 看護職は、人々の生命と健康をまもるため、さまざまな問題について、社会正義の考え方をもって社会と責任を共有する。
15. 看護職は、専門職組織に所属し、看護の質を高めるための活動に参画し、よりよい社会づくりに貢献する。
16. 看護職は、様々な災害支援の担い手と協働し、災害によって影響を受けたすべての人々の生命、健康、生活をまもることに最善を尽くす。

3-3　専門看護師[16]

今日、複雑で専門分化する医療システムで、患者や家族、社会が直面する解決困難な看護問題に対応するためには、高度な実践能力をもつ専門の看護師が必要である。わが国には、熟練した臨床知識を持ち、認定を受けた大学院で指定の教育を受け、直接患者へのケアを行っている看護師として、日本看護協会及び日本看護系大学協議会と連携し認定する専門看護師がいる。1994年から認定が開始され2021年現在、がん看護、精神看護、地域看護、老人看護、小児看護、母性看護、慢性疾患看護、急性・重症患者看護、感染症看護、家族支援、在宅看護、遺伝看護、災害看護の13分野が特定されている[17]。専門看護師の役割のひとつに倫理調整があり、臨床看護において倫理的な問題状況が生じた場合、リーダーシップをとって解決にあたることが期待されている。

倫理調整とは、個人、家族および集団の権利を守るために、倫理的な問題や葛藤の解決を図ることであり、そのために医療チームにおいて関係するすべての人びとや他職種間の調整を行うことである。一般の看護師が抱える倫理的問題を解決できるよう支援する役割も担っている。専門看護師の倫理調整の役割は、十分な教育や訓練を基盤とするものであるが、その行動の指針、方法などは、倫理的困難に直面する他の専門職も参考とすることができるだろう。

1）コミュニケーション能力：倫理的問題に直面する看護師は、道徳的に葛藤している場合もあり、オープンで正直なコミュニケーションができないことがある。また、感情的な反応を示すこともある。専門看護師の倫理調整は、問題に直面している看護師が問題を整理・明確化できるように話を丁寧に聞くことから始まる。そして、情報を整理・明確化し、患者や家族を含めたチーム内で情報共有できるようにメンバーと関わる。

2）学際的包含の提案：医療従事者は基本的に自分の専門分野を極めている専門家である。一方で、学際的な広い視野を持つことを苦手とする場合もある。しかし、倫理的葛藤の多くは、死生学、法学、哲学、宗教学など学際的な背景を持つ。専門看護師は、このような幅広い視点からの検討が行えるような提案をしたり、必要な場合には、専門家に参加を依頼する。

3）多様なコミットメント：専門看護師は、関係する全ての人びとと関わるとき、特定の人の意見に肩入れすることなく、自分自身の立場を中立に保つことが求められる。これは、医療システムや制度に対しても同様の姿勢が求められる。たとえば、遺伝医療など医療技術の進歩とその使用、医療コストの抑制や公平な配分、法的状況等である。自分自身の役割・責任に立脚しつつ、周囲の多様な価値感と公平に関わる姿勢を持ち続けることである。

以上のような看護職能団体や高度な実践能力を持つ専門の看護師により、看護倫理に対する看護師全体の姿勢は変化し続けている。個人の看護師が倫理的感受性を高めるのみでは解決されない事態に対処するためにも、社会的な広がりとして看護師が倫理的な活動が行えるような組織・システムを作ることが重要であるといえる。

4. 看護倫理の基盤となる重要概念[18)]

看護師の倫理的な行動の基盤には、医療倫理の原則の他に、４つの基本的な考え方がある。

4-1　アドボカシー

看護倫理の場面でアドボカシー advocacy は、患者の権利を擁護すること、患者が自分の価値に応じた選択ができるように援助すること、患者を１人の人間として尊重し、それが守られるようにすることを意味する。

患者の権利を擁護するとは、比較的狭義のアドボカシーのことである。たとえば、看護師は患者の権利について患者に説明し、患者がこれらの権利について理解したことを確認する。患者が権利を主張できる場合も、患者の権利に侵害があったときには適切な機関に報告し、これを防ぐようにする。

患者は、いったん医療という枠組みに組み込まれると、患者という役割を果たすことを求められる。旧来の考え方では、医療者はよいパターナリズムをもって患者のために決定することが当然で、患者の主体的な選択は相応しくないと考えられていた。しかし、今日では患者が自分の価値観や信念、生活スタイルにそって、治療を選択することが求められる。このときに、それらの選択肢が持つ利点や欠点を患者が検討できるように援助する。これが患者の選択を助けることである。

そして看護師は、基本的人権に則り、患者の人間としての尊厳、プライバシー、選択を支持し守る。選択ができない場合には、患者が病気になる前に希望していたこと、あるいは患者の家族や代理人が代弁する患者の最善の利益・福利について検討し、患者にとって最もよいと思われることを行うのである。

4-2　責務と責任

看護師の責任は、健康の増進、疾病の予防、健康の回復、苦痛の緩和である。看護師は、これらの責任を果たすときに、行動の原則や基準、倫理に従っていること、科学的な根拠や満足できる理由により自らの行為を説明し、実施することで責務を全うする。看護師による看護のためのインフォームドコンセントである。これには、「目的を持った行い」だけでなく、看護師が関係しているとみなされるすべてのことが含まれる。つまり、目の前にいる患者のみならず、同僚である専門職者、雇用者、社会に対して責務があるということである。このような責務と責任を果たしていることが、看護師への信頼と安心をもたらす。

日本看護協会は、「看護業務基準」[19)] や「医療安全推進のための標準テキスト」[20)] など、さまざまな基準を提示し、看護師が責務と責任を果たすことを支援している。

4-3　協力

今日の医療システムの中では、他職種の協力なしではよい医療を提供することはできない。そのためには、患者に関わるメンバー（患者を含める）が、各々の状況を調整しながら共同で取り組むという信頼に基づいた生産的相互関係を築くことが求められる。具体的には、メンバー全員が、

ⅰ）他の協力者のことを考える

ⅱ）目的を共有する

ⅲ）お互いが倫理的に行動する

ⅳ）お互いを信頼し、ⅰ）～ⅲ）すべてに従って行動することである。

これは、共有する目標や約束を守ること、共有する関心を優先させること、そして長期的に専門職としての関係の維持を個人的な興味に優先させることなどでも表される。これにより、患者を含めた医療チームが相互に支援し合うネットワークを強力にする。

4-4　ケアリング

ケアリングとは、care + ing の意味でイメージする以上の内容を含む人間と人間の関わりの仕方に関することである。単なる身体的な世話以上の意味やニュアンスが含まれる。メイヤロフはケアリングを、相手の人格をケアすることとして捉える。「ケアするとは、最も深い意味で、その人が成長すること、自己実現をすることをたすけること」[21]とし、ケアリングを構成するものとして、知識、リズムを変えること、忍耐、正直、信頼、謙遜、希望、勇気をあげた[22]。

看護の場面で考えよう。たとえば食事が進まない患者がいたとする。治療食だから、医師の指示だから、看護業務規定にあるからという意識をもって、ただ食べさせることに集中するという関わりは、ケアリングのある行為とはいえない。あるいは入院しているのに治療食を食べないとは協力的ではない、食べないというのは患者の自己決定だからそのままにしておけばよい、という対応もケアリングではない。相手を大切に思い、相手に関心を寄せ、配慮する意識が基盤になければならない。なぜ食事が進まないのだろうか、身体的な問題は解決されているだろうか、心配があるのだろうか、食べたくても食べられないのだろうか、食べたくないのだろうか、それはなぜだろうかなど、相手のことをさまざまに考える。患者の思いを聴き、食事の形状を工夫して食事を準備する人びとと検討したり、食事が進むような環境を整えたりして、食事の介助をする。このような対象との関わりの仕方がケアリングなのである。

ケアリングは、倫理的な問題が生じる場面にのみ心がければよいことではなく、看護実践の基盤となることである。ケアリングは、臨床の忙しさの中では実施できないと感じる人もいる。情緒的に疲れ切ってしまい燃えつきにつながるという指摘もある。しかし、複雑で解決困難な倫理的問題に取り組もうとするとき、このような関わりの仕方が重要となるのである。

5. 看護倫理を実践するために

人は、病や老い、事故、災害等によって大切なものを失う。看護師はこのような状況において、最後までその人らしく生を全うできるようさまざまな援助を行うことを使命とする。医療の歴史の中で、医師に従う者であった看護師は、自らの役割を果たすために多くのジレンマを感じそれを克服するための努力をし続けてきた。倫理的な問題を感じ、悩んだときに、批判されることなく語ることができる安全な空間が必要であった。そして、同じ悩みを持つのは自分だけではないことを知って、共感し、共有し、勇気づけられ、協力し合ってきたといえる。患者のために何ができるか、何が障害となっているか、広い視野で状況を見つめ、その方法を検討し、知識を身につけ、論理的に語るよう戦略を練って、状況を変えつつある。看護倫理が広く看護実践の中で実現されるためには、個人の倫理感を基盤に、組織的な活動が必要である。そのようにして環境が整えられることによって看護師個人の看護が活き活きと、倫理的な活動になると思われる。

この流れは、看護師だけに見られることではないだろう。医療構造が変化し、患者を含めたチーム医療が当然となりつつある今日、自らの役割あるいは職業意識を確立することにより、よりよい医療を構成するメンバーとしての役割を果たすことができる。全ての医療従事者が、患者の価値観を尊重し、自らの役割を果たすことができるよう医療を取り巻く環境にまで目を向けて、柔軟に活動していくことが必要であると考える。

【文献・註】

1）わが国で長く使われていた看護婦という名称は2002年3月から看護師に統一された（2001年「保健師助産師看護師法」）．本章では，この区切りに関係なく，看護師という名称を使用する。

2）ヘルガ・クーゼ．永島すみえ・訳：看護職・補助的奉仕の歴史．竹内徹，村上弥生・監訳．ケアリング―看護婦・女性・倫理．メディカ出版，p23-25，1997/2000.

3）フロレンス・ナイチンゲール．薄井坦子，小玉香津子・訳：看護覚え書―看護であること看護でないこと．改訳第7版，現代社，1860/2011.

4）前掲2）p25-42.

5）星野一正：民主化の法理＝医療の場合 43 タスキギー梅毒人体実験と黒人被害者への大統領の謝罪．時の法令，1570号，p45-51，1998. https://cellbank.nibiohn.go.jp/legacy/information/ethics/refhoshino/hoshino0052.htm

6）前掲2）p44-45.

7）伊藤千晴，太田勝正：教科書からみた戦後の看護倫理教育内容の変遷．日本看護学教育学会誌，17（1），p29-40，2007.

8）木村利人：いのちを考える―バイオエシックスのすすめ．日本評論社，p3-7，1987.

9）中木高夫：「看護と権力論」に思いいたるいくつかのエピソード．Quality Nursing, 8（12），p988-990，2002.

10）日本看護科学学会・看護倫理検討委員会（片田範子，井部俊子，中西睦子・他）：看護倫

理から見た東海大学病院事件―報道が問わなかった問題を問う―．看護管理，1（5），p274-277，1991.

11）日本看護協会，国際看護師協会（ICN）：ICN 看護師の倫理綱領（2012 年版）．
https://www.nurse.or.jp/home/publication/pdf/rinri/icncodejapanese.pdf

12）石井トク，野口恭子・編著：国際看護師倫理綱領 解説．看護の倫理資料集 第2版―看護関連倫理規定／綱領／宣言の解説．丸善，p17-18，2007.

13）日本看護協会：看護者の倫理綱領．2021．https://www.nurse.or.jp/home/publication/pdf/rinri/code_of_ethics.pdf

14）前掲 12）：看護師の倫理規定 解説．p29，2007.

15）日本看護協会：看護職のための自己学習テキスト．2017．https://www.nurse.or.jp/nursing/practice/rinri/text/index.html

16）小松浩子：看護師の専門分化．浜渦辰二，宮脇美保子・編．シリーズ生命倫理学 第14巻 看護倫理．丸善，p19-43，2012.

17）日本看護協会：専門看護師．2017．http://nintei.nurse.or.jp/nursing/qualification/cns

18）サラ T. フライ，メガン－ジェーン・ジョンストン．片田範子，山本あい子・訳：看護実践の倫理 第3版 倫理的意思決定のためのガイド．日本看護協会出版会，p49-63，2008/2010.

19）日本看護協会：看護に活かす基準・指針・ガイドライン集 2018．日本看護協会出版会，2018.

20）日本看護協会：医療安全推進のための標準テキスト．2013．https://www.nurse.or.jp/nursing/practice/anzen/pdf/text.pdf

21）ミルトン・メイヤロフ．田村真，向野宣之・訳：ケアの本質―生きることの意味．ゆみる出版，p13，1971/1987.

第9章 胎児・小児をめぐる倫理的諸問題

国立成育医療研究センター　生命倫理研究室長　**掛江直子**

1. はじめに

小児、すなわち「子ども」とは、どのような存在を指しているのであろうか。バイオエシックス百科事典の「子ども（children）」[1]の項には、"The definition of child is elusive"（子どもの定義は捉えにくい）と書かれている。子どもとは、常に成長しつつある存在であり、発達の段階によって必要とされる保護や児の自律性の支援の内容等が変わってくる。

小児医療においては、その対象が子どもであるため、適切な医療を提供することはもとより、その子その子に合った適切な支援を行うことにより、子どもの権利および患者の権利を守り、尊重することが重要となる。本章では、このような子どもの特殊性を踏まえて、小児医療における倫理的諸問題について考える。また、出生前の胎児を子どもの権利の議論に含むことについては意見が分かれるところではあるが、胎児治療、胎児診断等の急速な進歩を踏まえ、胎児医療における倫理的諸問題についても検討したい。

なお、本章においては、バイオエシックスの4つの基本的倫理原則、すなわち自律性尊重の原則（autonomy of person）、善行の原則（beneficence）、無危害の原則（non-maleficence）、公正の原則（justice）を基礎に検討を進めるが、倫理原則については第2章を参照されたい。

2. 子どもの権利とは

歴史的にみると、そもそも、「子ども」には「権利」などなかったといっても過言ではないだろう。古代・中世では、バースコントロールや優生学的思想のあらわれとして間引きが行われ、奴隷など労働力としての子どもの人身売買が広く行われていた[2]。つまり、この頃は、子どもは自由や権利の主体としては認識されていなかったと推察される。そして、実際に子どもは大人と同じように長時間労働を強いられ、教育を受ける機会も与えられていなかった。子どもが育まれるべき存在と認識されない状態は、20世紀まで続いたといわれている（**表1**）。

18世紀になり、「子どもの発見者」と呼ばれるフランスの哲学者ジャン＝ジャック・ルソー（Jean-Jacques Rousseau；1712-1778）は、1762年に著した教育小説『エミール』において、それ

表1　子どもの権利の変遷

年代	事項
古　代	子どもは、自由や権利の主体とは考えられていなかった
：	：
18世紀	Rousseauによる教育小説「エミール」
	⇒子どもの人間としての固有の価値や人権を認めることの重要性を主張
19世紀	＜労働力としての子ども＞
1900年	Ellen Karolina Sofia Key「子どもの世紀」
1914年	第一次世界大戦によって多くの子どもの命が奪われる
1922年	「世界児童憲章」公表
	⇒「世界を通して子どものケアの最低基準を確保する」ことをうたう
1924年	「ジュネーブ宣言」子どもの権利に関する宣言（国際連盟総会第5会期）
	⇒人類は子どもに対して最善のものを与える義務を負う
	＜保護の対象としての子ども＞
1939年	第二次世界大戦によって約1300万人の子どもが犠牲となる
1948年	「世界人権宣言」採択（国際連合総会第3会期）
1951年	日本においても国会で「児童憲章」が採択される
1959年	「児童（子ども）の権利宣言」採択（国際連合総会第14会期）
	＜権利（利益）主体としての子ども＞
1966年	「国際人権規約」採択（国際連合総会第21会期）
	⇒ポーランドの提案によって、子どもの権利宣言の条約化作業が開始される
1989年	「子どもの権利に関する条約」採択（国際連合総会第44会期）
	＜権利（意思）主体としての子ども＞
1994年	日本において「子どもの権利条約」が批准される

まで大人のミニチュア、すなわち「小さな大人」としか認識されていなかった子どもの存在に焦点をあて、子どもとはどういう存在であるかを研究し、子どもの自発性、人間としての固有の価値や人権を認めることの重要性を唱えた。また、スウェーデンの女性思想家であるエレン・ケイ（Ellen Karolina Sofia Key；1849-1926）は、ルソーの思想を受け継ぎ発展させた『児童の世紀』を1900年に発表し、独自な存在としての子どもへ深い関心を寄せ、児童の健やかな発達に世界の未来がかかっていることを説いた。本書は、世界各国で翻訳され、20世紀に世界的な広がりを見せた新教育運動の展開に大きな影響を与えたといわれている。

しかしながら、1914年に第一次世界大戦が勃発し、一般市民としてのみならず、戦争へ協力する兵士としても、多くの子どもの命が奪われてしまった。この悲劇の反省として、1922年に「世界を通して子どものケアの最低基準を確保する」ことを謳った［世界児童憲章］が、さらに1924年には「人類は子どもに対して最善のものを与える義務を負う」とした［ジュネーブ宣言］が示された。これにより、子どもは「保護の対象」として捉えられることとなった[3)]。

しかし、残念なことに、1939年に第二次世界大戦に突入し、第一次世界大戦と同様に、子どもは一般市民としてのみならず少年兵として、さらに迫害の被害者として、その命を奪われ、約1300万人の子どもが犠牲になったといわれている。このように20世紀になっても、多くの子どもの命が失われ、人権が踏み躙られてしまったことへの反省から、1948年国際連合総会第3会期において、［世界人権宣言］が採択された。これに加え、子どもの権利の宣言であるジュネーブ宣言の精神を生かすための10か条として1959年国際連合総会第14会期にて［児童（子ども）の権利宣言］が示され、初めて「利益主体」としての子どもの権利が認識されるに至った。

1966年には、国際連合総会第21会期において、［国際人権規約］が採択され、このときポーランドの提案にて、子どもの権利宣言の条約化の作業が開始されることとなった。そして、1989年11月の国際連合総会第44会期にて、［子どもの権利に関する条約（Convention on the Rights of the Child）］[4]（**表2**）が採択された。この条約は、前述したエレン・ケイの『児童の世紀』以来脈々と受け継がれてきた、子どもの権利を国境を越えて保障していこうとする歩みのひとつの到達点といわれている。この条約では、子どもを大人による「保護の対象」としてのみ捉えるのではなく、意見表明権（第12条）にみられるように、「意思主体」として子どもの権利を捉えている点が特徴的である。日本は、1994年3月に本条約を批准し、5月より発効している。

ここまでの経緯からわかるように、子どもは常に社会的弱者であり、「子どもの権利」という概念は当たり前に存在していたものではなく、長い歴史の中で、社会的弱者である子どもに対する負の歴史の反省として、国際社会が思想として共有し、意図して約束事として創り上げたものなのである。したがって、私たちは常に「子どもの権利」をないがしろにしないよう意識し、「子どもの権利」を守っていく努力を払わなければならないのである。特に小児医療の現場では、このことを常に心に留めておく必要がある。

3. 社会的弱者の保護

社会的弱者の保護の主な考え方としては、(1) 人（成人）について基本的に認められている諸権利のうち、未成年であるために自ら行使できないことによって不利益が生じないように保護する考え方と、(2) 弱者が強者から搾取されたりしないように権利を保護する考え方とがある。子どもが社会的弱者であることは、先に述べた通りであるが、私たちの社会はどのように社会的弱者である子どもを保護しているのだろうか。

わが国では、まず民法第4条において「年齢18歳をもって、成年とする。」と定めることにより、子どもの年齢を18歳未満と定めている*。また、児童福祉法でも、第4条において「児童とは、満

＊平成30年6月13日、民法の成年年齢を20歳から18歳に引き下げること等を内容とする民法の一部を改正する法律が成立し、令和4年（2022年）4月1日から施行されることとなった。この法改正により、約140年ぶりに成人年齢がそれまでの20歳から18歳に引き下げられ、また、それまで男子18歳、女子16歳であった婚姻年齢が18歳に統一され（第731条）、「未成年者が婚姻をしたときは、これによって成年に達したものとみなす。」とする成年擬制の条項（第753条）が削除された。また、これに伴い、その他の関連する法令についても必要に応じて18歳に引き下げる等の改正が行われた。

表２　子どもの権利に関する条約（1989 年国連総会第 44 会期採択 , 1994 年日本批准）

〔第Ⅰ部〕
第１条：子どもの定義
第２条：差別の禁止
第３条：子どもの最善の利益
第４条：立法・行政その他の措置
第５条：親その他の者の指導
第６条：生命への権利
第７条：名前・国籍を得る権利
第８条：身元の保全
第９条：親からの分離禁止
第 10 条：家族再会
第 11 条：国外不法移送・不返還の防止
第 12 条：意見表明権
第 13 条：表現・情報の自由
第 14 条：思想・良心・宗教の自由
第 15 条：結社・集会の自由
第 16 条：プライバシー・名誉の保護
第 17 条：情報へのアクセス
第 18 条：親の第一次養育責任
第 19 条：虐待・放任からの保護
第 20 条：代替的養護
第 21 条：養子縁組
第 22 条：難民の子どもに対する保護・援助
第 23 条：障害児の権利の国際協力
第 24 条：健康・医療への権利
第 25 条：措置された子どもの定期的審査
第 26 条：社会保障への権利
第 27 条：生活水準への権利
第 28 条：教育への権利
第 29 条：教育の目的
第 30 条：少数者・先住民の子どもの権利
第 31 条：休息、余暇、遊び、文化的・芸術的生活への参加
第 32 条：経済的搾取からの保護
第 33 条：麻薬・向精神薬からの保護
第 34 条：性的搾取・虐待からの保護
第 35 条：誘拐・売買・取引の防止
第 36 条：他のあらゆる形態の搾取からの保護
第 37 条：自由を奪われた子どもの適正な取扱い
第 38 条：武力紛争における子どもの保護
第 39 条：心身の回復と社会復帰
第 40 条：少年司法
第 41 条：既存の権利の確保

出典：日本ユニセフ協会「子どもの権利条約」
https://www.unicef.or.jp/about_unicef/about_rig_index.html

18歳に満たない者をいい」と定めている。さらに、民法第818条において「親権者」を定め、「成年に達しない子は、父母の親権に服する。」とし、加えて第820条において「親権を行う者は、子の利益のために子の監護及び教育をする権利を有し、義務を負う。」とし、監護及び教育の権利義務を定めている。これらにより、子どもは、親権者により保護され、養育されることが法制度として保障され、同時に、親権者は、子どもが未成年であることにより行使できない法律行為や、医療行為を適切に受けるための同意等について、子どもの利益に従って判断し、代行する権限を有するとされる。これは、前述の（1）の考え方に整理される。

また、人を対象とする医学研究の倫理的原則をまとめた［ヘルシンキ宣言］（2013）[5] では、「社会的弱者グループおよび個人（Vulnerable Groups and Individuals）」という項で、社会的弱者が不適切な扱いを受けたり副次的な被害を受けやすいことから、個別の状況を考慮した上で保護を受けるべきであること、また社会的弱者を研究の対象とする際は、研究がその集団の健康上の必要性または優先事項に応えるものであり、かつその研究が社会的弱者でない集団を対象としては実施できない場合に限り、社会的弱者集団を対象とする医学研究が正当化されるとし、その集団は研究から得られた知識、実践または治療からの恩恵を受けるべきであると明記している（**表3**）。これは、前述の（2）の考え方を具現化したものである。

これらの法令や規範から伺えるのは、社会的弱者である子どもは、親権者から保護されなければならず、また同時に、社会からも保護されなければならないということである。そして、その適切な保護の手段として、親権者による代諾や子どもの自律性の尊重、さらには医学研究の倫理審査手続きにおける弱者保護の適切性の確認等が挙げられる。

表3　ヘルシンキ宣言（2013）（抜粋）

➢ 社会的弱者グループおよび個人

19. あるグループおよび個人は特に社会的な弱者であり不適切な扱いを受けたり副次的な被害を受けやすい。
　すべての社会的弱者グループおよび個人は個別の状況を考慮したうえで保護を受けるべきである。

20. 研究がそのグループの健康上の必要性または優先事項に応えるものであり、かつその研究が社会的弱者でないグループを対象として実施できない場合に限り、社会的弱者グループを対象とする医学研究は正当化される。さらに、そのグループは研究から得られた知識、実践または治療からの恩恵を受けるべきである。

出典：ヘルシンキ宣言（和文）日本医師会訳
https://www.med.or.jp/doctor/international/wma/helsinki.html

4. 子どもの自律性と意思決定

医療において患者の権利を尊重することは、基本的な倫理規範の一つである。そして、患者の権利を尊重するためには、患者の自律性を尊重し、患者の自己決定権を尊重することが不可欠である。すなわち、インフォームド・コンセントのプロセスにおいて、患者の自律性、自己決定権を尊重することを通して、患者の人格ならびに尊厳を尊重し、人として患者と医療者が向き合うことが、現代の医療で求められているのである（インフォームド・コンセントの重要性については、第3章を参照されたい）。

小児医療の現場では、患者は子どもであるが、子どもであっても患者の人格ならびに尊厳を尊重されることが重要であり、医療者がその子の成長発達に合わせて、人として患者（児）と向き合うことは小児医療における倫理の基礎であるといえる。

4-1　子どもの発達と自律性の尊重

先に述べた通り［子どもの権利に関する条約］第12条では、子どもの意見表明権として、「自己の見解をまとめる力のある子どもに対して、その子どもに影響を与えるすべての事柄について自由に自己の見解を表明する権利を保障する」ことを求めている。さらに、「その際、子どもの見解が、その年齢および成熟に従い、正当に重視される」と言及している（**表4**）。特にこの後半部分の記述から、子ども特有の自律性（autonomy）の発達段階への配慮の必要性が読み取れる。

子どもの自律性は、**図1**に示した通り、年齢や経験に伴い、徐々に（また時に急速に）発達する（**図1**の波線部分）。これを「発達的自律性（developing autonomy）」とよび、この発達的自律性を意識して子ども一人一人の成長や発達を注意深く見守りながら、子どもの自律性を尊重し育んでいくことが求められる。

当然のことながら、子どもが幼いときは、子ども自身がまだ未成熟で、自らの命や身体について決める能力を持ち合わせていない。すなわち、意思無能力（incompetence）な存在であるため、本人に代わってその子の利益を守るための意思決定を他者（通常は親権者）が行うこととなる。こ

表4　子どもの権利に関する条約（1989）（抜粋）

第12条〔意見表明権〕
締約国は、自己の見解をまとめる力のある子どもに対して、その子どもに影響を与えるすべての事柄について自由に自己の見解を表明する権利を保障する。その際、子どもの見解が、その年齢および成熟に従い、正当に重視される。

この目的のため、子どもは、とくに、国内法の手続規則と一致する方法で、自己に影響を与えるいかなる司法的および行政的手続においても、直接にまたは代理人もしくは適当な団体を通じて聴聞される機会を与えられる。

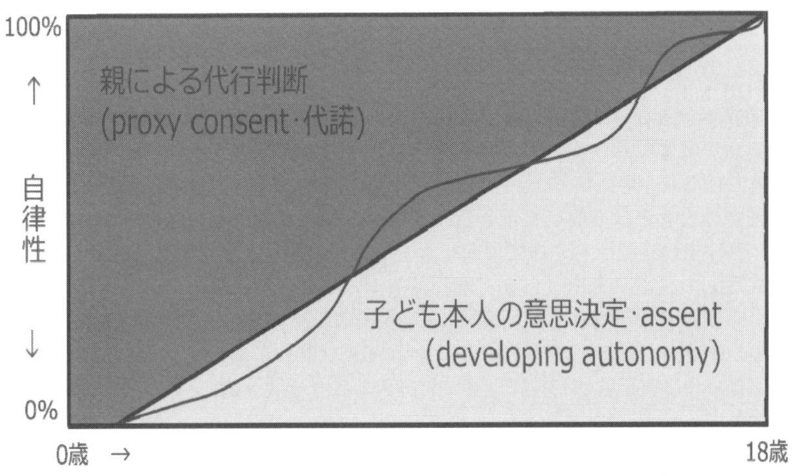

図1　子どもの年齢と発達的自律性および代諾の関係

の行為を「代行判断」もしくは「代諾（proxy consent）」とよぶ。

一方、子どもは徐々に自律性が備わり、情報を理解する能力、情報に基づき判断する能力等を獲得していく。これを意思能力（competence）とよび、これが自己決定する際の基礎となる。子どもが意思能力を獲得していくにつれて、子どもの身体や生活についてのさまざまな事項を親のみが決めるというのは、その子の自律性尊重の観点からは適切な状態とはいえなくなる。そこで重要になってくるのが、代諾者による子どもの自律性尊重と身体保護のバランスである。代諾者はもとより、子どもの意思決定を支援する者は、その子その子に向き合い、丁寧に自律性および意思決定能力を評価し、適切にその子の意思・見解を尊重しつつ、その子の身体・生命の保護に努めることが求められるのである。病児の親は過保護・過干渉になる傾向があるので、小児医療に携わる者は、子どもの自律性を適切に尊重し、自立を促すよう、時に親へ働きかけることも必要である。

4-2　医療における子どもの意思決定

子どもの権利条約は医療にフォーカスしたものではなく、一般社会全般における子どもの意見表明権への配慮を謳ったものである。医療においては、患者の権利に関する世界医師会［リスボン宣言］[6] の2005年サンディアゴ修正の追加項目である「5. 法的無能力者（the legally incompetent patient)」において、「患者が未成年者あるいは法的無能力者の場合、法律上の権限を有する代理人の同意が必要とされる。それでもなお、患者の能力が許す限り、患者は意思決定に関与しなければならない」とし、さらに「法的無能力の患者が合理的な判断をしうる場合、その意思決定は尊重されねばならず、かつ患者は法律上の権限を有する代理人に対する情報の開示を禁止する権利を有する」として、患者の自律性の尊重とプライバシー権の保護を謳っている（**表5**)。また、医学研究においては、［ヘルシンキ宣言］(2013)[5] の「インフォームド・コンセント」の第29項において、「法的代理人の同意に加えて本人の賛意を求めなければならない。被験者候補の不賛意は、尊重さ

表5　患者の権利に関するWMAリスボン宣言（抜粋）

5. 法的無能力者

a. 患者が未成年者あるいは法的無能力者の場合、法域によっては、法律上の権限を有する代理人の同意が必要とされる。それでもなお、患者の能力が許す限り、患者は意思決定に関与しなければならない。

b. 法的無能力の患者が合理的な判断をしうる場合、その意思決定は尊重されねばならず、かつ患者は法律上の権限を有する代理人に対する情報の開示を禁止する権利を有する。

c. 患者の代理人で法律上の権限を有する者、あるいは患者から権限を与えられた者が、医師の立場から見て、患者の最善の利益となる治療を禁止する場合、医師はその決定に対して、関係する法的あるいはその他慣例に基づき、異議を申し立てるべきである。救急を要する場合、医師は患者の最善の利益に即して行動することを要する。

表6　ヘルシンキ宣言（2013）（抜粋）

➢インフォームド・コンセント

27. 研究参加へのインフォームド・コンセントを求める場合、医師は、被験者候補が医師に依存した関係にあるかまたは同意を強要されているおそれがあるかについて特別な注意を払わなければならない。そのような状況下では、インフォームド・コンセントはこうした関係とは完全に独立したふさわしい有資格者によって求められなければならない。

28. インフォームド・コンセントを与える能力がない被験者候補のために、医師は、法的代理人からインフォームド・コンセントを求めなければならない。これらの人々は、被験者候補に代表されるグループの健康増進を試みるための研究、インフォームド・コンセントを与える能力がある人々では代替して行うことができない研究、そして最小限のリスクと負担のみ伴う研究以外には、被験者候補の利益になる可能性のないような研究対象に含まれてはならない。

29. インフォームド・コンセントを与える能力がないと思われる被験者候補が研究参加についての決定に賛意を表することができる場合、医師は法的代理人からの同意に加えて本人の賛意を求めなければならない。被験者候補の不賛意は、尊重されるべきである。

30. 例えば、意識不明の患者のように、肉体的、精神的にインフォームド・コンセントを与える能力がない被験者を対象とした研究は、インフォームド・コンセントを与えることを妨げる肉体的・精神的状態がその研究対象グループに固有の症状となっている場合に限って行うことができる。このような状況では、医師は法的代理人からインフォームド・コンセントを求めなければならない。そのような代理人が得られず研究延期もできない場合、この研究はインフォームド・コンセントを与えられない状態にある被験者を対象とする特別な理由が研究計画書で述べられ、研究倫理委員会で承認されていることを条件として、インフォームド・コンセントなしに開始することができる。研究に引き続き留まる同意はできるかぎり早く被験者または法的代理人から取得しなければならない。

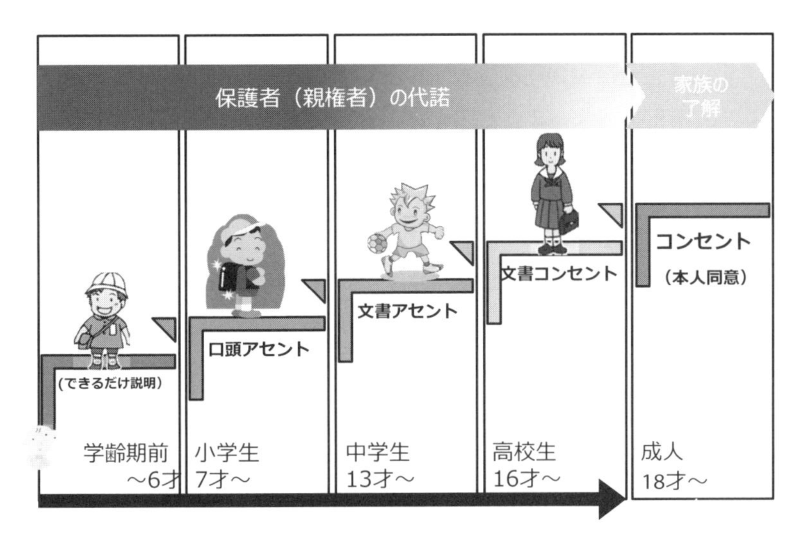

図2　各発達段階における子どもの意思決定

れるべきである」とし、子どもの意思の尊重、アセント（assent：賛意・了解）の必要性を謳っている（**表6**）。

これらを踏まえて、子どもの各発達段階における意思決定について概観すると、**図2**のようになる。すなわち、患者が幼いときは（例えば、乳幼児の場合）、その子どもについてのすべての事柄は保護者（親権者）が代諾する。ただし、子ども本人にも、これから何をするのかを、できるだけ説明することが推奨される。患者が学齢期（小学生）になると、子ども自身がある程度の理解力や意思をもつようになる。そこで、治療の選択及び同意は保護者の代諾によってなされるのではあるが、子ども本人に対してできるだけわかりやすい言葉を用いて、場合によっては人形や模型を用いて、これから行おうとしている医療処置等について丁寧に説明を行い、子ども本人から口頭でアセントを得ることが望ましい。さらに、患者が中学生になれば、より一層の理解力と判断能力をもつようになるので、丁寧に説明した上で、患者本人から文書でアセントを得る。患者が高校生以上になると、より理解力は高くなり自分の考えや価値観をもつようになるので、自らの身体についての意思決定といった一身専属的な行為については、自らの意思・意見を表明できる場面が多くなるため、保護者の代諾に加えて、本人からも同意（コンセント）を得ることが望ましいとされている。これは、「成熟した未成年（mature minors）」からは自律的な同意を得るべきという国際的な考え方に準じたものと考えられる。

ただし、インフォームド・コンセントとインフォームド・アセントは同義ではなく、根本的に異なる概念であることは認識しておかなければならない。すなわち、インフォームド・コンセントとは、「医師の提案した治療や指示について、必要かつ十分な説明を受け、十分に理解した上で、本人の自由意思に基づき選択・同意する行為」を指すのに対し、インフォームド・アセントとは、「医師の提案した治療や指示に賛成し、従うこと」であり、患者である子どもが自分自身の裁量で侵襲的行為に許可を与える行為ではないのである。つまり、コンセントは自律的権限の付託であるが、アセントは自律性の尊重に伴う倫理的手続きの域をでないのである。そのため、アセント単独では治療等を受けるための医療契約は締結できず、代諾が必須となる点は注意が必要である。

なお、子どもの自律性は成長発達に伴い自ずから身についてくるものではあるが、他方、親子関係や医療者との関係において、患者をいつまでも子どもとして保護的に接してしまうと、自律性の発達が阻害される場合がある。子どもはいつか必ず成人する存在であることから、知的障がい等の自立が困難となる特段の理由がない限り、将来、成人として自らの身体について自己決定できるようにならなければならない。近年の医学の進歩により、多くの病気が治癒するようになり、また慢性疾患と付き合いながら長期に生存できるようになってきた。そのため、患者は自らの健康を管理し、必要な医療にアクセスし、治療等について自己決定できる成人患者へと成長し、自らの命を守れるようにならなければならないのである。これらは「成人移行支援（health care transition）」とよばれ、近年この考え方に基づき、子どもである患者に対する自律（自立）支援やヘルスリテラシー獲得のための患者教育等の重要性が指摘されるようになってきた。このような観点からも、医療者および保護者は、子どもの将来を見据えて自律性を育み、子どもの発達段階に合わせて適切に支援していくことが求められるようになったのである。

5. 代諾（代行判断）

代諾とは、同意能力が備わっていないために、同意能力があったならば享受できたであろう利益（医療の場合は主に治療による利益）を受けられないということがないようにするための保護行為である。法的同意能力が認められていない未成年者は、本人の自律性を尊重されながらも、常に代諾によって保護されなければならない。

5-1　代諾の判断基準

代諾によって子どもである患者の治療選択等を行う場合、代諾者が患者の自己決定権を自らが有しているかのように自由に判断できるわけではない。代諾の判断基準には、①事前指示基準（advance directive standard）、②推定意思判断基準（substituted judgement standard）、③最善の利益基準（best interest standard）の３つがある。

①の「事前指示基準」は、患者が事前に明らかにしていた意思表示（指示）に基づき判断するもので、②の「推定意思判断基準」は、それまで意思能力を有していた者が判断できない状態になった場合で、その人の明示的な意思表示がない場合に、それまでの意思や価値判断等を参考に、その人であったらどのように判断したであろうかと意思を推定する方法であり、本人の意思を推定判断する基準である。③の「最善の利益基準」は、主にそれまで意思能力を有していない子ども等について、本人の意思は推定できないので、本人にとって最善の利益となる判断をするという基準である。しかしながら、事前指示基準も推定意思判断基準も、患者の自己決定権の尊重が患者の最善の

利益に資するという意味では、最善の利益基準と基盤を共有しているといえるだろう。

5-2　最善の利益

では、最善の利益とは何なのか。この問いには、普遍的な回答はない。患者にとっての利益とは、医学的利益のみならず、患者の自己決定権ならびに人としての尊厳の尊重といった観点からのさまざまな利益が勘案されることとなる。

例えば、輸血をしなければ死亡する可能性が極めて高い状態にある患者が宗教上の理由等で輸血を拒否するような場合に、医学的には輸血を行うことが患者にとっての最善の利益であると考えられる。他方、患者が明らかに同意能力を有しているのであれば、患者の価値観および信仰に基づく自己決定が尊重されることが本人にとっての最善の利益と判断され、医学的推薦よりも患者の意思が優先されるべきといわれている。つまり、法的同意能力の認められる成人患者の場合、自律性尊重の原則に基づき、個々の患者の価値観、人生観、信仰等を踏まえて、自らが最善と考えるものが本人にとっての最善の利益であると推定することとなる。

一方、患者が子どもの場合は、事情が異なってくる。子どもは、法的同意能力を有しておらず、意思能力（理解力、判断力）が十分ではないため、自分にとっての最善の利益を判断できない可能性がある。そこで、本人の意思をそのまま尊重することは、最善の利益につながらないかもしれないので、弱者保護の考え方に基づき、他者（一般に保護者）が子どもである患者にとっての最善の利益を代わって判断することになる。しかし、このような状況において、親が常に患者である子どもの最善の利益に資する判断を冷静に行えるわけではなく、時に代諾者である親の利益と子どもの利益が衝突する場合もあるので注意が必要である。例えば、小児がん治療の終末期にある患者について、子どもである患者は緩和ケアに移行し、残された時間を家族と過ごすことを望んでいるにも関わらず、代諾者である親は患者である子どもが少しでも延命されるよう積極的な入院治療を希望する場合がある。この時、親は子どもへの愛情に基づき子のために判断していると推察されるが、親と子どもの各々が考える利益（希望）が衝突した状態になる。他方、子どもである患者はまだ適切に治療すれば生きられるのに、代諾者である親が長期的な治療が家族の負担であるという理由で、つまり親や家族の利益を優先して治療を打ち切ることを希望する場合等もあり得る。したがって、小児医療の現場では、常に代諾の適切性および代諾者の適格性について慎重に評価することも必要となる。

なお、「最善の利益とは何か」という問いの答えではないが、すべての子どもは最善の医療を受ける権利、および尊厳を尊重される権利を有している（**表7**、**表8**）という考え方が国際的に共有されている。このことを踏まえ、子どもの権利が適正に護られていることが、患者である子どもの最善の利益となると仮定するならば、医学的に必要な医療を明確にし、それがその子どもにとっての最善の利益に強い関連をもつ選択肢の一つとなると考えるべきである。

ここまで述べてきたように、個々の患者の最善の利益の検討は、容易なものではない。代諾によ

表7　子どもの権利に関する条約（抜粋）

第24条〔健康・医療への権利〕
1. 締約国は、到達可能な最高水準の健康を享受すること並びに病気の治療及び健康の回復のための便宜を与えられることについての児童の権利を認める。締結国は、いかなる児童も、このような健康サービスを利用する権利が奪われないことを確保するために努力する。（2項～4項は省略）

表8　ヘルスケアに対する子どもの権利に関するWMAオタワ宣言（1998）（抜粋）

（患者の尊厳）
27. 小児患者は、常に気配りされ、理解をもって尊厳とプライバシーを尊重されながら扱われるべきである。

28. 小児患者の痛みあるいは苦しみを予防、またはそれが不可能な場合は減少させ、また肉体的、情緒的ストレスを緩和することにあらゆる努力がはらわれるべきである。

29. 終末期の小児患者には、適切な緩和ケアと可能な限り安寧と尊厳を持って死を迎えることができるために 必要なあらゆる助力が提供されるべきである。

り判断しなくてはならない場合においては、代諾者に寄り添いつつも代諾者の意向を鵜呑みにすることなく、出来れば多職種のスタッフによって慎重に協議することが重要である。また、必要に応じて、施設の内外の臨床倫理コンサルテーション（clinical ethics consultation）や病院倫理委員会（Hospital/Clinical Ethics Committee）等に相談し、助言を得ることも有益であろう。

5-3　代諾者の適格性

前述した通り、小児医療においては、民法第818条〔親権者〕ならびに民法第820条〔監護及び教育の権利義務〕を根拠として、子どもの養育についての第一義的責任を有する法定代理人である親権者（保護者）が代諾者となるのが一般的である。ただし、この民法の規定は、親とは「子どもの最善の利益」に従って行動するという推定に基づいて定められているといわれている。

しかし、前項で述べたように、親と子ども（患児）の間で利益が相反する場合もある。また、患児と同胞（兄弟姉妹）の利益が相反する場合では、親として健常な同胞の利益を優先し、重篤な障がいや病いをもつ患児に不利益が生じる判断をしてしまうような場合もある。したがって、常に無条件に親が子の代諾者として適格であるとは言い切れないのが実情である。代諾者の適格性が疑われる例としては、治療をしても重い障がいが残り、その後の養育負担が大きいと推測される場合に、親がその患児の養育を拒否し、必要な治療についても拒否をするケースがある。もしくは、先に生まれた健常な子（同胞）に、将来障がいをもつ患児の面倒を見るという負担を負わせたくない

表9　医療ネグレクトの定義

医療ネグレクトとは、以下の①～⑤の全てを満たす状況で、子どもに対する医療行為（治療に必要な検査も含む）を行うことに対して保護者が同意しない状態をいう。 ①　子どもが医療行為を必要とする状態にある ②　その医療行為をしない場合、子どもの生命・身体・精神に重大な被害が生じる可能性が高い（重大な被害とは、死亡、身体的後遺症、自傷、他害を意味する） ③　その医療行為の有効性と成功率の高さがその時点の医療水準で認められている ④　（該当する場合）子どもの状態に対して、保護者が要望する治療方法・対処方法の有効性が保障されていない ⑤　通常であれば理解できる方法と内容で子どもの状態と医療行為について保護者に説明がされている。

※厚生労働科学研究費補助金班研究（2009）による

という理由で患児の治療を拒否するケースもある。

そもそも、代諾権とは、親が子どもについて自分たちの都合で判断をすることを親固有の権利として認めているものではなく、ましてや親の自己決定権の一部ではない。あくまでも子どもの最善の利益に従って判断することを期待して親に委ねられた権利なのである。したがって、医療の現場では、親による代諾の判断が患児の最善の利益を基準として判断されたものであるのか、代諾者はその子の最善の利益を判断するに適格な存在であるのか、といった点を、常に慎重に評価し、もし代諾者が不適格であると考えられる場合には、その子の身体ならびに生命の保護のために「医療ネグレクト」に該当するかどうかを検討しなければならない。

6. 医療ネグレクト

もし、親が子どもに必要な治療を拒否した場合、かつては、医療者は最終的には親の決定に従わざるを得ないという認識が少なからずあった。それは、子どもの養育者である親に対し、養育責任を有していない医療者という関係認識によるものであったかもしれない。しかし、近年になり、その構図は変わり、親が子どもに必要な治療を拒否する場合は、社会が子どもの権利保護に乗り出す仕組みとして「医療ネグレクト」という枠組みが整備された。児童虐待の一形態として示された医療ネグレクトは、「保護者が子どもに必要な医療を受けさせることを怠る状態」を指し、詳細な定義としては**表9**が示されている。

児童虐待の防止等に関する施策は、平成12年の児童虐待の防止に関する法律（以下、児童虐待防止法）の公布に始まり、まず同法第2条において「児童虐待」を保護者がその監護する児童に対して行う次の行為として、身体的虐待、性的虐待、保護の怠慢・拒否（ネグレクト）、心理的虐待に分けて定義した（**表10**）。その後平成16年に児童虐待防止法の一部改正および児童福祉法の一部改正、平成19年の児童虐待防止法および児童福祉法の一部改正、平成23年の民法の一部改正、さらに平成28年の児童福祉法等の一部改正、平成29年の児童福祉法および児童虐待防止法等の一部改正、そして令和元年の児童虐待防止対策の強化を図るための児童福祉法等の一部改正により、現在の形となった（**表11**）。この一連の法改正および施策の見直しは、後を絶たないどころか増え続ける児童虐待（**図3, 図4**）への対応として、より実効性の高い対策を講じるために重ねられてきた議論の結果である。これらの改正において特に注視すべき点は、平成23年の民法等の一部を

表10　児童虐待の防止等に関する法律（平成12年法律第82号）抜粋

最終改正：平成19年6月1日法律第73号

（児童虐待の定義）

第二条　この法律において、「児童虐待」とは、保護者（親権を行う者、未成年後見人その他の者で、児童を現に監護するものをいう。以下同じ。）がその監護する児童（十八歳に満たない者をいう。以下同じ。）について行う次に掲げる行為をいう。

一　児童の身体に外傷が生じ、又は生じるおそれのある暴行を加えること。

二　児童にわいせつな行為をすること又は児童をしてわいせつな行為をさせること。

三　児童の心身の正常な発達を妨げるような著しい減食又は長時間の放置、保護者以外の同居人による前二号又は次号に掲げる行為と同様の行為の放置その他の保護者としての監護を著しく怠ること。

四　児童に対する著しい暴言又は著しく拒絶的な対応、児童が同居する家庭における配偶者に対する暴力（配偶者（婚姻の届出をしていないが、事実上婚姻関係と同様の事情にある者を含む。）の身体に対する不法な攻撃であって生命又は身体に危害を及ぼすもの及びこれに準ずる心身に有害な影響を及ぼす言動をいう。）その他の児童に著しい心理的外傷を与える言動を行うこと。

表11　児童虐待の防止等に関する施策

- 児童虐待の防止に関する法律（平成12年法律第82号）平成12年5月24日公布
- 児童虐待の防止等に関する法律の一部を改正する法律（平成16年法律第30号）平成16年4月14日
- 児童福祉法の一部を改正する法律（平成16年第153号）平成16年12月3日公布
- 児童虐待防止法及び児童福祉法の一部を改正する法律（平成19年法律第73号平成20年4月施行）
- 民法の一部を改正する法律（平成23年法律第61号）平成23年6月3日施行
- 医療ネグレクトにより児童の生命・身体に重大な影響がある場合の対応について（厚生労働省雇用均等・児童家庭局総務課長通知、雇児総発0309第2号）平成24年3月9日
- 児童福祉法等の一部を改正する法律（平成28年法律第63号）平成28年6月3日公布
- 児童福祉法及び児童虐待の防止等に関する法律の一部を改正する法律（平成29年法律第69号）平成29年6月21日公布
- 児童虐待防止対策の強化を図るための児童福祉法等の一部を改正する法律（令和元年法律第46号）令和元年6月26日公布

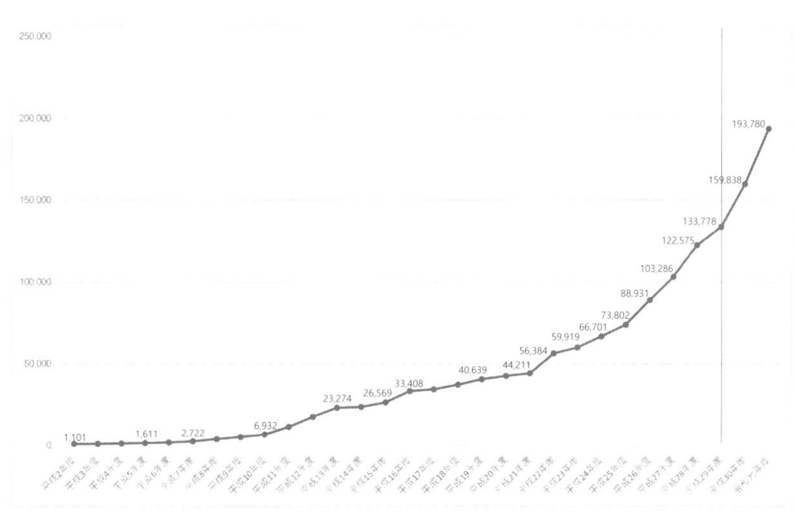

図3　児童相談所での児童虐待相談件数

出典：令和元年度福祉行政報告例（厚生労働省 HP）データを基に著者作成

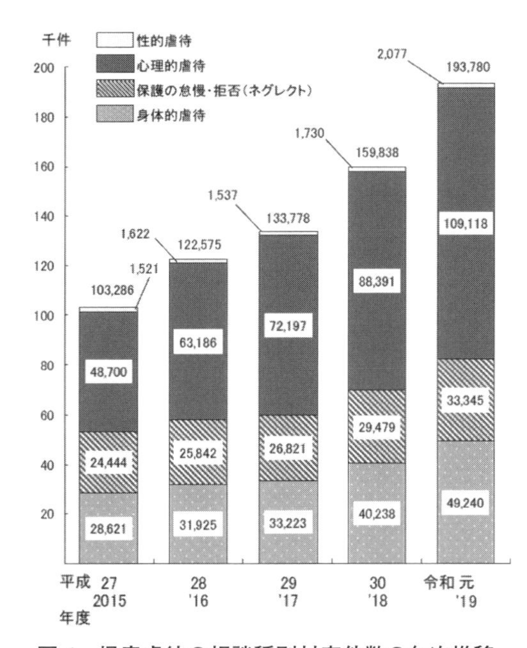

図4　児童虐待の相談種別対応件数の年次推移

出典：令和元年度福祉行政報告例（厚生労働省 HP）

改正する法律において、今まで自明のこととして明記されてこなかった親権が「子の利益のため」のものであることを明確化した点（民法第820条）、従来からの親権喪失制度と管理権喪失制度に加え、最長2年間の期限付きで親権を制限できる「親権停止制度」を新設した点（民法第834条の2）、施設長等の権限と親権との関係を明確化した点（児童福祉法第47条）等が挙げられる（**表12**）。また、平成29年の法改正では、虐待を受けている児童等の保護者に対する指導への司法関

表12　民法等の一部を改正する法律（平成23年法律第61号）（抜粋）

一　民法の一部改正関係（抜粋）

3　親権の効力

親権を行う者は、子の利益のために子の監護及び教育をする権利を有し、義務を負うこととするとともに、懲戒に関する規定について所要の見直しを行うこととした。（第820条及び第822条関係）

4　親権の喪失

（一）父又は母による虐待又は悪意の遺棄があるときその他父又は母による親権の行使が著しく困難又は不適当であることにより子の利益を著しく害するときは、家庭裁判所は、子、その親族又は未成年後見人等の請求により、その父又は母について、親権喪失の審判をすることができることとした。ただし、2年以内にその原因が消滅する見込みがあるときは、この限りでないこととした。（第834条関係）

（二）父又は母による親権の行使が困難又は不適当であることにより子の利益を害するときは、家庭裁判所は、子、その親族又は未成年後見人等の請求により、その父又は母について、2年を超えない範囲内の期間を定めて親権停止の審判をすることができることとした。（第834条の2関係）

（三）父又は母による管理権の行使が困難又は不適当であることにより子の利益を害するときは、家庭裁判所は、子、その親族又は未成年後見人等の請求により、その父又は母について、管理権喪失の審判をすることができることとした。（第835条関係）

二　児童福祉法の一部改正関係（抜粋）

1　一時保護

（一）都道府県児童福祉審議会の意見の聴取

引き続き一時保護を行うことが児童の親権を行う者又は未成年後見人の意に反する場合においては、児童相談所長又は都道府県知事が引き続き一時保護を行おうとするとき、及び引き続き一時保護を行った後2月を経過するごとに、都道府県知事は、都道府県児童福祉審議会の意見を聴かなければならない*こととした。ただし、第28条第1項による当該児童に係る施設入所等の措置の承認の申立て又は当該児童の親権者に係る親権喪失若しくは親権停止の審判の請求がされている場合は、この限りでないこととした。（第33条第5項関係）

（二）児童相談所長の権限等

(1) 児童相談所長は、一時保護を加えた児童で親権を行う者又は未成年後見人のないものに対し、親権を行う者又は未成年後見人があるに至るまでの間、親権を行うこととした。（第33条の2第1項関係）

(2) 児童相談所長は、一時保護を加えた児童で親権を行う者又は未成年後見人のあるものについても、監護、教育及び懲戒に関し、その児童の福祉のため必要な措置をとることができるものとし、当該児童の親権を行う者又は未成年後見人は、当該措置を不当に妨げてはならないこととした。（第33条の2第2項及び第3項関係）

(3) (2)による措置は、児童の生命又は身体の安全を確保するため緊急の必要があると認めるときは、その親権を行う者又は未成年後見人の意に反しても、これをとることができることとした。（第33条の2第4項関係）

2　児童相談所長による親権喪失の審判等の請求

児童又は児童以外の満20歳に満たない者**（以下「児童等」という。）の親権者に係る親権喪失、親権停止若しくは管理権喪失の審判の請求は、一の4の（一）から（三）までに定める者のほか、児童相談所長も、これを行うことができることとした。（第33条の7関係）

5　児童福祉施設の長等の権限等

（一）児童相談所長は、小規模住居型児童養育事業を行う者又は里親に委託中の児童等で親権を行う者又は未成年後見人のないものに対し、親権を行う者又は未成年後見人があるに至るまでの間、親権を行うこととした。（第47条第2項関係）

（二）児童福祉施設の長、小規模住居型児童養育事業におけるその住居において養育を行う者又は里親（（三）において「児童福祉施設の長等」という。）は、入所中又は受託中の児童等で親権を行う者又は未成年後見人のあるものについても、監護、教育及び懲戒に関し、その児童等の福祉のため必要な措置をとることができるものとし、当該児童等の親権を行う者又は未成年後見人は、当該措置を不当に妨げてはならないこととした。（第47条第3項及び第4項関係）

（三）（二）による措置は、児童等の生命又は身体の安全を確保するため緊急の必要があると認めるときは、その親権を行う者又は未成年後見人の意に反しても、これをとることができることとした。この場合において、児童福祉施設の長等は、速やかに、そのとった措置について、都道府県又は市町村の長に報告しなければならないこととした。（第47条第5項関係）

著者註
＊児童福祉法及び児童虐待の防止等に関する法律の一部を改正する法律（平成29年法律第69号）により、家庭裁判所による一時保護の審査が導入され、「都道府県児童福祉審議会の意見を聴かなければならない」は「家庭裁判所の承認を得なければならない」に改正された。
＊＊2018年（平成30年）に成年年齢を18歳に引き下げる旨の民法改正（平成30年法律第59号）がなされたことにより、「児童以外の満20歳に満たない者」が対象から外れることとなった（2022〔令和4〕年4月1日施行）。

与（児童福祉法第28条第4項）、家庭裁判所による一時保護の審査の導入（児童福祉法第28条第2項）、接近禁止命令を行うことができる場合の拡大（児童虐待防止法）が定められた点も重要である。

これらの枠組みにより、医療者が提案した子どもに必要と考えられる治療を保護者が拒否する場合、医療者は児童相談所に通告し、児童相談所長が親権の一時停止等を申し立て、家庭裁判所の判断に基づき（極めて緊急の場合は児童福祉法に基づく緊急措置として）、子どもに必要と考えられる治療を受けさせることができるようになった（**図5**）。このことにより、保護者との話し合いがどうしてもうまくいかず、直ちに子どもに必要な治療を開始しなければ生命に危険が及ぶと予測される場合には、やむを得ず児童虐待防止の手続きに乗せて親権を停止する等して、医療的介入を検討するという選択肢を、医療者は手にしたのである。

一方で、親権を停止された親は、必ずしも皆が子どもの利益を考えていないわけではない。症例によっては、決断するまでに許された時間があまりにも短いことから、十分に状況や予後等の情報が理解できていない場合や、医療者とのミスコミュニケーションにより治療に賛同できないだけで

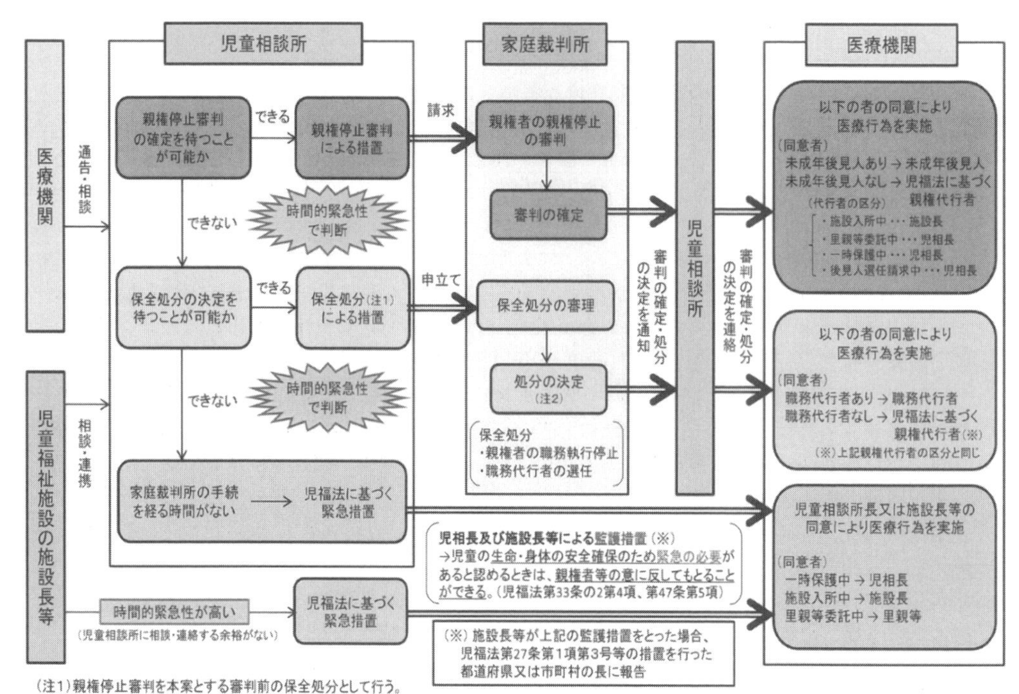

図５　医療ネグレクトにより児童の生命・身体に重大な影響がある場合の対応の流れ

ある場合もある。したがって、児童相談所に通告する前に、保護者と医療者の間で十分に話し合いがなされたのか、親権者への意思決定支援等が適切に提供されたのかについて、手続き的正義の観点から検証することが必要であろう。

また、通告を受けた児童相談所も、医療機関からの情報提供に加え、親からの丁寧な聞き取りや、他の医療専門家からの意見収集等を行い、公正な判断を下すため情報収集に努めることが期待される。さらに、判断を下す立場である家庭裁判所についても同様であり、今後、より公正な医療ネグレクトへの対応手続きが検討されることが期待される。

なお、小児医療に携わる者には、上記の医療ネグレクト以外にも、身体的虐待、性的虐待、保護の怠慢・拒否（ネグレクト）、心理的虐待の被害児童の早期発見に係る責務がある（児童虐待防止法第5条および児童福祉法第21条の10の5)。小児医療に携わる者は、常に社会および家庭において弱い立場にある子どもの権利擁護者の視点をもち、子どもが虐げられていないか、適切に保護され養育されているのかを見守っていかなければならないことを付記しておく。

7. 胎児の社会的地位と医療技術の進歩

民法第3条第1項では「私権の享有は、出生に始まる。」と定めている。したがって、未だ出生していない胎児の人権については原則認められない、すなわち胎児の法的地位（Legal status of fetus）については認められないこととなる。英米法体系におけるコモンローにおいても「Born Alive」の法理により、同様の考え方が採用されている。

一方、胎児を宿している母体（妊婦）については、当然のことながら、人として人権を保障されている。このことから、胎児の法的地位は、妊婦の法的地位（Legal status of pregnant woman）に比べ低いとされる。他方、胎児は母体内にあるが、母体とは別個の生命であることも明らかである。では、このような胎児のいのち（生命）について、われわれはどのように捉えればよいのだろうか？　ここで、2つの具体的な医療における胎児の社会的地位を考えてみたい。

7-1　出生前診断と人工妊娠中絶

出生前診断には、超音波エコー等を用いる画像診断、羊水や絨毛組織、その他の胎児や胎盤の組織等を用いる胎児組織検査と、受精胚の一部を用いる着床前診断がある。母体血清マーカー検査と呼ばれる母体血中の胎児組織を用いる検査は、妊婦の採血のみで簡単に検査が行えることから、1990年代頃から急速に普及した。しかし精度が低く、結果も確率としてしか示すことができないことから、母体血清マーカー検査の結果のみで判断することの問題が指摘されてきた。これに対し近年の検査技術の進歩により、非侵襲的な出生前遺伝学的検査（Non-Invasive Prenatal genetic Testing；NIPT、一般的には「新型出生前診断」という）が登場した。このNIPTは、妊婦の血液中に含まれる胎児由来のcell-free DNAを調べることから、高い精度で、また早期から検査が実施できるということで、2012年より先ずは日本人でのデータを収集するための臨床研究の枠組みで開始されたが、瞬く間に商業的に普及し、遺伝カウンセリングや対象疾患の専門家からの説明がない状況でも実施できるという体制上の問題などもあり、新たな議論を呼んでいる。

また、出生前診断は、検査結果に基づき生命の選別が可能となる点で、古くから倫理的な議論と切り離すことができないものであり、NIPTも例外ではない。特に生命の選別の一手段である人工妊娠中絶については、妊婦（女性）のプライバシー権に内包されると整理し合法化している国もあるが、わが国の母体保護法の適応（第14条）には胎児条項がないため、胎児の異常に基づく人工妊娠中絶は原則として認められない。これは、優生思想の助長を認めるべきではないという社会的議論の表れであると推察されるが、実際には第14条第1項1号の「妊娠の継続又は分娩が身体的又は経済的理由により母体の健康を著しく害するおそれのあるもの」という母体保護の規定を適用して、妊娠22週未満のあるゆる人工妊娠中絶を許容している現状がある。

以上のような出生前診断および人工妊娠中絶等の実施状況を踏まえると、わが国では胎児の社会的地位は、おおよそ認められていないといっても過言ではないだろう。（出生前診断ならびに人工妊娠中絶については、第4章で詳細に論じられているので本章では割愛する。なお、わが国におけるNIPTの現状については、日本医師会生命倫理懇談会答申[7]に報告がまとめられているので、合わせて参照されたい。）

7-2　出生前診断と胎児治療

3次元超音波装置やMRI（磁気共鳴画像）装置といった近年の検査技術、出生前診断技術の進歩により、母体内の胎児の先天的な病気や障がいを容易に発見することができるようになった。さらに、この検査結果に対し、母体を経由して胎児に治療的介入を行う技術（胎児治療）も開発され、臨床応用が進んでいる。

胎児であっても、新生児や小児、成人と同様に患者として医療の対象にしようという考え方は、"The Fetus as a Patient" という言葉で表され、1993年に開催された国際胎児病学会では、「将来の人類となるべき胎児は、医療の対象、患者として扱われるべきである。医師、医療に携わる人々および社会は、患者である胎児に対して、適正な診断と治療を提供する真摯な義務を有する。」と宣言している。さらに、2004年に開催された同学会においては、それまでの宣言に加え、「胎児に対する新しい治療、管理方法の科学的検証、社会的認知の手続きは、小児、成人に対するそれと同等の扱いを受けなければならない。胎児に対する診断、治療に際して、母親の人権と判断は十分に尊重されるべきである。」とし、"The Fetus as a Patient 2004 福岡宣言" として公表している。

胎児治療には、双胎間輸血症候群に対する胎児鏡下胎盤吻合血管レーザー凝固術や、胎児胸水に対する胸腔－羊水腔シャント術、無心体双胎に対するラジオ波焼灼術、横隔膜ヘルニアに対する胎児鏡下気管閉塞術、胎児不整脈や先天性副腎過形成等への経母体的薬物投与、さらに国内では行われていないが胎児を開腹手術により一時的に母体外に取り出して行う脊椎髄膜瘤に対する髄膜瘤閉鎖術等がある。方法によって、母体への侵襲度が異なることも踏まえ、事前に妊婦のみならず胎児の父親に対しても、胎児に期待される効果と胎児が被る可能性のあるリスク、妊婦が被るであろうリスク、胎児の予後予想等について、十分に説明し、理解に基づく同意を得ておくことが不可欠である。

ここで胎児治療の具体例を示す。胎児が先天性横隔膜ヘルニアに罹患しているとしよう。この場合、横隔膜の欠損により腹腔臓器（小腸、大腸、胃、脾臓、肝臓等）が胸腔に入り込み、肺を圧迫して肺の発育が妨げられてしまう。このままの肺低形成の状態で娩出され、臍帯からの酸素供給が経たれてしまうと、呼吸不全や肺高血圧といった重大な症状を来たすこととなり、重症例では死亡率も高い。しかし、もし胎児治療を受けられる環境にあって、親（特に母親である妊婦）がそれを受けることを望んだ場合は、胎児期に母体を経由して治療的介入を受け、より症状が改善した状態で出産され、生命のリスクの軽減のみならず、児のQOL（quality of life：生活の質）の向上も期待できるかもしれない。

この場合の胎児の社会的地位（social status）は、親が自らの価値観に基づき胎児の道徳的地位

(moral status) を認め、妊婦は自身が被るであろうリスクを引受けることにより、胎児を1人の患者として胎児治療を受けさせるという選択をしたということになる。わが国ではこのような選択について、特に制限は設けておらず、また一部の胎児治療が保険収載されたり、高度先進医療として承認されたりしていることから、胎児を患者として扱うことについて、国の方針としてはむしろ肯定的といえるかもしれない。

このように、わが国における胎児の社会的地位は、文脈によって、つまり状況によって、そして親の意向によって、相対的に定義されるといえるだろう。なお、わが国では、胎児の社会的地位のみならず、受精胚の捉え方についても、同様に一貫性が認められない状況にあるといえる。

8. 今後の課題

ここまで述べてきたように、わが国では、胎児の社会的地位については、非常に曖昧な状況がある。また、患者である子どもの権利擁護についても、まだまだ議論が必要な状況がある。

未だ積み残されている大きな課題としては、治療の中止 (withdrawal) ならびに治療の差し控え (withholding) の問題がある。東海大学事件の判決[8] において、治療行為の中止の許容要件として、(1) 治癒不可能で回復の見込みがなく、死が避けられない末期状態であること、(2) 治療行為中止を求める患者の意思表示が、中止時点で存在していること、の両要件を満たすこととされた。また、安楽死の許容要件としても、(1) 患者に耐えがたい激しい肉体的苦痛が存在する、(2) 死が避けられず、かつ死期が迫っている、(3) 患者の肉体的苦痛を除去・緩和するための方法を尽くし、もはや代替手段がない、(4) 患者の明示の意思表示がある、(5) 安楽死の方法として許容されるものである、という5要件が示された。しかし、これらの要件を、小児医療の現場で治療の中止を検討するような事例に当てはめてみると、小児の場合は、成人に比べ生命予後の見通しが立ちにくく、また患者本人の意思が表示できない場合が多いといった特殊性があるため、すべての要件を満たす状況は考えにくい。しかしながら、現実には、小児医療の現場でも、患者の終末期には、治療の中止や差し控えの検討が必要とされる場面は多々ある。

終末期の治療の中止および差し控えを検討する際には、併せて緩和的医療や家族に対する心理的ケア等も提供されていなければならないことはいうまでもない。患者である子どもに対して最善を尽くした上で、その子の残りの時間をどのように過ごすことがその子にとって最善であるかについて、患者を取り巻く関係者と家族で、十分に話し合うことが重要である。

話し合いに際しては、医療専門家と家族の信頼関係の構築や、知識格差の是正、心理的サポート等も重要であり、これらを踏まえた上で適切な話し合いをもつためのガイドラインが示されている。その一つが2004年に日本新生児成育医学会から示された「重篤な疾患を持つ新生児の家族と医療スタッフの話し合いのガイドライン」[9] である。これは、厚生労働省成育医療委託研究「重症障害新生児医療のガイドライン及びハイリスク新生児の診断システムに関する総合的研究」班（主

表13 重篤な疾患を持つ新生児の家族と医療スタッフの話し合いのガイドライン

1.	すべての新生児には、適切な医療と保護を受ける権利がある。
2.	父母は子どもの養育に責任を負うものとして、子どもの治療方針を決定する権利と義務を有する。
3.	治療方針の決定は、「子どもの最善の利益」に基づくものでなければならない。
4.	治療方針の決定過程においては、父母と医療スタッフとが十分な話し合いを持たなければならない。
5.	医療スタッフは、父母と対等な立場での信頼関係の形成に努めなければならない。
6.	医療スタッフは、父母に子どもの医療に関する正確な情報を速やかに提供し、分かりやすく説明しなければならない。
7.	医療スタッフは、チームの一員として、互いに意見や情報を交換し自らの感情を表出できる機会をもつべきである。
8.	医師は最新の医学的情報と子どもの個別の病状に基づき、専門の異なる医師および他の職種のスタッフとも協議の上、予後を判定するべきである。
9.	生命維持治療の差し控えや中止は、子どもの生命に不可逆的な結果をもたらす可能性が高いので、特に慎重に検討されなければならない。父母または医療スタッフが生命維持治療の差し控えや中止を提案する場合には、1から8の原則に従って、「子どもの最善の利益」について十分に話し合わなければならない。 (1) 生命維持治療の差し控えや中止を検討する際は、子どもの治療に関わる、できる限り多くの医療スタッフが意見を交換するべきである。 (2) 生命維持治療の差し控えや中止を検討する際は、父母との十分な話し合いが必要であり、医師だけでなくその他の医療スタッフが同席したうえで父母の気持ちを聞き、意思を確認する。 (3) 生命維持治療の差し控えや中止を決定した場合は、それが「子どもの最善の利益」であると判断した根拠を、家族との話し合いの経過と内容とともに診療録に記載する。 (4) ひとたび治療の差し控えや中止が決定された後も、「子どもの最善の利益」にかなう医療を追求し、家族への最大限の支援がなされるべきである。
10.	治療方針は、子どもの病状や父母の気持ちの変化に応じて（基づいて）見直されるべきである。医療スタッフはいつでも決定を見直す用意があることをあらかじめ父母に伝えておく必要がある。

注）各項目には詳細な注がついているが、本表では省略している。
出典：日本新生児成育医学会 HP（http://jspn.gr.jp/info/INFORMATION.html）

任研究者；田村正徳）の成果として示されたものである（**表13**）。また、2011年には日本小児科学会倫理委員会から「重篤な疾患を持つ子どもの医療をめぐる話し合いのガイドライン」[10)] が示されている。これらのガイドラインに共通する点は、具体的な定義や基準は示さず、子ども・保護者と関係する多くの医療スタッフが、子どもの最善の利益について真摯に話し合い、それぞれの価値観や思いを共有して支え合い、パートナーシップを確立していくプロセスを重視している点であるといえよう。

本章後半で述べてきた代諾者による治療拒否等の小児医療に特有の倫理的問題は、上記のような治療の中止や差し控えの議論である場合が多い。しかし、このような議論が適用されるのは、死が避けがたい終末期に限られているはずであり、それ以外の状況において必要な治療を中止したり差し控えたりすることは、医療ネグレクトに当たる。小児医療に携わる者は、子どもの権利擁護の観点から常に問題意識と感受性をもち、倫理的問題もしくは倫理的問題に発展しそうであると感じた事例について、先ず議論すべき問題であると認識することが大切であり、また施設としては、倫理的問題を共有し、適切に検討を行うスキームを用意しておくことが必要である。

具体的な提案としては、まずは①診療科や病棟におけるカンファレンスで意見交換を行い、その記録を作成し、②臨床倫理コンサルテーション等へ相談して、倫理的法的視座からの助言を受け、さらに、③病院としての判断や方針が必要な場合は、病院倫理委員会等に相談し、施設の方針を確認し、助言を受ける。つまり、最も重要なのは、個人で判断せず、多様な視点から適切に検討し、施設として対応するという点である。

倫理的問題には、明確な回答が存在していない場合が多く、また、いずれの問題も子どもの生命やQOLに関わる重大な判断を伴う。だからこそ、手続き的正義（procedural justice）の観点から、適切な情報共有と議論のプロセスを経ることによって、導き出された結論が正当化（justify）されことが重要である。

【文献】

1）Fost, Norman C.：Children and Biomedicine. in Reich Warren, ed., Encyclopedia of Bioethics, The Free Press, p150, 1978.

2）Hawes, Joseph M. and Hiner, N. ray：History of Children. in Reich Warren Thomas, ed., Encyclopedia of Bioethics, second edition, The Free Press, pp351-352, 1995.

3）広沢明：憲法と子どもの権利条約．エイデル研究所．p71, 1993.

4）日本ユニセフ協会ホームページ．児童の権利に関する条約（子どもの権利条約）．日本ユニセフ協会・訳．https://www.unicef.or.jp/about_unicef/about_rig.html

なお、外務省訳は、外務省ホームページ http://www.mofa.go.jp/mofaj/gaiko/jido/index.html を参照のこと

5）日本医師会ホームページ．ヘルシンキ宣言．日本医師会・訳．http://www.med.or.jp/wma/helsinki.html

6）日本医師会ホームページ．患者の権利に関するWMAリスボン宣言．日本医師会・訳．http://www.med.or.jp/wma/lisbon.html

7）日本医師会：生命倫理懇談会「第XⅥ次 生命倫理懇談会 答申 遺伝子診断・遺伝子治療の新しい展開 ―生命倫理の立場から―」平成28年5月．2016. http://dl.med.or.jp/dl-med/teireikaiken/20160608_3.pdf

8）横浜地裁平成7年3月28日判決．東海大学安楽死事件．

9）日本新生児成育医学会：重篤な疾患を持つ新生児の家族と医療スタッフの話し合いのガイドライン．2004年3月．日本新生児成育医学会ホームページ．http://jsnhd.or.jp/info/INFORMATION.html

10）日本小児科学会倫理委員会小児終末期医療ガイドラインワーキンググループ：重篤な疾患を持つ子どもの医療をめぐる話し合いのガイドライン．2012年4月20日．日本小児科学会ホームページ．https://www.jpeds.or.jp/uploads/files/saisin_120808.pdf

第10章 広義の生命倫理

岐阜大学大学院医学系研究科　医学系倫理・社会医学分野　准教授　**谷口泰弘**
岐阜大学大学院医学系研究科　医学系倫理・社会医学分野　教授　**塚田敬義**

1. 生命倫理学の関心領域の広がり

生殖をめぐる問題や脳死・臓器移植に関する問題など、各章を通して生命倫理に関するトピックは多岐にわたり、各人の価値観や取り巻く社会状況の変化によって複雑な倫理的問題が生じることを学習したと思う。その倫理的問題の議論の中心は人間そのものであった。医学・医療にアクセスした際に、人をどうやって守っていくのか、また胎児のような人になっていく存在についてどう考えていくのか、まさしく人の命や権利を保護することに関心が集中するものであった。

しかし近時、そこだけに留まらず生命倫理をめぐる視点の広がりが顕著になってきた。これまでは病人を治すために病気を診てきたが、それをもう一歩踏み込んで人間の身体そのものを内なる自然として捉え、細胞レベル、遺伝子レベルで医学研究を進めることによって詳細な人体の探索を可能にした。それを象徴するのが、ヒトゲノム・遺伝子解析研究やクローン技術応用に伴うES細胞やiPS細胞研究の基礎研究の蓄積と臨床応用、ヒト胚の研究などである。人体を内なる自然、つまり内部環境と考え、これを考察の対象とすることで人の命を守ろうとする考え方に発展してきたのである。その流れに沿って、人体の内部環境に存在する細胞や遺伝子を医療資源として利用するという視点が生まれ、その基礎研究を支える動物実験や研究方法のあり方が生命倫理に係る新たな問題に発展してきた。

また、別の視点として生命倫理学の考察対象が外部にも広がってきた。保健医学の進歩により、人間の健康を維持発展させるためには、人体のことだけを見るのではなく、外部環境、つまり自然環境を含めた地球全体のことも長期的視点で見ていく必要があると考えられるようになってきた。生態系の衰退、もっと悪くいうならば生態系の崩壊は、人間の生存そのものを脅かすことにつながることから、人間も生態系の一部と捉え直して思考の転換を図る必要があるとの認識がでてきた。これまでのように、医療者や医学研究者はインフォームド・コンセントなどを駆使しながら、法律や倫理原則・倫理理論に従って、患者ならびに被験者を保護することだけに専念すればよいとする考え方では視野狭窄といわれるようになってきているのである。

本章では、広義の生命倫理問題として、まず環境問題について解説し、次に動物の権利、そして最後に医学を含むライフサイエンスの領域に関係する者が無視できない研究倫理の基礎部分につい

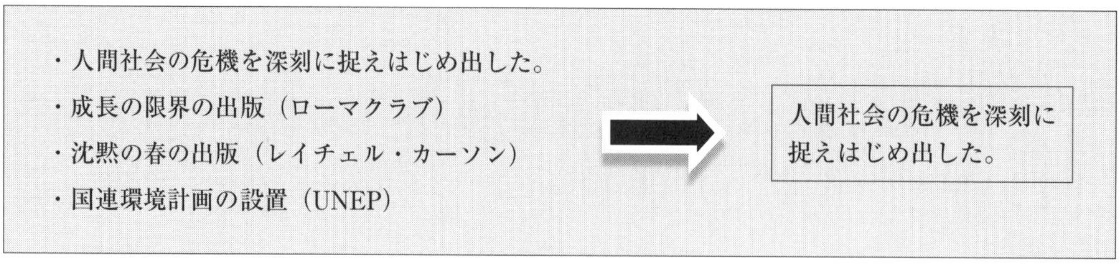

・人間社会の危機を深刻に捉えはじめ出した。
・成長の限界の出版（ローマクラブ）
・沈黙の春の出版（レイチェル・カーソン）
・国連環境計画の設置（UNEP）

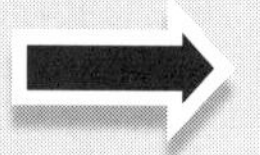

人間社会の危機を深刻に捉えはじめ出した。

図１　環境倫理の発展

て述べる。

2. 環境の倫理

環境の倫理が提唱されてきた時代背景は生命倫理学（バイオエシックス）の誕生と時期が重なる。1960 年代半ばから 1970 年代にかけて重化学工業が発展した。大気汚染や水質汚濁などの環境問題は深刻な社会問題として捉えられるようになり、人類が欲望のまま自然環境を顧みずに活動を続ければ現世代の生活はいうに及ばず次世代に命をつなぐこともできなくなるとの危惧が高まった。こうして生存のための科学や社会倫理という視点から自然発生的に環境倫理は発展していった経緯がある（**図 1**）。

地球全体を考えるマクロの視点に立った環境倫理は大きく分けて３つの着眼点があるとされている。１つ目は、**自然に存在するものの権利**をどこまで認めるかという問題である（生物保護）。２つ目は、**地球資源の有限性**という問題である。３つ目は、**世代間の倫理**に関する問題である[1)]。順に見ていくこととする。

2-1　自然に存在するものの権利の問題

１つ目は、自然に存在するものの権利をどこまで認めるかという問題である。自然界に存在しているのは人間だけではなく、人間以外の動植物も存在している。一見、自然の保護は最も重要な価値観であり、思いを簡単に共有することは可能だと思いがちであるが一筋縄ではいかない。自然保護の考え方が人によってそれぞれ異なるからである。たとえば、人間の文化的生活の諸活動における利益のために自然保護を考えたならば、どうしてもその視点は**人間中心主義**に偏ってしまう。それとは別の視点に立ち、人間も自然の一部であると考えて自然そのものにも本質的な価値が存在するという立場をとれば、自然物全ての存在を尊重する**生命中心主義**にたどり着くことになる。

両者の違いを象徴的に表しているのが、自然環境保護活動の歴史においてひとつのメルクマールとなるアメリカヨセミテ渓谷のヘッチヘッチダム建設での議論が参考になる。当時、慢性的に生活用水の不足に悩んでいたサンフランシスコ市では貯水ダムの建設が長い間の懸案事項であった。市側はヨセミテ渓谷内のヘッチヘッチをダム造成の候補地に挙げていたが、1891 年にヨセミテ国立

表1　生命中心主義の多様な見解（考え方）

・ディープエコロジー：	自然と一体になって自己実現を目指す。
・シャロウエコロジー：	人類の生存や利便性だけを考える立場。
・樹木の当事者適格：	森林や河川などの自然物にまで法的権利を認めよう。
・種差別からの解放：	特権化された人間種からの解放を目指そう。
・土地倫理：	生態系を意識し、動植物と深く関係する土地にまで意識を広げよう。

公園が制定されたことにより計画が頓挫していた。しかし、その後サンフランシスコ市が再び水不足に悩まされるようになり、ダム建設の申請が市長からなされるに至った。ここで自然保護を訴える者は反対運動を展開した。反対派の旗頭であるJ・ミューアは、自然は人間が手を加えることなしにそのまま残すことが真の自然保護の在り方であると主張した。一方でJ・ミューアの主張に異を唱えたのが、G・ピンショーである。長らく森林行政の長として携わってきた彼は、自然は人間に役立つよう利用されるべきで、継続して利用できるようにするために賢明な方法で自然保護を強化するべきだと主張した[2)]。

両者の視点は、自然は重要であるという点では一致はしているが、ピンショーが自然は人間が利用するためにあるというのに対し、ミューアは自然そのものに存在意義があるとしているところに大きな隔たりがある。ピンショーの考え方を「**保全**」、ミューアの考え方を「**保存**」と呼び区別がなされている[3)]。

当該議論の核心は、内在する価値をどこまで認めるのかということにある。ピンショーの考え方でいえば、人間が生態系の中心であり、人間だけに内在的価値や存在自体の価値を見い出すことができるとするものである。それでは、他の動植物についてはというと、生態系の中の一存在であり、人間から見て資源としての使用価値しか見い出せないという論理になる。これはまさしく人間中心主義の思想であり、ミューアの考え方とはまったく相容れないものである。だが、人類は人間中心主義的な思想を全てにおいて押し通すことの滑稽さを身を以て経験してきた。例として森林の減少、水資源の枯渇、水質汚濁、大気汚染、地球温暖化、生物の絶滅種・絶滅危惧種の増加、さらには廃棄物問題や公害問題など挙げればきりがない。これらは人間の社会経済活動による負の産物である。今後は従来とはまったく違った大きな価値判断の変更が求められることになるだろう。かつて、環境問題を公害問題と同一に考えてきたが、それでは視野狭窄である。自然環境とどう与(くみ)していくか根本的な発想の転換が求められているといえよう。

しかし、生命中心主義的な考え方にも複雑な問題がある。自然に存在するものの権利をどの範囲まで認めるか、いわゆる当事者適格性の範囲の問題がある。**表1**のように考え方は多数あり、結論をひとつに導くことは大変難しい。だが、「自然環境は大切だ」とロマン主義的に語っていても堂々めぐりを繰り返すばかりである。経済活動など人間の諸活動は止めることはできないとの前提に立って、できることを大きな枠組みの中で具体的に決めていく必要がある。

2-2　地球資源の有限性

2つ目は、自然を含めた地球資源の有限性という視点である。人間の諸活動は地球資源の利用なしには成り立たない。われわれは、知的活動により科学技術を目覚ましく発展させ、生活の利便性を高めたいという欲求に駆られて工業化社会を作り上げてきた。18世紀後半の産業革命からの人類の歩みがそうである。誰もが自然を含めた地球資源は有限であると理解はしているが、一度手にした利便性を失うことは考え難いため、あえて見ないようにしてきたという側面がある。しかし、皮肉なことに住環境や食糧事情や被服事情の整ったこの便利で豊かな生活により人類の繁栄がもたらされて、さらなる資源利用の渇望が渦巻くことにつながった。今、直面している、化石燃料をどうやって確保し続けるかという問題（資源の枯渇問題）や、その化石燃料を利用することによってもたらされる地球全体への影響（オゾン層破壊など）をどうやって解決するかなどはその最たるものである。

ひとつの例として、地球温暖化の問題から考えてみたい。気候変動に関する政府間パネル（IPCC）は科学的見地から地球温暖化の影響について継続的に報告をしている。報告によれば、ここ100年で平均気温は0.74度ぐらい、海面も上昇したと指摘している。その要因は人間の活動による温室効果ガスが大きく影響しており、今後何の対策もなしに活動を続ければ大雨や干ばつなどの異常気象が起こり、飲食料の不足などの危機的状況が生じるとしている。国際社会は共同して温暖化防止をする必要性があるとして、気候変動枠組条約を締結し、定期的に締約国会議を開催している。有名なのが京都で開催されたCOP3で、具体的削減目標を設定することに成功したことは記憶に新しい。しかし、締約国会議は途上国の削減見送りや柔軟化措置の承認などの問題を抱えており、達成目標を具体的に描けていない[4)]。その後、パリ協定（COP21）が2016年11月に発効し、ポーランドのカトヴィツェでのCOP24でパリ協定の実施ルールがようやく決定されたが、透明性の確保が問題となっている。今後も推移を見守る必要がある。

この議論から、さなざまな立場の考え方が交錯していることを見てとれる。たとえば、もうすでに成長をとげた先進国は全ての途上国も含めた締約国に一律の協力を求める。しかし、発展途上の国々は地球資源の恩恵を先取りした先進国を批判する。双方の隔たりは大きい。これはひとつの南北問題であるといえよう。強者と弱者という関係構造ばかりに注目がいくが、眼前にある格差を踏まえた上でどう調整していくか知恵を絞る努力が必要になる（排出権の取引など）。また、別の視点としては、経済活動など個々の活動からくる欲望が人類を含めた生態系の生存を脅かすなら、強い制限を加えても全体の利益を守るべきだとする主張への対応である。これは極端な地球全体主義の考え方である（環境ファシズムともいえる）。当該思考は本当に危機的状況にあるなら当事者のあらゆる主義・主張を制限してでも環境全体が優先されても仕方がないという立場である。しかし、全てについてことがうまく運ぶケースばかりではない。逸脱するケースが必ず出てくる（例：海洋資源［漁業等］の利用に関する数値目標など）。当然、逸脱行為に対して倫理だけでは解決できない。法的な拘束力を持たせるなど、倫理的な思考をより確実に具現化する方法を確立する必要

表2　環境問題に使われる事例

・共有地の悲劇：共有の牧草地に牛を放牧しているが、各々の牛飼いが自分の経済合理性を優先して牛の数を増やしていけば、やがて共有の牧草地は回復不可能なレベルにまで荒廃する。 ・囚人のジレンマ：共犯の犯罪者たちが個々の取り調べで先に白状すれば情状酌量によって罪が軽減されると言われ、自分が助かりたいがゆえに自白したところ、仲間も同様に白状し全員が重罪になる結果を招いた。黙秘すれば全員助かったかもしれないが、選択を誤り、不利益を招く結果になった。

性がある。もちろん地球の有限性を語り、危機感を共有することは大切なことである。しかし、これまで作り上げてきた生活を全て放棄して地球全体の利益を優先して守れとする主張は思想統制にもつながりかねず慎重に議論しなければならない。われわれがすべきことは、今眼前にある問題は何なのかを同定し、そこから受ける影響に対して情報を共有し、譲れる線と譲れない線を見極めて相互調整しながら行動し、寛容かつ共助の視点を養うことである（**表2**参照）。

2-3　世代間の倫理

3つ目は、世代間の倫理の問題である。現世代の無計画な活動を続けていくと、未来世代の生存の可能性が狭められるという考え方である。人類は先祖から子孫へと自然を含めた環境を受け継ぎ、次世代に渡してきた。その歩みを現世代が忘却してしまい、工業化社会の中で利便性だけを追求して今の恩恵にあずかることは、未来世代への責任を放棄しているというものである。大局的なものの見方としては正しいと著者は思うが、実際問題はそんな簡単なものではない。現世代が加害者で未来世代が被害者となる構図ばかりがイメージ先行するが、未来世代は実は現世代が科学技術文明を発展させたものを正の遺産として受け継ぐという側面もあるのである。また、その反対に科学技術文明を発展させるために費やした資源の減少という問題や、産生された廃棄物の処理問題という負の遺産も受け継ぐという両方の側面を持っている。

その良い例が、電力の問題である。石炭や石油などの化石燃料を利用した火力発電は安定した電力を供給することに成功し、社会の生産性を著しく高めた。しかし、燃焼による二酸化炭素の排出により大気汚染や温暖化が進むなど深刻な影を落とすことになった。また、燃焼させるための資源が大量に使用されることにより資源枯渇という問題も明らかになった。もうひとつ、原子力発電も見逃せない。原子力発電はウラン等を用いた核分裂反応で発生する熱を利用する発電方法である。当初、火力発電と比べてクリーンエネルギーだといわれていたが、使用済の核燃料の最終処分をどうするのかなど解決できない問題を抱えている。人類は未だ完全に処分する術を有しておらず、コーティングしたものを深度地下に長期保管するという方法しか考え出せてない。また、日本は2011年に発生した東日本大震災によって福島の原発事故で甚大な放射能汚染を経験した。原発を批判する者は、人類の英知を結集してもコントロールできない技術を現在の世代が利便性ばかりを強調して責任を先送りにすることは無責任極まりなく、未来世代への責任を放置していると主張している[4]。

この世代間倫理の問題が難しくなるのは、未だ存在していない遠い未来世代をイメージすることが困難だからである。今の世に生きる人の中にも老人と若者といわれるように異なる世代が存在する。今の世に生きる者なら、民主主義や社会主義や共産主義など、政治システムは異なるが現在の世代の大まかな意向を政治決定することによってある程度の意思決定の方向性は示せる。しかし、未来世代につながる問題については有効に機能しない。いかに世代間の倫理を確立していくかが常に問われるのである。

3. 動物の倫理

3-1　動物の権利

前節で、環境における倫理的問題について大きな枠組みで述べたが、ここではもう少し的を絞り、動物の権利について述べることにする。

動物の権利を考える際に思い浮かぶのが、動物に人間と同様の権利を認めるのかという問題である。その根底には、人間だけではなく自然にも生存の権利を有しているとする環境倫理の考え方への共鳴がある。これまでの人間を中心とした考え方を反省し、人間を含めた他の動植物の生命にまで権利を拡大することで動物の当事者資格を認め、生命中心主義的な考え方をしようとする試みである。これまで見落とされがちだった自然物にも本質的な価値を認めようとする方向性である（事例として奄美のクロウサギ訴訟などがある）。

その中でも動物は苦痛や不快を感じる存在であることから、植物と比較してもより権利主体になり得る存在と見做すことができるとするのが動物倫理を唱える者の主張である（植物と区別することに賛否はあるが）。動物の権利を認める諸活動の中で、中心的な役割を果たしたのが、オーストラリアの倫理学者のピーターシンガーである。彼の主張は、人間という種を上位に置き、特権化する種差別からの解放を訴えている。特に、人間の胎児の能力と比較して、動物は苦痛や不快を明らかに示すことのできる存在であり、それらの状況を避けられる権利があるとした。したがって動物を利用する人間は動物を守る義務が生じるのだと主張している[5]。ここでは細かく説明はしないが、医学、看護学、薬学およびその周辺領域を学ぶ医療・理科系の者にとって、動物について考えた場合、動物実験は身近な問題であるので次に動物実験の倫理的問題を見ていくこととする。

3-2　動物実験の適正な在り方

動物実験は、医学を含めた科学の進歩に必要不可欠である。がん、生活習慣病、感染症、神経難

表3　3Rの原則

・replacement（代替法の利用）：科学上の利用の目的を達することができる範囲において、できるかぎり動物を供する方法に代わり得るものを利用すること。 ・reduction（利用数の削減）：科学上の利用の目的を達することができる範囲において、できるかぎりその利用に供される動物の数を少なくすること。 ・refinement（苦痛の軽減）：その利用に必要な限度において、その動物に苦痛を与えない方法によってすること。

病などの医薬品や治療法の開発、疾患における病理・病態の解明に利用されている。動物の権利を考えた際に中止することが望ましいと考えることもできるが、現実問題としてその行為自体を廃止することは不可能であることは容易に理解できよう。

それでは、廃止することが無理であるなら、動物の利用をできるかぎり苦痛や不快が伴わないようにする努力が求められることになる。動物実験の国際的な倫理原則として3R（replacement, reduction, refinement）が多くの国でコンセンサスを得ている[6]。わが国においても2005年に改正された「動物の愛護及び管理に関する法律」によって、この3Rの倫理原則がうたわれている（第41条）（**表3**）。この動物愛護管理法には、動物愛護の基本的な原則として、「動物が命あるものであることにかんがみ、何人も、動物をみだりに殺し、傷つけ、又は苦しめることのないようにするのみではなく、人と動物の共生に配慮しつつ、その習性を考慮して適正に取り扱うようにしなければならない」と書かれている（第2条）ことから、3Rの原則と矛盾するものではなく、親和性が高いものとなっている。

この動物愛護管理法の成立を受けて、2006年に環境省が「実験動物の飼育保管と苦痛軽減に関する基準」を示した。続いて、文部科学省・厚生労働省・農林水産省の3省が「動物実験に関する基本指針」を示した。これと同時期に、日本学術会議が、これまで実験動物の利用機関が自主的な管理体制を独自に構築しながらも、全国的な動物実験の指針がなかったことを指摘して、新たに統一基準である「実験動物の適正な実施に向けたガイドライン」を策定した[7]。これは、わが国がこれまで実施してきた各機関が自主管理を徹底するための基礎となるものである。動物が研究利用等で使用される現場で、適切な扱いがなされるよう、動物実験に関する規程が整備されていること、適正な実験が行われるように計画が提出され、それを審査する委員会が整備されていること、実験を行う者が法やガイドラインを熟知し適正に動物を扱えるように講習等で訓練されていることなどを求めている[8]。また、2019年には動物愛護管理法が新たに改正された（令和元年法律第39号）。動物の適正飼養のための規制の強化がなされ、違反者に対する厳罰化が内容に加わった。動物実験等を行う者は留意する必要がある。

表4　日本学術会議「動物実験の適正な実施に向けたガイドライン」

【検討項目】

・動物実験の目的とその必要性
・動物実験の不要な繰り返しに当たらないかどうか
・in vitroの実験系および系統発生的に下位の動物種への置き換えが可能かどうか
・より侵襲性の低い動物実験方法への置き換えが可能かどうか
・使用する実験動物種ならびに遺伝学的および微生物学的品質
・使用する実験動物の数
・動物実験実施者および飼育者に対する教育訓練の実績
・特殊なケージや飼育環境を適用する場合はそれが必要となる理由
・実験処置により発生すると予想される障害や症状および苦痛の程度
・実験動物にとって耐え難い苦痛が予想される場合の苦痛軽減処置
・鎮静、鎮痛、麻酔処置
・大規模な外科的処置の繰り返しに当たらないかどうか
・術後管理の方法
・実験動物の最終処分法（安楽死の方法など）
・人および環境に影響を与える可能性のある動物実験等であるかどうか。必要な措置および手続き等
・動物実験実施者、飼育者の労働安全衛生に係る事項
・未知の課題に対しては、設定・算出が困難であるので予備試験を行うなどの必要性

MEMO

責任モデルの変化（経済的概念から人間性の概念へ）

「社会のコンパニオンアニマルについての見方が……自動車修理工モデルから小児科モデルに移ることを余儀なくされている（というより、獣医師のほとんどは個人的に小児科医モデルを好んでいるから、許されたと言ったほうがいいかもしれない）」……「小児科医と獣医師の最大の違いは、このように患者にとって最大に利益を妨害する第三者を回避するとき、小児科医には社会的コンセンサス倫理という後ろ盾があるということだ。たとえば親が子どもに必要な医療ケアを受けさせるのを拒んだ場合、法廷は医療ケアを受けさせるよう命じるだろうが、動物についてはまだそこまではいっていない。だが、飼い主が動物の健康に最大の関心をもっているかぎり、小児科医と（少なくとも）コンパニオンアニマル獣医師とでは、状況は同じだと言えよう」

〈出典〉B.E.Rollin：獣医倫理入門―理論と実践．白揚社，p100-101，2010.

3-3　動物実験計画の立案に検討を要する事項

動物実験を行うためには、まず研究の目的や意義が明確であること、動物実験等を行う必要性があることを整然と説明できなければならない。これは、科学的な合理性を担保することにもつながる。3Rの原則を遵守しながら研究の立案から実施までを完遂する能力が求められている。次に、動物実験計画の立案に検討を要する事項をリストアップしたので、参考にしてもらいたい（**表4**）。

これらの検討項目は、動物実験を立案する際に留まるものではない。実験動物の選択や授受、実験動物の飼育や保管、実験室や実験設備での操作、実験データの収集、利用後の実験動物の処置や始末、実験の成果のとりまとめなど、最後の最後まで続くものである。その基本的な姿勢は、人道的な立場で行い、苦痛という実験動物の不利益と実験による社会が得る利益を比較考量し、安全性に配慮しながら実施することが求められているのである。

動物の権利を今すぐ人間と同様レベルまで引き上げることは難しい。しかし、述べてきたように実験動物の取り扱いについて礼意をもって接することや、実験動物の他にも家畜を劣悪な環境下で飼育することを禁止することやペット動物の虐待を禁止することなど英知をしぼった取り組みが展開されてきている。人間社会もつい最近までは婦人参政権が付与されていなかった。また、有色人種への差別が当たり前のように存在していた。これを地道な努力によって未だ十全ではないが解決に向けて社会を成熟させてきた。時代や文化的背景が変化すれば動物の権利も向上するかもしれない。

4. 研究の倫理

4-1　研究の倫理の必要性

研究といっても医学、看護学、薬学、工学など多岐にわたり、それぞれの研究者が属する研究領域によって研究方法が異なることは誰もが承知している。科学研究を完全に理解し、コントロールするための統一された方法があれば良いが残念ながら未だ完成したものはない。しかし、何も対策を練らずに放置しておけば良いわけではない。それを放置すれば、研究不正などにより科学研究の根幹が揺らぎ信用が地に落ちるからである。よって科学研究に携わるものは、自らが行う研究について責任ある行動を実践する姿勢が求められる。また、研究領域の違いを相互に理解しつつ、研究者間で共通し、守るべき重要な価値観を探索しながら研究を進める視点が求められている。本節では、研究倫理に関する基本的事項について整理しながら解説する。

4-2　研究に通底する価値観と研究生活上の基本ルール

研究領域が異なるからといって自由勝手に研究活動を行えばよいというわけではない。責任ある研究行為と呼ばれるには少なくとも次のような価値観を最低限共有することが求められている。順に述べると、①情報を正確に伝え、誠意を示しながら責任をもって行う（**誠実さ**）。②得られた知見を正しく伝え、見誤らないよう注意する（**正確さ**）。③資源を有効に利用し、無駄を避ける（**効率性**）。④事実を確実に受止め、先入観を排除する（**客観性**）。これらの視点は研究活動をスムーズに行うために研究者の矜持として備えておくべき必須の素養であり、国や地域を問わず重要な価値として広く認められている[9]

次に、研究生活を送る上での基本ルールについて簡単に述べる。研究者の中には学問の自由が憲法で保障されていることを理由に、研究者の権利を前面に押し出して何でも自由にできると解釈している人がたまにいる。しかし、それは誤りである。社会全体の秩序を乱すような研究は一定の制約を受ける可能性があることを知らないといけない。研究活動も特別なことではなく社会生活の中のひとつの活動であり、社会をまったく無視して活動して良いわけではない。研究者も社会を意識することが求められているのである。研究者は高度な学識を持つ者として世間から見られ、高い倫理観のもと法律などの規則一般、一般に認められている基準に従って研究を進めていると当然のごとく期待されているのである。

それでは、研究者はどのようなことに注意して自身の研究に取り組めばいいのか。責任ある研究を行うために次のような視点が重要になると考えられる。まず、①自分が生活の基盤をおく国や地域の法律や規制を知ることである。次に、②所属する施設内の規則や学会ならびに職能団体の行動原則を理解することである。そして、③常に自身の内心にある良心に合致するか否かを繰り返し問うことである。個人の良心に問いかけるプロセスは重要であるが、それだけでは十分でない。やはり、法律や所属する学問領域の規則と照らし合わせながら自らを客観視して取り組む姿勢を怠ってはならない。

4-3　ミスコンダクト（研究不正）について

先に、誠実さ、正確さ、効率性、客観性が大切であると述べたが、その屋台骨を揺らがせる事件が明るみになった。例えば、韓国ではヒトES細胞研究に関して作製過程における捏造問題が生じた。日本では、ある高血圧治療薬について、狭心症や脳卒中を予防する効果があるとした論文に臨床研究データの改竄がなされていたとして薬事法違反（誇大広告）で裁判となった事件がある。アメリカでも、肝臓の尿素サイクルの異常をきたすオルチニントランスカルバミラーゼ欠損症の患者にアデノウィルスによる遺伝子導入の試験を実施したところ、被験者は多臓器不全に陥り死亡したという遺伝子治療中の事件がある。血中アンモニアの数値が研究計画の除外基準に達していたにも関わらず続行し、悪しき結果につながってしまった。また研究者に金銭的な利益相反関係が存在していたことも明るみになった。

アメリカの科学技術政策局の規律では、**ミスコンダクト（研究不正）**を「研究計画、実行、解析、あるいは研究結果報告などの諸側面における、捏造、偽造、盗用」と定義し、研究不正が生じないよう対策を講じている。**捏造**については、データや研究結果をでっち上げ、それを記録し、報

表5　ミスコンダクトといわれる内容

① Fabrication（捏造）：	データや結果をでっち上げ、それを記録・報告すること。
② Falsification（偽造）：	調査対象、装置、プロセス等を操作したり、データや結果を意図的に変更したり除外すること。
③ Plagiarism（盗用）：	他人のアイディア、プロセス、結果、言葉等を、適切な了承を得ずに流用すること。

告することとしている。**偽造**については、調査対象、研究で使う装置、研究のプロセスなどを操作したり、データや研究の結果を意図的に変更したり除外することとしている。また、**盗用**については、他人のアイディア、プロセス、結果、言葉等を適切な了承を得ずに流用することとしている[10]（**表5**）。

これらの研究不正の行為は、文字を塾読してもらえれば誰もが納得し理解できるものである。意見の相違を挿むものではない。しかし、研究不正が明らかになることがたびたびある。その社会病理についての詳細は他稿に譲るが、概していうならば、トップジャーナルに掲載されないと研究者としての評価が得られないという焦りや、寄付金や共同研究費などの研究資金を受け取っているがゆえに明白な結果を出さないといけないというプレッシャーなどが影響しているのだろうと推察される。また別に、単純に性格的に杜撰な人格であったり、時間がなくてケアレスミスを犯してしまったということも十分にあり得るのである。

それでは、研究不正が起きないようにするには、どうすれば良いのかということが問題になるが、最終的には、科学者個人の自主性に求めるしかない。しかしながら、本邦のアカデミズムがどのようなことを気にかけて自己啓発に取り組むよう発信しているかということを普段から知っておくだけでも、単純ミスはある程度防止できる。参考になるのが、平成25年の1月に日本学術会議が改訂した「科学者の行動規範」である[11]。

当該規範では、全ての学術分野に共通する必要最低限の行動規範を示すと述べ、その柱となる行動原則として、①自らが生み出す専門知識や技術の質を担保する責任を有し、さらに自らの専門知識、技術、経験を活かして、人類の健康と福祉、社会の安全と安寧、そして地球環境の持続性に貢献するという責任を有する。②常に正直、誠実に判断、行動し、自らの専門知識・能力・技芸の維持向上に努め、科学研究によって生み出される知の正確さや正当性を科学的に示す最善の努力を払う。③科学の自律性が社会からの信頼と負託の上に成り立つことを自覚し、科学・技術と社会・自然環境の関係を広い視野から理解し、適切に行動する。④社会が抱く真理の解明やさまざまな課題の達成へ向けた期待に応える責務を有する。研究環境の整備や研究の実施に供される研究資金の使用にあたっては、そうした広く社会的な期待が存在することを常に自覚する。⑤自らが携わる研究の意義と役割を公開して積極的に説明し、その研究が人間、社会、環境に及ぼし得る影響や起こし得る変化を評価し、その結果を中立性・客観性をもって公表するとともに、社会との建設的な対話

表6　日本学術会議「科学者の行動規範」（平成25年1月改訂）

Ⅰ	科学者の責務①健康と福祉、社会の安全安寧、地球環境の持続性に貢献、②知の正確さや正当性を科学的に示す最善の努力を払う。
Ⅱ	公正な研究①立案・計画・申請・実施・報告などの過程において、本規範の趣旨に沿って誠実に行動、②研究・調査データの記録保存や厳正な取扱いを徹底し、ねつ造、改竄、盗用等の不正行為を為さない。③研究協力者の人格、人権を尊重し、福利に配慮。
Ⅲ	社会の中の科学、①公共の福祉に資することを目的として研究を行い、客観的・科学的な根拠に基づく公正な助言し、対話する。
Ⅳ	法令の順守、①実施、研究費使用等には法令や関係規則を遵守、②差別の排除（人種、地位、思想信条）、利益相反に配慮。

表7　わが国におけるガイドライン等

・人を対象とする生命科学・医学系研究に関する倫理指針
・遺伝子治療等臨床研究に関する指針
・再生医療等安全性の確保等に関する法律
・手術等で摘出されたヒト組織を用いた研究開発の在り方
・厚労省所管の実施機関における動物実験等の実施に関する基本指針
・異種移植の実施に伴う公衆衛生上の感染症問題に関する指針
・厚生労働科学研究における利益相反の管理に関する指針
・ヒトに関するクローン技術等の規制に関する法律・法律施行規則
・特定胚の取扱いに関する指針
・ヒトES細胞の樹立に関する指針
・ヒトES細胞の分配機関に関する指針
・ヒトES細胞の使用に関する指針
・ヒトiPS細胞又はヒト組織幹細胞から生殖細胞の作成を行う研究に関する指針
・ヒト受精胚の作成を行う生殖補助医療研究に関する倫理指針
・ヒト受精胚に遺伝情報改変技術等を用いる研究に関する倫理指針

（順不同）

を築くように努める。⑥自らの研究の成果が、科学者自身の意図に反して破壊的行為に悪用される可能性もあることを認識し、研究の実施、成果の公表にあたっては、社会に許容される適切な手段と方法を選択する。と大きな目標となる規範を示した（**表6**）。

このような行動指針が発表されると、研究者はまたひとつ足枷が増えたとマイナスに考えてしまう傾向が強いが、実は、行おうとする研究の保護策になっていることを研究者は熟知すべきである。たとえば、政府機関が策定した法律や行政指針を遵守することは、自らの研究が公的に保証されることになる。また、機関内倫理審査委員会（IRB）の審査については、煩わしさや委員会が怖いなどのさまざまな感情に囚われてしまうことがあるが、審査を受けるということは、申請した研究計画が機関内でのお墨付きを得ることになるのである。さらに細かくいうならば、指針等で求められているインフォームド・コンセントの法理の活用については、正しい過程を経て被験者の同意を得たものは、過失がないかぎりは被験者自身が危険を引き受けたことになるのである（そこに虚偽や過失があれば当然に責任を負うことにつながるが）。

わが国における研究に関するガイドラインは数多く存在するので、全部を紹介することは無理であるが、医学研究等に関するものを挙げたので、政府のホームページ等で参照願いたい（**表7**）。特に個人情報保護法等の改正に伴って「人を対象とする医学系研究に関する倫理指針」も2017年2月に改正された。さらに「人を対象とする医学系研究に関する倫理指針」と「ヒトゲノム遺伝子解析研究に関する倫理指針」が一本化され、2021年3月に「人を対象とする生命科学・医学系研究に関する倫理指針」（令和3年度文部科学省・厚生労働省・経済産業省告示第1号（令和3年3月23日））が策定された。人を対象とする生命科学・医学系研究を行う者は新指針の内容に留意しつつ計画を立てる必要がある。

4-4　共同研究について

医学を含むライフサイエンス領域では、国や地域を越えて共同研究が当たり前のように行われており、相互補完しながらより効果的な研究成果を求めて実践されている。しかし、他施設や異分野領域との協力関係もあることから、効果的な協力関係をつくるためにも共同研究の実施においては注意すべき点がいくつもある。まず、研究計画を練る際に当該計画の到達目標と予想される結果をあらかじめ設定しなければならない。そうすることで、共同研究に参加する研究者の役割分担が明確になり各々の課せられる仕事が決まる。その次に、研究の手順を決めておく必要がある。

具体的にはデータをどのように収集し、蓄積するか、また参加者間で情報共有をいかに図るのか詳細に決めておけば問題が生じた際も迅速な対応が可能となる。さらに、研究計画に変更が生じた際の変更手続きについても考えておく必要がある。そのほか、著者になる人物選定や著者の順位や、報告書や会議資料を誰が作成するのか、責任の所在は誰にあるか、知的財産権や所有権のルールなど、共同研究者が考慮すべき事柄は随分と多い。忘れてはならないことは、研究計画を作成したら終了なのではなく、研究を続けている間も、研究が終わった後も共同研究グループ内での約束事は守らなければならないのである。

共同研究の代表者になる者は、特にコンプライアンスの統括に努め、研究グループを束ねてマネジメントしなければならない。研究の中心になる者として参加したスタッフとの関係性を良好に保ち、質問については進んで受ける姿勢が必要である。傾聴の姿勢がなければグループ内の懸念は消えず、いつまでも禍根を残すことになる。これでは良い研究は生まれない。良好なコミュニケーションを取りながら、研究グループ内のコンセンサス形成を図ることで研究グループ内の統一された文化が生まれるのである。力関係の不均衡は問題を引き起こす。研究グループ内、研究代表者と

表8　プロジェクトの到達目標と想定される結果

・共同研究で課せられる共同研究者の役割分担
・データはどの様に収集・蓄積され、共有されるか
・研究デザインの変更はどの様になされるか
・著者の順序と著者として扱われる際の基準はどうか
・報告書や会議資料を提出する責任は誰にあるか
・知的財産権や所有権について、どの様に解決するか
・共同研究についての公式な説明責任は誰が負うか

資金提供者間など、日常から注意を払う姿勢を持ち続けることは大切である。結局、効果的な協力はお互いの関係性について理解することから始まり、話し合い、合意することで方向が定まる（**表8**）。

4-5　医学研究等の倫理審査を受けるに当たって（表9）

医学研究領域では、人を対象とする医学研究等については倫理審査を受けることが研究指針の周知徹底によって定着してきた。最近では、倫理審査を受けることが当たり前の雰囲気が醸成されてきており、良い方向にある。しかし、指針が策定されて十年以上が経ち、心配される部分も見えてきている。それは慣れや形骸化の問題である。研究計画は研究を開始するための手続きなのであろうか？　機関内倫理審査委員会（IRB）は研究計画の科学的妥当性と倫理的妥当性について審議する場である。近時この原則が崩れてきているように感じると審査に当たる方々が発言しているのを幾度か耳にした。その代表的なものが、アウトカムの設定の不明瞭な研究デザインであったり、新規性に欠ける研究の価値自体が怪しく感じるものであったり、症例数等のサンプルの設定が論理的でないものや科学の準則に則ったものとは到底思えないようなものもまれに審査の場に上がってくるといわれている。今一度、審査を受けるということは自分の研究の質を保証してもらうということを強く認識する必要がある。また、研究者自身が当該研究の内容について明確に説明できるのか、承認後に研究計画に逸脱する事柄はないか、研究計画の作成の過程から実際に研究を行い終了するまでの全てについて責任を負っているということを理解しておくべきである。「とりあえず実施する、とりあえず聞いておく」という姿勢には注意を払う必要がある。

また、最近注目されている利益相反について少し述べておきたい。利益相反は、被験者の福祉、安全性の担保、個人情報の保護などの研究者として守るべき義務と個人的報酬、研究費の獲得、著作権、特許権などの経済的な関心との間で対立が生じた状態、あるいは生じる可能性のある状態を指す。経済的な利益に多くの関心が寄せられることにより本来優先されるべき研究者としての義務が脇に追いやられてしまう可能性がある。

表9　注意すべき視点

- 研究計画は手続き論？　倫理の問題？
- Outcomeが不明瞭な「とりあえず聞いておく」研究か？
- 新規性に欠け、研究の価値が見出せることができるか？
- 研究計画が科学的に十分練られているか？（複数審査）・サンプル（症例数等）の設定が論理的で無いか？
- 研究について研究者自身が説明できるか？
- 承認後のプロトコル違反はないか？
- 包括同意（診療目的で採取された血液・組織等を含む医療情報）を安易に考えてないか？

Key Word：科学的妥当性と倫理的妥当性、安全性、被験者募集と選定、個人情報の保護、インフォームド・コンセント、利益相反など

特に医学研究は利益相反関係を生みだしやすいと環境にあるといわれている。たとえば、大学の研究者と製薬会社などの研究資金提供者との経済的な結びつきが強ければ、資金提供者を利する研究結果となる可能性がある。最悪の場合、被験者の保護が疎かにされ、研究結果が歪められる可能性もある。もうひとつは、研究者と倫理審査に当たる委員との関係にも気を付けなければならない。倫理審査に当たる者が審査対象の研究計画に研究者として名を連ねている場合、審査を公平に先入観なく行うためにも当該研究の審査から外れるなどの措置が必要である。最近では、研究者は当然であるが、倫理審査委員も利益相反に関する申告をあらかじめしておく機関が大半になってきており、厳密なチェック体制が敷かれている。さらに、注意しなければならないのは、産学官連携による多施設共同研究が盛んになってきていることから、個人としての利益相反に加えて組織としての利益相反にも対応が求められるようになったことである。組織として利益相反ポリシーを策定するなどの実質の伴った対策が国からも求められている（産学官連携による共同研究強化のためのガイドライン 2016）[12]。

もうひとつ、研究成果から得られる利益についても明らかにしておく必要がある。新しい治療法や医薬品の開発が目標になる医学研究は、研究の成果によっては莫大な利益を生む可能性を秘めている。被験者から得た人体試料や医療情報を用いて成し得た特許等の知的財産権はどのように扱うのか、帰属先、利益の配分を含めて明示しておく必要がある[13]。

最後に、平成29年4月に公布された臨床研究法（平成29年法律第16号）の内容について述べる。この法律が成立した背景には、平成25年から26年にかけて国内で連続して明るみになった臨床研究に関する研究不正事案が根本原因であるといわれている。臨床研究データの操作法等の不正事実ならびに研究者と企業との利益相反関係が大きな社会問題となった。そこで、当該法律は、臨床研

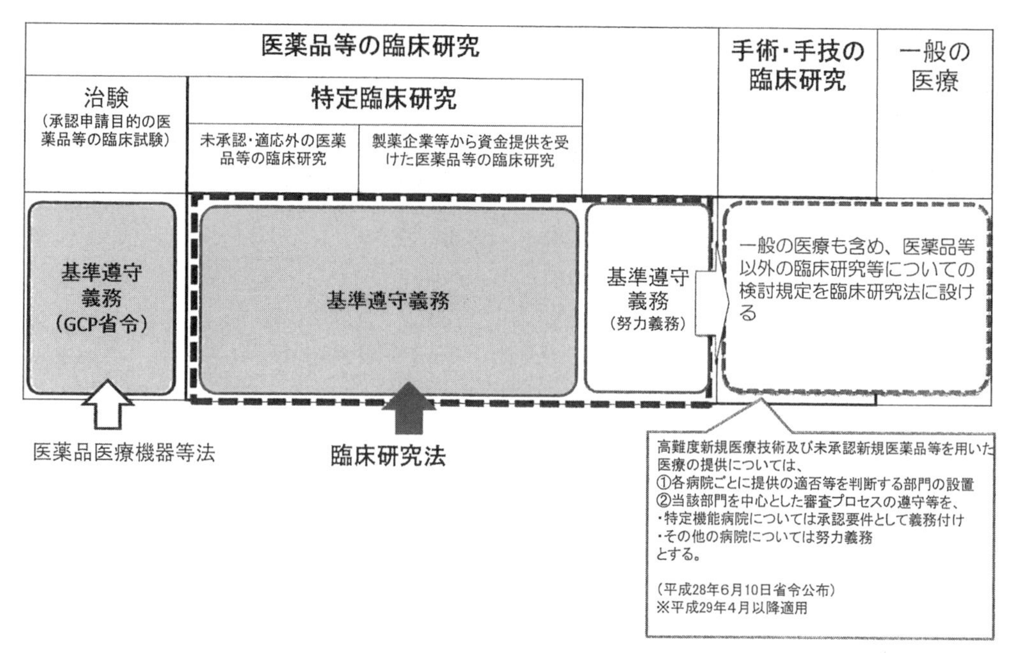

図２　医療における規制の区分について

表 10　臨床研究法の概要

臨床研究法の概要

臨床研究の実施の手続、認定臨床研究審査委員会による審査意見業務の適切な実施のための措置、臨床研究に関する資金等の提供に関する情報の公表の制度等を定めることにより、臨床研究の対象者をはじめとする国民の臨床研究に対する信頼の確保を図ることを通じてその実施を推進し、もって保健衛生の向上に寄与することを目的とする。

臨床研究法の内容

１．臨床研究の実施に関する手続

（１）特定臨床研究（※）の実施に係る措置

① 以下の特定臨床研究を実施する者に対して、モニタリング・監査の実施、利益相反の管理等の実施基準の遵守及びインフォームド・コンセントの取得、個人情報の保護、記録の保存等を義務付け。

※ 特定臨床研究とは
・ 薬機法における未承認・適応外の医薬品等の臨床研究
・ 製薬企業等から資金提供を受けて実施される当該製薬企業等の医薬品等の臨床研究

② 特定臨床研究を実施する者に対して、実施計画による実施の適否等について、厚生労働大臣の認定を受けた認定臨床研究審査委員会の意見を聴いた上で、厚生労働大臣に提出することを義務付け。

③ 特定臨床研究以外の臨床研究を実施する者に対して、①の実施基準等の遵守及び②の認定臨床研究審査委員会への意見聴取に努めることを義務付け。

（２）重篤な疾病等が発生した場合の報告

特定臨床研究を実施する者に対して、特定臨床研究に起因すると疑われる疾病等が発生した場合、認定臨床研究審査委員会に報告して意見を聴くとともに、厚生労働大臣にも報告することを義務付け。

（３）実施基準違反に対する指導・監督

① 厚生労働大臣は改善命令を行い、これに従わない場合には特定臨床研究の停止等を命じることができる。
② 厚生労働大臣は、保健衛生上の危害の発生・拡大防止のために必要な場合には、改善命令を経ることなく特定臨床研究の停止等を命じることができる。

２.製薬企業等の講ずべき措置

① 製薬企業等に対して、当該製薬企業等の医薬品等の臨床研究に対して資金を提供する際の契約の締結を義務付け。
② 製薬企業等に対して、当該製薬企業等の医薬品等の臨床研究に関する資金提供の情報等（※詳細は厚生労働省令で規定）の公表を義務付け。

施行期日

公布の日から起算して1年を超えない範囲内において政令で定める日　1

究の実施の手続き、認定臨床研究審査委員会による審査意見業務の適切な実施のための措置、臨床研究に関する資本金等の提供に関する情報の公表の制度等を定めることにより、臨床研究の信頼の確保を図ることを通じて保健衛生の向上に寄与することを目的として公布された。その骨子は、医薬品、医療機器等の品質、有効性及び安全性の確保等に関する法律（薬機法）を参考にした厳しい基準で未承認・適応外の医薬品等の臨床研究ならびに製薬会社等から資金提供を受けて実施される当該製薬企業等の医薬品等の臨床研究を特定臨床研究と呼称し、その実施に関する手続きを厳格に定めている。また、製薬企業等の講ずべき措置として臨床研究に対して資金を提供する際の契約の義務付け、さらには資金提供の情報等の公表も義務づけている（**表10、図2**）[14]。法律には罰則規定も設けられており、特定臨床研究を行う者は細心の注意を払う必要がある。平成30年4月より施行され、運用されている。

以上、医学研究を中心にして述べてきたが、その周辺領域だからといってまったく無関係ではない。薬学、看護学、獣医学、医工学、心理学、行動科学など人を対象とする研究に一歩足を踏み入れれば、同じ水準の配慮が求められる。簡単なアンケートだから倫理審査は必要ないなどと思ってはいけない。自分には関係ないと思い込んでいたり、わかっているけど知らぬふりという雰囲気を作り出していないか、冷静になって考えてみる必要がある。

責任ある研究を行うために、普段から科学的妥当性と倫理的妥当性、さらには法律に抵触していないかを突き詰めて考える必要があり、これらを習慣づけることが大切である。

【文献】

1）加藤尚武：環境と倫理―自然と人間の共生を求めて　第1章環境問題とは何か．有斐閣，p10-13，2001.

2）木村利人：バイオエシックスハンドブック―生命倫理を超えて―　第9章環境とバイオエシックス―環境倫理（谷本光男）．法研，p274-277，2003.

3）加藤尚武：環境と倫理―自然と人間の共生を求めて　第8章環境問題とは何か（須藤自由児，岡島成行）．有斐閣，p150-155．2001.

4）徳永哲也：ベーシック生命・環境倫理「生命圏の倫理学」序説　第8章地球全体主義の可能性と困難性．世界思想社，p183-185，2013.

5）生命倫理教育研究協議会：環境倫理　テーマ30生命倫理．教育出版，p122-124，2000.

6）野上ふさ子：新・動物実験を考える―生命倫理とエコロジーをつないで　第19章　動物実験代替法と代替医療の方向性―狭義の代替法から広義の代替法へ．三一書房，p244-257，2003.

7）日本学術会議：動物実験の適正な実施に向けたガイドライン．2006.
http://www.scj.go.jp/ja/info/kohyo/pdf/kohyo-20-k16-2.

8）鍵山直子：動物実験の倫理指針と運用の実際．日薬理誌，131，p187-193．2008.

9）Nicolas H. Steneck：ORI研究倫理入門―責任ある研究者になるために　第1部　共有する価値観（山崎茂明・訳）．丸善出版，p3-28，2005.

10）再掲 9）

11）日本学術会議：「声明　科学者の行動規範（改訂版）」2013.
http://www.scj.go.jp/ja/info/kohyo/pdf/kohyo-22-s168-1.pdf

12）イノベーション促進産学官対話会議事務局，文部科学省高等教育局，文部科学省科学技術・学術政策局，経済産業省産業技術環境局：「産学官連携による共同研究強化のためのガイドライン」2016.
http://www.mext.go.jp/b_menu/houdou/28/12/_icsFiles/afieldfile/2016/12/26/1380114_02_1.pdf

13）赤林朗：入門・医療倫理Ⅰ　第 18 章　研究倫理（額賀淑郎，赤林朗）．勁草書房，p327-342．2006.

14）厚生労働省：厚生科学審議会（臨床研究部会）．第 1 回臨床研究部会資料．
http://www.mhlw.go.jp/stf/shingi2/0000172649.html

第11章 特別な配慮を要する医療

平成国際大学・帝京科学大学　非常勤講師　**黒澤英明**
九州保健福祉大学生命医科学部　医事法学研究室　教授　**前田和彦**

1.「特別な配慮を要する医療」とは

一般に、医療機関を受診して必要な医療を受ける場合、その判断は患者本人が自らの意思に基づいて行う。しかし、これは患者本人が適正な判断能力を持っていることを前提とするため、その能力を持たない者に対しては、特別な配慮が必要となる。そして、「特別な配慮を要する医療」とは、まずそれがどのような場合なのか（第１の問題）、またそこではどのような特別な配慮が必要なのか（第２の問題）という問題でもある。

そこで、これらの問題を具体化するため、医療を受ける場面を時間の流れにそってとらえてみると、まずは「受診」の段階、ついで「治療」の段階、そして「医療費」支払いの段階という、おおむね３つの場面に分けて考えることができる。

ところで、医療を受けるということは、法的には医療「契約」上のサービスを受けるということでもある。ただ、医療契約は、その性質上、「受診」の段階と「治療」の段階の境界がややあいまいとなる。それは、物の売買契約などのように、契約を結んですぐ契約目的が達成されて契約が終了する一回的契約と異なり、契約関係が一定期間続く継続的契約であるためである。しかし、ここでは便宜上、「受診」と「治療」を区分しておく。

以下では「特別な配慮を要する医療」がどのような場合なのか（第１の問題）、またそこではどのような特別な配慮が必要なのか（第２の問題）を軸に、「2. 受診」、「3. 治療」、「4. 医療費」支払いの各場面ごとの問題を見ていく（**図１**）。

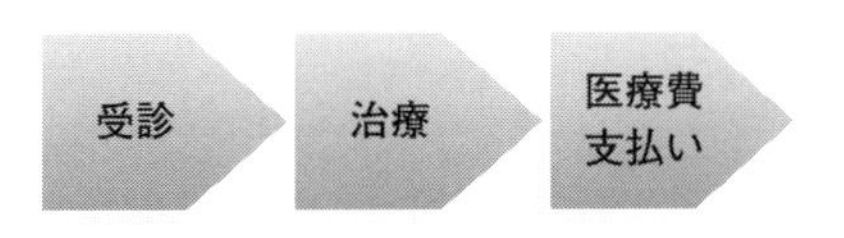

図１　医療を受ける流れ

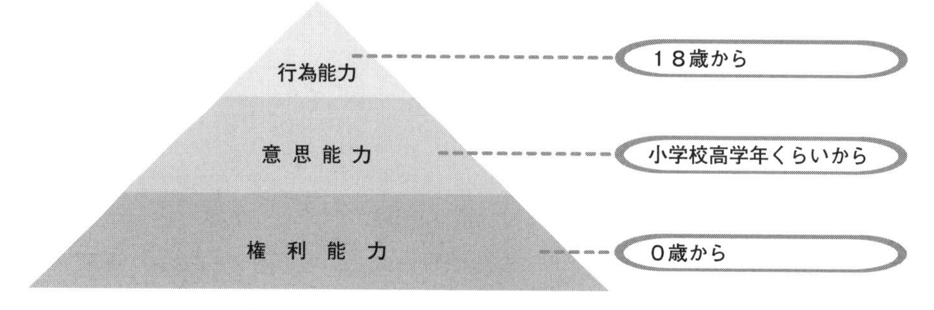

図２　民法が定める能力

2. 受診

2-1 「受診」の段階の問題点

最初の「受診」の段階では、医療「契約」を有効に行うことができる精神能力を持つか否かが問題となる。すなわち、高齢者医療、精神医療の場面では、必ずしも適正かつ有効に医療契約が行われるとはかぎらないのである。そこで、ここでは、そうした場合にどのような配慮がなされるのかを見ていくことにする。

ところで、「民法」という法律はこうした医療に関する場面も含め、契約が有効に行われるために必要ないくつかの「能力」について規定している。この「能力」を全て持っていれば特別な配慮は必要ないが、「能力」を持っていなければ特別な配慮が必要となる。

したがって、「受診（＝医療契約締結）」との関連では、「特別な配慮を要する医療」にあたるのがどのような場合なのか（第１の問題）については、民法の定める「能力」の問題を見ていく必要がある。また、民法は同時にその「能力」を持たない者の保護についても規定している。すなわち、「能力」を持たない者にどのような配慮をするか（第２の問題）ということである。

そこで、以下では民法上、契約を有効に行うために必要とされる、「権利能力」、「意思能力」、「行為能力」を順に見ていく（**図２**）。

2-2 権利能力

1）権利能力とは

権利能力とは、権利をもったり、義務を負担したりすることができる地位・資格のことをいう[1)]。この能力は、生身の体を持った「人間（自然人）」と法律が特別に人間と同じような扱いを認める「法人」が持つことができる。それ以外の、「動物」や「ロボット」などはこれを持つことができない。かりに「動物」と「人間」がなにか契約をしているように見える場合、その飼い主で

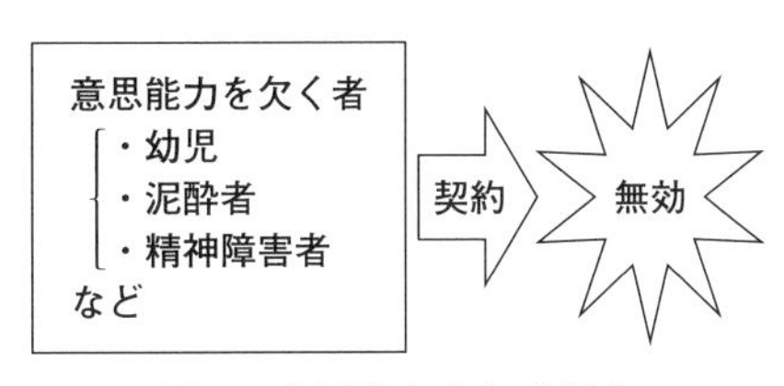

図3　意思能力を欠く場合

ある「人間」とは契約が成立する可能性があるが、「動物」との間では契約は成立しないのである。

自然人は、原則として生まれた時点（0歳）から死亡の時点までこの能力を持つ（民法第3条1項）。

2）特別な配慮

そして、高齢者や精神障害者であるが、これらの者も自然人であることに変わりはないので、権利能力の面での特別な扱いはない。

2-3　意思能力

1）意思能力とは

意思能力とは、自分がある行為をすることによって、権利を持ったり、義務を負担したりする結果が発生することを理解できる能力のことをいう[2)]。たとえば、医療機関を訪れ、窓口で申込をすると、医療契約が成立し、その結果、医療サービスを受ける権利を取得する反面、医療費支払いの義務を負担するという結果が発生することを理解できる能力である。

この能力は、法律ではっきり年齢が定められているわけではないが、おおむね10歳程度になれば備わるとされている。かりにこの能力を持たずに契約を結ぼうとすると、その契約は無効とされる（民法第3条の2）。たとえばわんぱくな5歳の幼児が親の印鑑と現金を持ち出して、前から目をつけていた本物のスポーツカーを買おうとして、車の販売店で売買契約書を作成したとしても、その契約は無効である。また、10歳をはるかにこえる大人でも、泥酔した状態で契約を結ぼうとすると、一時的にこの能力が欠けるとされる場合がある。いずれの場合も、自分が行っている行為の社会的意味を理解していないとされるからである（**図3**）。

2）特別な配慮

そこで、高齢者や精神障害者であるが、これらの者も意思能力がないと判断されると、契約を結んでも、その契約は無効とされる。すなわち、高齢者や精神障害者が小学校高学年程度の判断能力を持たないとされると、医療機関で受診の申込をしても、医療契約は無効なので、医療サービスを受ける権利は取得できず、反面、医療費支払いの義務も負担しないということになる。適正な判断

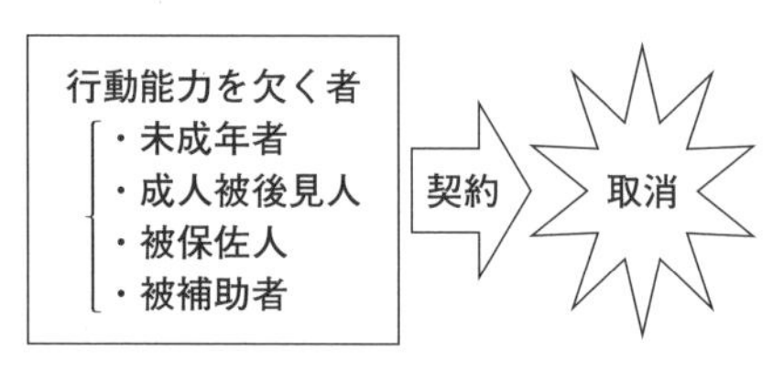

図４　行為能力を欠く場合

ができない以上、当然といえば当然ともいえる。しかし、逆に、それではかえって高齢者や精神障害者の保護という点では望ましくない結果になるという批判も考えられる。

そこで、このあたりで何か特別な配慮ができないかというと、ひとつには事務管理制度（民法第697条）の利用が考えられる。事務管理とは、法律上の義務がないにもかかわらず他人の事務の管理を行うことをいう（民法第697条）[3]。また、これとは別に、医師には医師法上、正当な理由がないかぎり患者の診察治療の求めを拒否できない「応召義務」が課されている（医師法第19条）。そして、これらの点をテコに、事実上医師に事務管理を行わせ、意思能力がない高齢者、精神障害者に医療提供を行うという方法である。

ただ、こうした方法で医療提供をしても、応急的な場合はともかくとして、どのような医療をどの程度行えばよいのか、また、医療費の支払いをどう確保するかなど、本人の意思が不明な以上、さまざまな問題が生じてくる。しかも、これらの問題については必ずしも議論が深まっているわけではなく、関連する判例なども見当たらないため、今後の課題ともいえるだろう。

2-4　行為能力

1）行為能力とは

行為能力とは、１人で完全かつ有効に契約などを行うことができる能力のことをいう[4]。一般に、行為能力は満二十歳をもって備わる（民法第４条。2022年４月１日からは満18歳。）。ところが、この能力を持っていないと、一度結んだ契約でも簡単に取り消すことができる（**図４**。）。

そして、実際に契約が取り消されると、契約がはじめからなかった状態に戻さなければならなくなる。すなわち、すでに受け取った代金を返却したり、受け取った品物を返却したりしなければならなくなるのである。そのため、契約相手にとってははなはだ迷惑な結果が生じることとなる。

しかし、われわれが取引（＝契約）を行う現実の社会は、さまざまな駆け引きが行われる激しい競争社会でもある。そのため、判断能力が完全ではない者が不当に不利な立場に追い込まれないように保護する必要がある。

その保護をするのが、制限行為能力者制度である。

2）特別な配慮

制限行為能力者は行為能力を完全にはもたないため、契約を結ぶ際などに特別な保護がされる。そして、制限行為能力者はａ）未成年者、ｂ）成年被後見人、ｃ）被保佐人、ｄ）被補助人の4種類に区分される。

ａ）未成年者

まず、未成年者だが、これは20歳未満の者のことである（民法第4条。2022年4月1日からは18歳未満の者）。年齢によって明確に区分できるため、未成年者であるかどうかが問題になることはない。

未成年者の保護者は、法定代理人（親権者あるいは未成年後見人）である（民法第818条、838条）。

未成年者が契約を行うには保護者（法定代理人）の同意が必要であり、保護者（法定代理人）の同意を得ずに行った契約は取り消すことができる（民法第5条）。また、法定代理人は、未成年者に代わって契約を結ぶことができる。

他の制限行為能力者に比べると、未成年者は単独で行える契約の範囲はやや狭く、その分取消可能な契約の範囲が広く、やや厚い保護がなされている（民法第5条、6条）。

ｂ）成年被後見人

次いで、成年被後見人だが、これは精神上の障害により事理を弁識する能力を「欠く常況」にあって家庭裁判所の審判を受けた者である（民法第7条）。重い精神病などが対象になるが、必ず家庭裁判所の審判を受けることが必要である。

成年被後見人の保護者は、成年後見人である（民法第8条）。

成年被後見人は事理を弁識する能力を欠いているため、保護者（成年後見人）が事前に同意を与えても無意味なため、単独での契約は行えない。契約を結ぶには、成年被後見人に代わって保護者（成年後見人）が代理人として行うことになる（民法第859条）。

他の制限行為能力者に比べると、成年被後見人は単独で行える契約はなく、身分行為を除く全ての契約が取消可能となっており、非常に厚い保護がなされている（民法第9条）。

ｃ）被保佐人

さらに、被保佐人だが、これは精神上の障害により事理を弁識する能力が「著しく不十分」な者で家庭裁判所の審判を受けた者である（民法第11条）。軽い精神病などが対象になるが、これも必ず家庭裁判所の審判を受けることが必要である。

被保佐人の保護者は、保佐人である（民法第12条）。

被保佐人が一定の重要な契約を行うには保護者（保佐人）の同意が必要であり、保護者（保佐

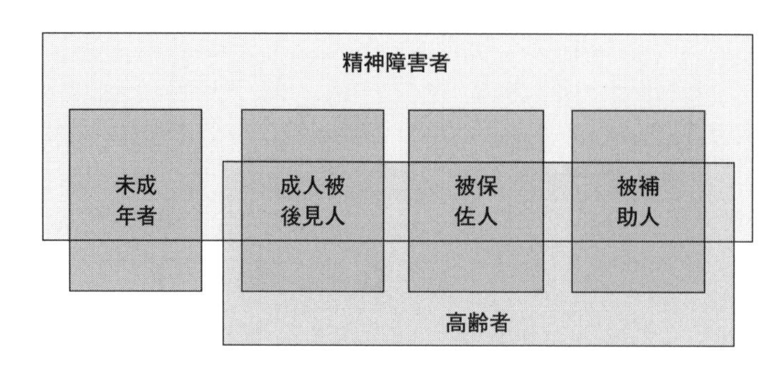

図5　制限行為能力者制度

人）の同意を得ずに行った契約は取り消すことができる（民法第13条）。また、代理権付与の審判がなされると、保護者（保佐人）は審判で定められた契約などを被保佐人に代わって行うことができる。

他の制限行為能力者に比べると、被保佐人は単独で行える契約の範囲はやや広く、その分取消可能な契約の範囲が狭く、保護の程度はやや低い（民法第13条）。

d）被補助人

そして、被補助人だが、これは精神上の障害により事理を弁識する能力が「不十分」な者で家庭裁判所の審判を受けた者である（民法第15条）。比較的軽い痴呆などが対象になるが、これも必ず家庭裁判所の審判を受けることが必要である。

被補助人の保護者は、補助人である（民法第16条）。

補助開始の審判では同意権付与の審判（民法第17条）、代理権付与の審判（民法第876条の9）があわせて行われる。そして、審判によって定められた内容に従って、契約を行うには保護者（補助人）の同意が必要とされたり、保護者（補助人）が契約などを被補助人に代わって行ったりする。

他の制限行為能力者に比べると、被補助人は単独で行える契約の範囲は広く、その分取消可能な契約の範囲がやや狭く、保護の程度は低くなっている（民法第17条）。

e）医療契約への同意、代理

こうして4種類の制限行為能力者を見てきたが、これらの者の保護者は医療契約締結への同意、代理は問題なくできる。しかし、個々の個別的な治療行為を行う際の同意、すなわち「インフォームド・コンセント（説明と同意）」上の「同意」には、一般に関与できないとされる[5)]。

というのは、制限行為能力者制度（**図5**）はあくまで個人の財産を保護する制度であるため、遺言や婚姻などの身分行為（民法上の家族法〔民法第725条～第1044条〕が適用される行為）や治療に関する同意など、本人の一身に専属する行為を代理して行う権限はないと考えられるからである（遺言について民法第962条、婚姻について民法第738条）。

ともあれ、この4種類のいずれかにあたると法律上は契約の取消など、特別な保護がなされるが、高齢者、精神障害者でもこのどれにもあたらなければ特別な配慮はないということになる。この点、未成年者を除き、家庭裁判所の審判というのはやや面倒な手続ともいえるので、高齢者、精神障害者には少し冷たい仕打ちで、配慮に欠けるのではないかという批判も考えられる。

しかし、制限行為能力者制度は一度結んだ契約などを一方的に取り消すなど、取引社会に重大な影響を及ぼすので、家庭裁判所の審判という慎重な手続が求められるのはやむを得ない。

むしろ、保護が必要だと考える場合は、審判の申し立てをし、これらの制度を積極的に利用していくことが望ましいともいえよう。

3. 治療

3-1 「治療」の段階の問題点

次いで、「治療」の段階についてであるが、ここでは「他者による治療の強制」の問題を見ていく。

「他者による治療の強制」の問題は、「患者本人の意向」が「病院の意向（治療方針）」、「患者の家族の意向」、「患者をとりまく社会の意向」などと対立する場合に、患者に治療を強制できるかという問題である。

いい換えれば、「特別な配慮」に基づく治療の強制とでもいえる問題である。

たしかに、医療は原則として「患者本人の医療を受けたいという意思」と「個別的な治療に対する患者本人の同意」に基づいて行われるべきである。しかし、ここでもやはり患者本人の判断能力が必ずしも充分とはいえない場合、どこまで患者本人の判断を尊重すべきか、逆にいえば他者による治療の強制がどこから認められるのかが問題となるのである。

この問題は、高齢者医療、精神医療の2つの場面に分けてとらえることができる。

3-2 高齢者医療と他者による治療の強制

1）どのような場合に問題となるか（第1の問題）

高齢者医療では、高齢者である「患者本人」と「病院」、「家族」、「社会」の意向が対立する場合を考えることができる（**図6**）。

a）<u>患者本人と家族の意向が対立する場合</u>

患者本人と家族の意向が対立しても、すでに前の項目（2-4・2）・e）「医療契約への同意、代

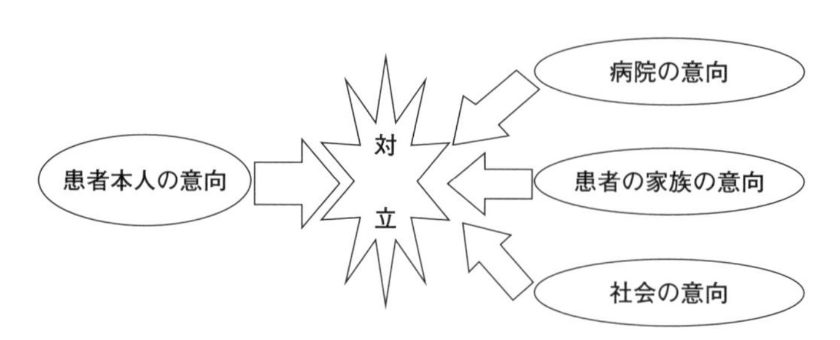

図６　患者本人と関係者の意向の対立

理」）で見たように、個々の医療行為への患者本人の「同意」に患者の家族は関与できないから、あくまでも患者本人の自己決定権に基づく意思決定が尊重されるべきである。

制限行為能力者など、とくに配慮の必要性が高い高齢者の場合ですら家族が関与できないのであるから、そうした配慮の必要性の低い一般の高齢者の場合はなおさら家族の関与は難しいともいえる。

ただ、現実問題として考えてみると、「患者本人」と「家族」の意向が対立することは少なからずあるだろう。しかし、そうした場合でも、「患者本人」と「家族」の事実上の力関係によって、収まるべきところに穏便に収めていく場合が多いだろう。

しかも、家族による高齢者（患者）の庇護の度合いが高くなればなるほど法的には相争う場面は想定しにくいため、こうした対立は現実には問題になりにくいともいえるだろう。

ｂ）患者本人と社会の意向が対立する場合

また、高齢者（患者）は、次項目の「3-3　精神医療と他者による治療の強制」で見ていく精神障害者でなければ、「社会」の意向によって医療を行う対象ともならない。

ｃ）患者本人と病院の意向が対立する場合

そして、高齢者（患者）と「病院」の意向が対立する場合だが、これについては注目すべき判例がある。それは、最高裁平成12年2月29日第三小法廷判決（民集54巻2号582頁）である。

2）どのような配慮がなされるか（第２の問題）

この判決の事例は、必ずしも高齢者に限った話ではないが、患者本人（当時63歳）と病院の意向が対立する場合に治療の強制ができるか否かが主な争点となったものである。少し詳しくこの事件を見ていく。

ａ）事実の概要

事実の概要は、概ね次のとおりである（**図７**）。

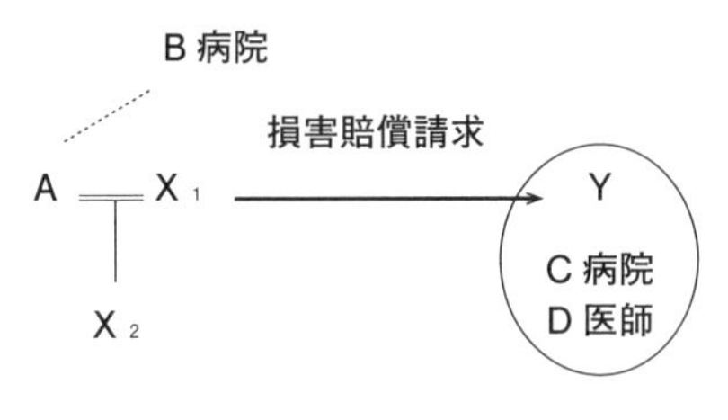

図7　事実関係の略図

Aは、昭和4年に生まれ、昭和38年から「エホバの証人」の信者となり、宗教上の信念から、いかなる場合にも輸血を受けることは拒否するという固い意思を有していた。Aには夫X_1のほか、長男X_2がいる。

A（当時63歳）は、平成4年6月、B病院に入院し、悪性の肝臓血管腫との診断結果を伝えられたが、医師から、輸血なしの手術はできないと言われたため退院し、輸血を伴わない手術を受けることができる医療機関を探した。

Yが設置し、運営しているC病院に医師として勤務していたDは、「エホバの証人」の信者に協力的な医師を紹介するなどの活動をしている「エホバの証人」の医療機関連絡委員会のメンバーの間で、輸血を伴わない手術をした例を有することで知られていた。

連絡委員会のメンバーが、平成4年7月、D医師に連絡したところ、D医師は、がんが転移していなければ輸血をしないで手術することが可能であるから、すぐ検査を受けるようにと述べた。

Aは、平成4年8月、C病院に入院し、D医師やほかの医師に、Aは輸血を受けることができないことを伝えていた。また、AはX_1とともに連署した免責証書をD医師に手渡していた。そこには、Aは輸血を受けることができないこと、輸血をしなかったために生じた損傷に関して医師および病院職員等の責任を問わない旨が記載されていた。

ところが、C病院は、外科手術を受ける患者が「エホバの証人」の信者である場合、輸血を受けるのを拒否することを尊重し、できるかぎり輸血をしないことにするが、輸血以外には救命手段がない事態に至ったときは、患者やその家族の諾否にかかわらず輸血する、という方針を採用していた。

D医師らは、C病院のそうした方針をAらに伝えず、平成4年9月、輸血の準備をした上で手術を行った。手術中、大量の出血があり、D医師らは、輸血をしないかぎりAを救うことができない可能性が高いと判断して輸血を行った。

手術自体は成功したが、Aは、C病院を退院した後、手術から5年後の平成9年8月に死亡した。その間、AはYを相手に訴えを起こし、1200万円の慰謝料を求めた。なお、一審判決後にAは死亡し、相続人X_1、X_2が訴訟を承継した。

b）医師・病院の意向を重視する立場（一審）

一審（東京地判平成9年3月12日判例タイムズ964号82頁）は、Aからの慰謝料請求を否定した。

すなわち、「患者の救命を最優先し、手術中に輸血以外に救命方法がない事態になれば輸血するとまでは明言しない対応……を選んでも、医師の前記救命義務の存在からして、ただちに違法性があるとは解せられない」としたのである。

c）患者本人の意向を重視する立場（二審、最高裁）

それに対し、二審と最高裁は、X_1、X_2の請求を認めた。

二審（東京高判平成10年2月9日判時1629号34頁）は、「Aが相対的無輸血の条件下でなお手術を受けるかどうかの選択権は尊重されなければならなかった」とし、「救命のためという口実さえあれば医師の判断を優先することにより、患者の自己決定権をその限りで否定すること」は認められないとした。

なお、ここで「相対的無輸血」とは、可能なかぎりできるだけ輸血をしないことである。反対に、「絶対的無輸血」は、文字どおり、いついかなる場合にも絶対に輸血をしないことである。

最高裁は、「患者が、輸血を受けることは自己の宗教上の信念に反するとして、輸血を伴う医療行為を拒否するとの明確な意思を有している場合、このような意思決定をする権利は、人格権の一内容として尊重されなければならない」として、人格権の侵害を認めた。

d）まとめ

一見すると、慰謝料請求否定説と肯定説の2つの立場に分かれているようにも見える。しかし、同じく肯定説に立つ二審と最高裁は、内容の異なる2つの立場とも見ることができる[6)]。すなわち、それぞれ何と何を比較し、どちらを重視しているかという視点から見ると、次のようにまとめることができるのである。

まず一審だが、ここでは「患者の自己決定権」と「人の生命」が比較され、「人の生命」が重視されている。

ついで二審だが、ここでは「患者の自己決定権」と「人の生命」が比較され、「患者の自己決定権」が重視されている。

そして最高裁だが、ここでは一、二審と異なり「患者の自己決定権」ではなく、「患者の人格権（宗教的信念）」と「人の生命」が比較され、「患者の人格権（宗教的信念）」が重視されている。

そのため、高齢者医療と他者による治療の強制という観点から、どのような配慮がなされるかを考えると、一審判決の立場では患者が拒否しても病院の治療方針によって「治療が可能」となるのに対し、二審判決の立場では、患者が拒否すると「治療はできない」ことになる。そして、最高裁の立場では、宗教的信念に基づく拒否を除けば、それは「不明」ということになる。すなわち、最高裁は「患者の自己決定権」全般ではなく、「患者の宗教的信念に基づく人格権」を論じているからである。

医療提供をする側の医学的合理性に基づく選択と、医療を受ける患者本人の側の医学的合理性とは異なる次元の選択のいずれを重視するかという非常にデリケートな問題だが、ここでは問題提起にとどめ、今後の議論の深化に待ちたい。

3-3　精神医療と他者による治療の強制

精神医療では、ときとして患者の自傷行為や他者への加害行為を防ぐため、患者本人の意向に反してでも医療を強行しなければならない場合があるなど、やや緊急性の高い制度などが精神保健福祉法に規定されている。以下、精神保健福祉法の定める 4 つの入院制度について、それがどのような場合なのか（第 1 の問題）、またどのような特別な配慮がなされるのか（第 2 の問題）を順にみていく[7]（**図 8**）。

1）任意入院（精神保健福祉法第 20 条～）

まず、任意入院である。これは、入院を必要とする患者本人が自ら入院を希望した場合の入院である。自ら希望する入院であるため、自らの申し出により退院することもできる。

ただし、精神保健指定医（精神保健福祉法第 18 条）が、本人の医療および保護のために退院が望ましくないと判断した場合は、書面で十分な説明をしたうえで 72 時間に限り退院を制限することができる。

なお、ここで精神保健指定医とは、精神保健福祉法に基づいて、精神障害者の入院の要否判断などの職務を行う精神科医のことである。臨床経験・研修など所定の要件を満たす医師の申請に基づいて、厚生労働大臣が指定する。

入院形態の中では、患者本人の意思に基づく任意入院が望ましいことから、病院の管理者はできる限り任意入院ができるように努めることとされている。

2）措置入院（精神保健福祉法第 29 条～）

次いで、措置入院である。これは、入院させなければ自傷他害の恐れがある精神障害者を都道府県知事または政令指定都市の市長の権限により強制的に入院させるものである。措置入院には、精神保健指定医 2 名以上の診察により入院が必要と認められることが必要である。

ただし、急速を要する場合は、精神保健指定医 1 名の診察に基づいて、72 時間に限って緊急措置入院を行うこともできる。

措置入院は、患者本人と他者の生命、安全を守るため、患者本人の意向に反してでも入院させることができる強制的な側面が強いので、措置入院で入院した場合も、病状の改善により医療保護入院や任意入院へ切り替えられる場合がある。

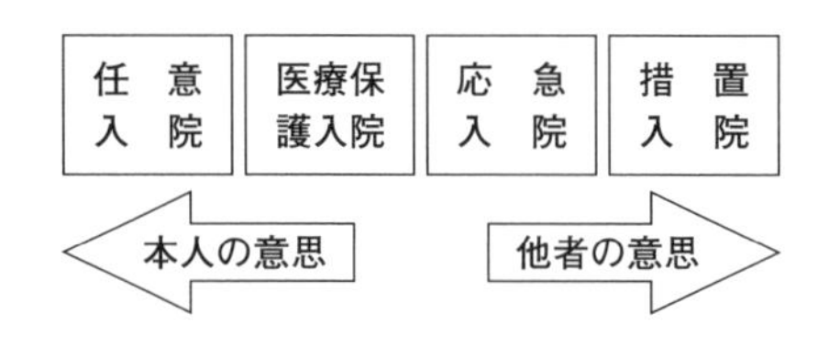

図８　精神保健福祉法上の入院制度

3）応急入院（精神保健福祉法第 33 条の７～）

そして、応急入院である。これは、入院を必要とする精神障害者が任意入院に同意しないが、急速を要し、しかも家族等の同意が得られない場合に、精神保健指定医の診察により行われる入院である。入院期間は 72 時間以内に制限される。

原則として、診察を行うのは精神保健指定医だが、緊急その他やむを得ない理由があるときは、精神保健指定医の代わりに「特定医師」（精神保健福祉法第 21 条第 4 項～）が診察を行うことができる。ただし、特定医師の診察による場合は入院期間は 12 時間以内となる。

4）医療保護入院（精神保健福祉法第 33 条～）

最後に、医療保護入院である。これは、精神保健指定医が、本人の医療および保護のために入院が必要と判断しているが、本人が入院に同意しない場合に、家族等の同意により行う入院である。ここで家族等とは、配偶者、親権者、扶養義務者、後見人、保佐人のことをいう。家族等がいない場合や、やむを得ず家族等の責務を果たせない場合は、市町村長の同意により入院させることができる。

医療保護入院には期間制限がないが、応急入院と同様、特定医師の診察による場合は入院期間は 12 時間以内となる。

医療保護入院で入院した場合も、病状の改善や本人の同意が得られる状況になった場合は、任意入院に切り替えられる。

4．医療費

4-1　「医療費」支払いの段階の問題点

最後に、「医療費支払い」の段階の問題について見ていく。安心して十分な医療を受けるには、「医療費支払い」の面での不安を取り除く必要がある。そして、この面でも高齢者医療、精神医療は、特定の場合に（第１の問題）、特別な取扱がなされている（第２の問題）。

原則として、医療契約の当事者は、「患者」と「医師ないし病院」であるから、医療費は患者本人が全額の支払義務を負うことになる。しかし、実際には、大部分の医療が保険診療によって行わ

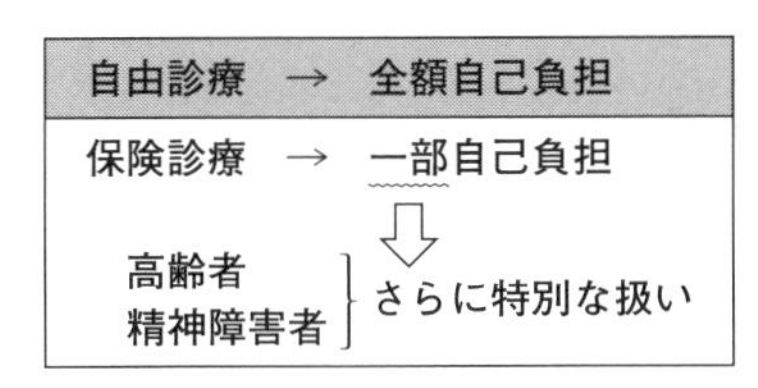

図9　医療費の負担

れているため、患者は医療費の一定割合を負担するだけで医療を受けることができる[8)]（**図9**）。実際に患者が医療費の全額を負担する自由診療は少ないのである。そうした点では、保険診療を受ける者全てが特別な扱いを受けるともいえるが、高齢者、精神障害者はさらに特別な扱いを受けている。

患者本人が支払う医療費は、年齢などによって異なるが、働く世代を中心に多くの者が、実際にかかった医療費の3割負担となり、残りは各医療保険から支払われる。これらを踏まえたうえで、高齢者と精神障害者の医療費負担について見ていく。

4-2　高齢者の医療費

医療費をめぐる問題は全般に複雑である。年齢による区分、所得による区分、月ごとの自己負担額の上限の存在など、さまざまな区分がなされるうえ、種々の経過措置等がとられるからである。とりわけ高齢者医療は度重なる制度の変更があり、やや錯綜とした状況にある。ただ、ここではそのおおまかなアウトラインをみていくので、年齢による区分に従って、図式的にまとめてしまえば、義務教育就学前は原則2割、70歳以上75歳未満は原則2割、75歳以上は原則1割の負担ということになる[9)]。

高齢者医療制度には紆余曲折の変遷がある。1973年に老人医療費を無料化したところ、しだいに高齢者による病院の「サロン化」、過剰診療などの弊害が生じるようになったため、1990年代から、10年以上にわたる抜本的改革の議論の末、ようやく2006年に成立した「高齢者の医療の確保に関する法律」により、一とおりの決着をみた[10)]。

1）後期高齢者医療制度

この法律により、75歳以上の後期高齢者全員と、65～74歳の前期高齢者で障害のある者は、他の医療保険とは独立した「後期高齢者医療制度」に加入することになった。すなわち、従来のように、国民健康保険や健康保険などの医療制度に入りながら、老人保健制度からも医療を受けられる仕組みが改められ、75歳になると自動的に「後期高齢者医療制度」に加入する仕組みとなったのである。そして、後期高齢者は、原則として1割の自己負担をし、1月あたりの自己負担の限度額も現役世代にくらべるとおおむね半分程度に抑えられている。ただし、所得が高い者は、現役世代と同程度の負担をするなど、例外も多い[11)]。

2) 前期高齢者医療制度

これに対し、前期高齢者医療制度は、後期高齢者医療制度のような独立した制度ではなく、現役世代の医療保険に留まりながら各保険者間で財政調整支援が行われる制度となっている。ここでも、経過措置などがあるため、やや錯綜としているが、原則として、69歳までは3割負担、70歳から74歳までは2割負担となる[12]。

3) 介護保険

なお、医療に関連したものとして介護保険制度がある。介護保険サービスは、65歳以上の者は原因を問わず要支援・要介護状態となったとき、40～64歳の者は老化による病気が原因で要支援・要介護状態になった場合に受けることができ、介護サービスを受けた場合、利用者は原則として介護報酬の1割の負担をする[13]。

4-3　精神障害者の医療費

精神障害者の医療費負担に関しては、大きく2つの場面に分けることができる。

1) 措置入院

1つは、精神保健福祉法に基づく措置入院である。すでに前の項目（3-3・2)）で見たところであるが、措置入院とは、「入院させなければ精神障害のために自身を傷つけ又は他人に害を及ぼすおそれがあることが明らかである者」を、一定の手続に基づいて、都道府県知事または政令指定都市の市長が、強制的に精神科病院等に入院させる制度である（精神保健福祉法第27条、29条）。費用は、保険と公費によってまかなわれ、自己負担は所得に応じるが、上限は月2万円とされる（精神保健福祉法第30条、31条）。

2) 自立支援医療（精神通院医療）

もう1つは、障害者総合支援法に基づく自立支援医療（精神通院医療）である。自立支援医療とは、「心身の障害の状態の軽減を図り、自立した日常生活又は社会生活を営むために必要な医療」、すなわち通院による精神医療のことである（障害者総合支援法第5条23号）[14]。この場合、患者本人の医療費の自己負担は1割となる。ただし、それが過大な負担とならないよう、所得に応じた上限があり、最高額は月2万円である[15]。

【文献】

1）内田貴：民法Ⅰ〔第3版〕総則・物権総論「第3章　契約の主体」. 東京大学出版会, p91, 2005. 近江幸治：民法講義Ⅰ民法総則〔第5版〕「第1章　権利の主体（1）―「人」」. 成文堂, p31, 2005.

2）内田・前掲，p103，近江・前掲，p36.

3）内田貴：民法Ⅱ〔第2版〕債権各論「第15章　事務管理」．東京大学出版会，p519，2007．近江幸治：民法講義Ⅳ事務管理・不当利得・不法行為「第1章　事務管理」．成文堂，p3，2004.

4）内田・前掲・民法Ⅰ．p104，近江・前掲・民法講義Ⅰ．p38.

5）内田・前掲・民法Ⅰ．p118.

6）潮見佳男：医事法判例百選「44　輸血拒否　―東大医科研病院事件―」．有斐閣，p96，2006.

7）厚生労働省「精神科に入院したときの権利」厚生労働省ホームページ：http://www.mhlw.go.jp/kokoro/support/3_01_06mental.html、厚生労働省「精神保健及び精神障害者福祉に関する法律に基づく入院形態について」厚生労働省ホームページ：http://www.mhlw.go.jp/stf/shingi/2r985200000101rg-att/2r985200000101xf.pdf

8）厚生労働省「第3節　安定的で持続可能な医療保険制度の実現」平成25年版厚生労働白書．日経印刷：2013年．p.309

9）厚生労働省「我が国の医療保険について」厚生労働省ホームページ：http://www.mhlw.go.jp/stf/seisakunitsuite/bunya/kenkou_iryou/iryouhoken/iryouhoken01/index.html

10）厚生労働省「高齢者医療制度のあゆみ（1）」厚生労働省ホームページ：http://www.mhlw.go.jp/bunya/shakaihosho/iryouseido01/info02d-24.html

11）厚生労働省「医療費の自己負担」厚生労働省ホームページ：http://www.mhlw.go.jp/bunya/shakaihosho/iryouseido01/info02d-28.html

12）厚生労働省「70歳から74歳の方の医療費の窓口負担についてのお知らせ」厚生労働省ホームページ：http://www.mhlw.go.jp/seisakunitsuite/bunya/kenkou_iryou/iryouhoken/iryouhifutan.html

13）厚生労働省「介護報酬について」厚生労働省ホームページ：http://www.mhlw.go.jp/topics/kaigo/housyu/housyu.html

14）厚生労働省「自立支援（精神通院医療）について」厚生労働省ホームページ：http://www.mhlw.go.jp/bunya/shougaihoken/jiritsu/dl/03.pdf

15）厚生労働省「自立支援医療における利用者負担の基本的枠組み」厚生労働省ホームページ：http://www.mhlw.go.jp/seisakunitsuite/bunya/hukushi_kaigo/shougaishahukushi/jiritsu/dl/01.pdf

第12章 医療制度

関東信越厚生局　統括指導医療官　内藤智雄

1．医療制度の構成要素

医療制度は、医療というサービスを実際に住民に提供するためのしくみと、提供されたサービスの対価をそのサービスを提供する医療機関、医療従事者等に支払うための財政のしくみの2つの要素から構成される。わが国では、病院の設置などの医療提供部分を主として民間が担っているが、財政部分については政府が中心になって社会保険方式の制度運用を行っている（図1）。

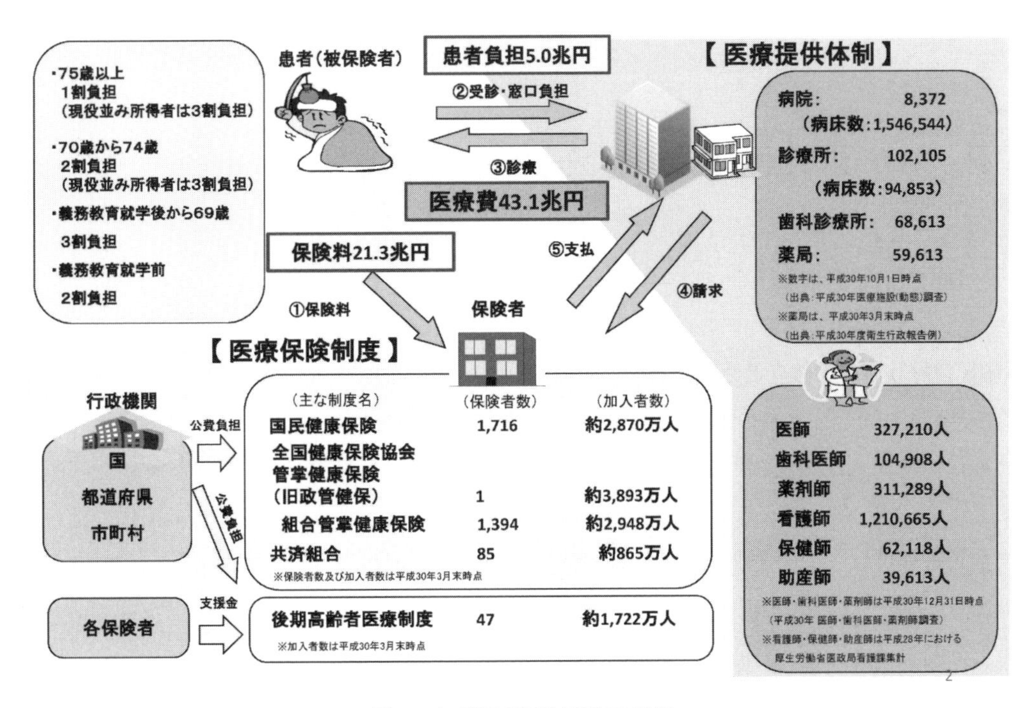

図1　わが国の医療制度の概要
（出典：厚生労働省ホームページ　https://www.mhlw.go.jp/content/12400000/000591715.pdf）

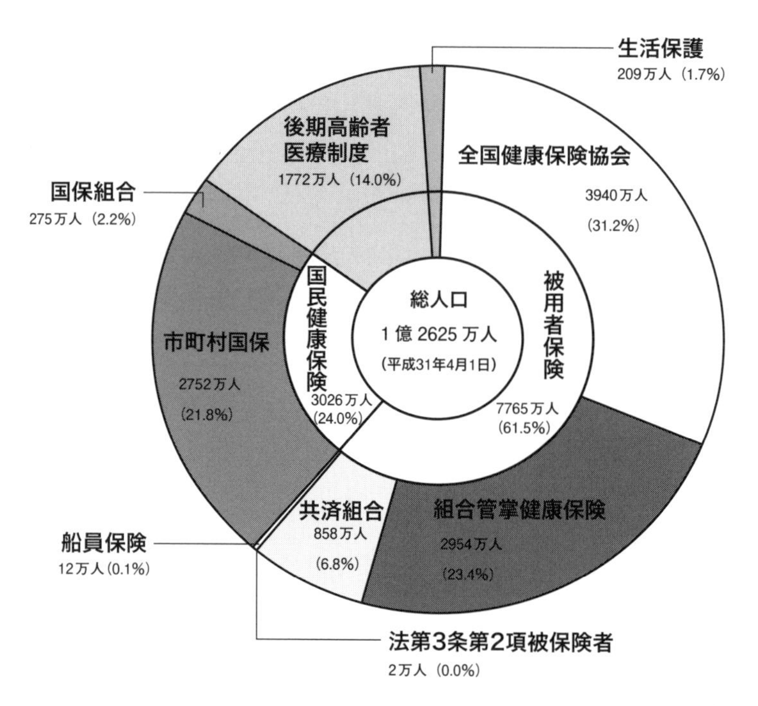

図２　医療保険制度の加入者等（平成 30 年度末現在）

（出典：医療保険に関する基礎資料（令和 3.1）

2．わが国の医療制度の特徴

2-1　国民皆保険制度

1）国民皆保険制度の確立とその意義

現在、わが国ではすべての国民が原則とし何らかの公的医療保険に加入している国民皆保険制度がとられている。この国民皆保険制度は、1958 年（昭和 33 年）に改正された国民健康保険法の公布により 1961 年（昭和 36 年）に確立された。これにより、年齢や所得に関係なく国民の誰もが保険料を支払う代わりに、原則として全ての医療を重い負担なしに受けることができるようになり、世界最高水準の平均寿命や高い保健医療水準の達成に向けて大きく前進することとなった。

厚生労働省によれば、公的医療保険制度の加入者数は 2018 年 3 月末時点で被用者保険が 7,765 万人、国民健康保険が 3,026 万人、後期高齢者医療制度が 1,772 万人となっている（**図 2、図 3**）。

2）健康保険と国民健康保険

わが国の公的医療保険制度の基本骨格は、被用者保険と地域保険の２つの柱から成り立っている。被用者保険は職域保険ともいわれ、船員保険や各種共済組合もこれに含まれるが、基本となる

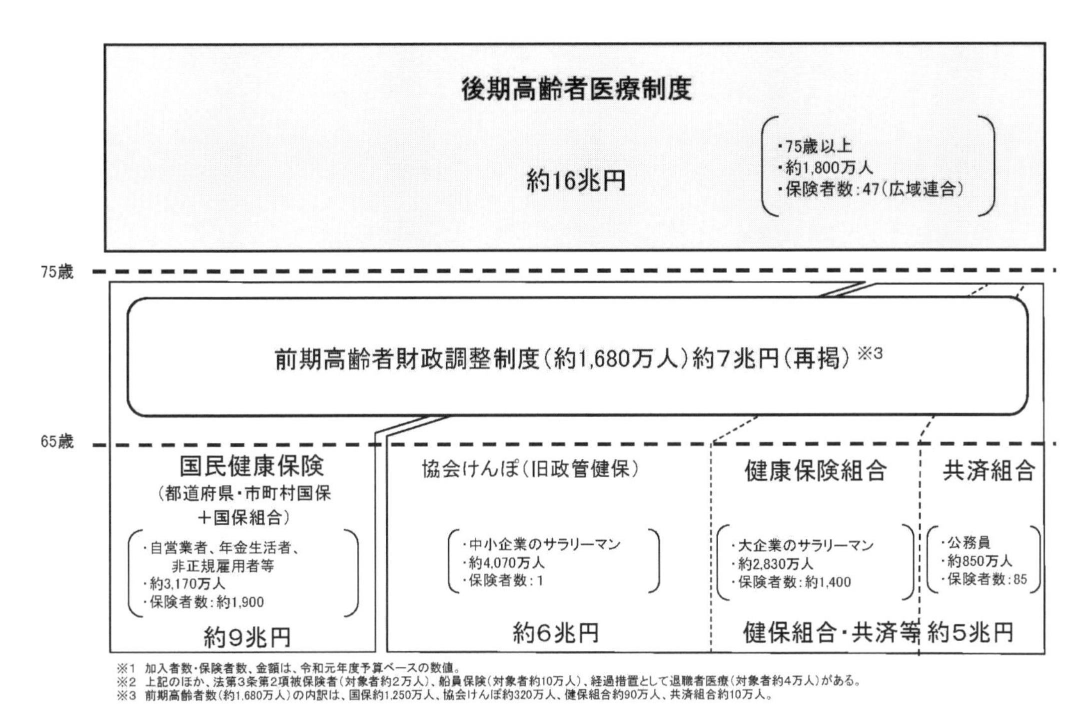

図3　医療保険制度の体系
（出典：厚生労働省ホームページ https://www.mhlw.go.jp/content/12400000/000591715.pdf）

のは「健康保険法」に基づく健康保険である。加入者は一般のサラリーマンが主体である。健康保険において保険事業の経営主体として保険給付等の業務を行う保険者は、全国健康保険協会（協会けんぽ）と健康保険組合である。一方、地域保険は「国民健康保険法」に基づいて都道府県が当該都道府県内の市区町村とともに運営を担う保険者とする制度で、国民健康保険と呼ばれる。国民健康保険は、当該都道府県の住民すべてに法的に加入が義務付けられている（強制加入）が、被用者保険に加入している者等は適用除外される（国民健康保険法第5条、第6条）。このように制度上は国民健康保険で国民全体をカバーし、被用者保険の加入者をそこから除く形で国民皆保険制度が成り立っているのである。国民皆保険制度の実現した1960年代には国民健康保険の加入者の多くは農林水産業や自営業者等であったが、産業構造の変化に伴い農業、自営業等が減少し、現在では高齢者と低所得者の保険としての性格が強まっている。

3）高齢者の公的医療保険制度

高齢化の進展に伴い、増大する医療費を制度横断的に社会全体で支えるという考え方に基づき、それまでの老人保健法（1982年制定）が抜本的に見直され、被用者保険と地域保険とは別に、2006年（平成18年）に成立した「高齢者の医療の確保に関する法律」に基づいて75歳以上のすべての高齢者（後期高齢者）と前期高齢者（65歳～74歳）で障害のある者を対象とした後期高齢

	給付割合	
義務教育就学前	8割	
義務教育就学後　～69歳	7割	
70歳～74歳	8割	現役並み所得者は7割
75歳以上	9割	現役並み所得者は7割

表1　公的医療保険からの給付割合

者医療制度が2008年（平成20年）4月から運用されている。この後期高齢者医療制度では、都道府県ごとに全市町村が加入する広域連合が運営主体（保険者）である。

4）負担の公平化

国民皆保険の実現に先立ち、1958年（昭和33年）に個々の医療サービスの価格を定めた診療報酬点数表が告示された。さらに、国民皆保険制度成立後の1963年（昭和38年）に地域差が全面的な撤廃され、全国一律に同一の医療行為に対しては、同額の診療報酬が支払われることとなった。また、当初、被用者保険に比べ国民健康保険では給付率が低いなど給付率の差が問題となっていたが、その格差是正が少しずつ進められた結果、2002年（平成14年）になってようやくその解消をみた。

このように、就業の状況や年齢によって加入する公的医療保険制度が異なり、保険者や所得によって加入者が支払う保険料には差があるものの、現在ではどの制度の加入者であっても医療機関で保険給付の対象となる検査や治療などの医療内容に差はなくなっている。また、保険からの給付割合は、すべて年齢により統一されている（**表1**）。

2-2　フリーアクセス

わが国では、国民は自らの意思で自由に医療機関を選択することができる。たとえば、全国どこでも、大病院・中小病院・診療所など医療機関の規模や、内科・外科などの診療科を問わず、国民が受診したいと思ったときに自由に受診先を選ぶことが認められている。これはフリーアクセスと呼ばれ、わが国の医療サービスの提供体制における非常に大きな特徴である。

国民皆保険制度の下で、フリーアクセスが真の意味で担保されるには、国内すべての医療機関が公的医療保険による給付が受けられる保険医療機関であることが必要であるが、実際にわが国の医療機関のほとんどが保険医療機関の指定を受けている。

フリーアクセスは、一方で、必要の乏しい受診者を増加させたり、患者が大病院に集中するというモラルハザードの問題を生じ、医療費の増大や医療現場の負担増加を招いているという指摘もある。

2-3　自由開業医制度

わが国の医師は、医療法に定められた一定の基準を満たせば、どこでも自由に病院や診療所といった医療機関を開設することが認められている。この自由開業医制は、明治政府が 1874 年（明治 7 年）に医療制度や衛生行政に関する各種規定を定めたわが国最初の近代的医事衛生法規である医制を制定した時に既に規定されているが、その後のわが国の医療サービスの提供体制に与えた影響は少なくない。特に個人、医療法人という民間医療施設の整備を促す要因の一つとなったと考えられている。

2-4　現物給付

現物給付とは、公的医療保険制度の加入者が保険医療機関で保険証を提示することにより、一定割合の自己負担で医療サービスそのものを受けられることを指す。診察、検査、治療等の行為や薬を支給する行為が「現物」と表現されている。わが国では、償還払い方式（医療機関に受診した際、窓口で医療費の全額を先に支払い、その後加入する保険に請求して償還をうける方法）ではなく、現物給付の方式が採られている。

3．医療制度の国際比較

3-1　先進各国の医療制度の類型

医療財政のしくみの面から考えると、大きく 3 つに分類される。1 つめは保険料を主要な財源とする社会保険方式である。日本のほかドイツやフランスなどがこれにあたる。2 つめは国が租税財源で運営する方式で、イギリスやスウェーデンなどが該当する。3 つめは民間医療保険が中心的役割を果たしているタイプで米国がその典型である。

米国でも 2 種類の公的医療保険制度（65 歳以上の高齢者及び障害者等を対象としたメディケア・一定の条件を満たす低所得者を対象とするメディケイド）が存在するが、国民の多くは雇用先か各個人で民間の保険に加入している。米国では 2013 年時点で、いかなる医療保険の適用も受けていない国民が人口の 14.5％に上る。2014 年に医療保険制度改革法（いわゆるオバマケア）が制定され、最低限必要な民間医療保険への加入が原則義務化された。その後、保険料の高騰などの問題が表面化し、2017 年に発足した共和党のトランプ政権が、オバマケアを撤廃する方針を打ち出していたが、議会の賛成が得られなかった。2021 年に再び政権交代が起き、民主党のバイデン政権はオバマケアの拡充を目指している。

医療サービスの提供体制の視点に立つと、ヨーロッパ各国では、特に病院において公的医療機関

	ドイツ	フランス	スウェーデン	イギリス	アメリカ	日本
医療財政	社会保険方式	社会保険方式	税方式	税方式	民間医療保険※	社会保険方式
医療提供体制	公的医療機関が中心	公的医療機関が中心	公的医療機関が中心	公的医療機関が中心	民間医療機関が中心	民間医療機関が中心

（注）メディケア・メディケイドを除く

表2　医療制度の国際比較

の占める割合が高い。これに対して日本では、歴史的経緯から全病床数の約3／4が民間医療機関によって占められている。また、米国では、医療サービス提供の面でも民間セクターが中心となっている（**表2**）。

3-2　医療制度における目標と評価基準

世界各国では様々な医療制度が運用されている。これらは、各々の国の歴史・文化的背景、政治・経済的環境、気候・風土によって現在の態様が形づくられたものである。制度の形態に差異があっても、各国の医療制度が目標とするのは、如何にして質の高い医療をできるだけ少ない費用で国民誰もが平等に受けられるようにするか、ということである。したがって、①質、②コスト、③アクセスの3つの要素が医療制度の評価基準とされている。

3-3　日本の医療制度の国際的評価

1）医療の質

わが国では、戦後の衛生水準の向上、栄養の改善等に加え、国民皆保険の実現及びその後の給付の拡大による受療率の伸長もあって死亡率が低下し、平均寿命は世界最高水準に達している。また、保健医療水準を示す指標としてしばしば用いられる乳児死亡率も大幅に低下した。このように、わが国の健康水準は世界トップレベルにある。一方、経済協力開発機構（Organization for Economic Co-operation and Development；OECD）加盟国のおける心筋梗塞や脳卒中における院内死亡率、結腸・直腸がんの5年相対生存率等の比較でも良好であり、医療の質において少なくとも他の先進諸国と比べても遜色のないレベルにある。

2）コスト

わが国の2019年における保健医療支出は国内総生産（Gross Domestic Product；GDP）の11.1％（推計）あり、OECDの37か国中6位であった。また、一人当たり保健医療支出は、4,822.8ドル（推計）でOECD加盟国平均の4,224.1ドルをやや上回り、OECDの37か国中16位で程度で

国名	総医療費の対GDP比（%）	順位	一人当たり医療費（ドル）	順位
アメリカ合衆国	17.0	1	11071.7	1
スイス	12.1	2	7732.4	2
ドイツ	11.7	3	6645.8	4
フランス	11.4	4	5375.7	12
日本	11.1	5	4822.8	16
スウェーデン	10.9	6	5782.3	6
カナダ	10.8	7	5418.4	11
ノルウエー	10.5	8	6645.8	3
オーストリア	10.4	9	5851.1	5
ベルギー	10.3	10	5428.0	10
イギリス	10.3	11	4289.8	18
デンマーク	10.0	12	5567.9	8
オランダ	10.0	13	5765.1	7
ポルトガル	9.6	14	3378.6	24
オーストラリア	9.3	15	5187.4	15
ニュージーランド	9.3	16	4204.0	20
チリ	9.1	17	2159.4	32
フィンランド	9.1	18	4578.4	19
スペイン	9.0	19	3616.5	22
アイスランド	8.8	20	4811.4	17
イタリア	8.7	21	3649.2	21
スロベニア	8.3	22	3224.0	26
韓国	8.0	23	3384.2	24
ギリシャ	7.8	24	238306	30
チェコ	7.8	25	3426.0	23
イスラエル	7.5	26	2932.5	27
コロンビア	7.3	27	1212.6	36
スロベニア	6.9	28	2353.6	30
アイルランド	6.8	29	5275.5	13
リトアニア	6.8	30	2638.1	28
エストニア	6.8	31	2578.8	29
ハンガリー	6.4	32	2222.4	32
ポーランド	6.3	33	2292.1	31
ラトビア	6.3	34	1972.6	34
メキシコ	5.5	35	1153.6	37
ルクセンブルク	5.4	36	5558.3	9
トルコ	4.4	37	1339.5	35
OECD平均	8.8		4224.1	

【出典】OECD Health Statistics 2020
（注） 上記各項目の順位は、OECD加盟国間におけるもの

表3 OECD加盟国の医療費の状況（2019年）

あった（**表3**）。近年、大半のOECD加盟国と比較してわが国の医療支出が増加傾向にあることが指摘されており、その原因として、人口構造の変化、医療技術の更なる使用、診療単価の向上と医療・介護報酬の改正の影響が挙げられている。

総括すると、わが国では他国と比して高齢化が著しく進展している影響を考慮すれば、GDP比、一人当たり医療費いずれでみても比較的低い費用で医療を提供できていると言えよう。

3) アクセス

国民皆保険制度が実現しているわが国では、フリーアクセスが尊重されていることもあり良好である。わが国の一人あたりの年間外来診療回数は12.6回（2017年）で、フランスの6.1回（2017年）、アメリカの4回（2011年）など他国と比較して際立って多く、外来診療では非常に恵まれた環境にあるといえる。入院についても、イギリスやスウェーデン等では入院までの待機時間が非常に長いことが社会問題化しているが、わが国では今のところ深刻な状況までには陥ってはいない。わが国の医師数は、人口千人当たり2.4人（2016年）で主要国の中ではやや少ないとはいえ、看護師数は人口千人当たり11.0人（2014年）となっており、他国と比較しても医療従事者数ではそれほど遜色はない。しかし、病床数が人口千人当たり13.1床（2017年）と他国と比較して圧倒的に多いため、入院における医療密度の薄さが指摘されている。実際に2020年からの新型コロナウイルスの日本国内での大流行に際してこの弱点が露呈した。また、人口千人当たりの入院件数は少な

	保健医療システムの目標達成度 2000	保健制度パフォーマンス指数 2017
ドイツ	14位	25 位
フランス	6 位	1位
スウェーデン	4 位	23 位
イギリス	9 位	18位
アメリカ	15位	37位
日本	1 位	10 位

表 4　WHO のレポートによる保健医療制度の国際比較

いが、平均在院日数は全体では 29.1 日（2015 年）、急性期病床では 16.5 日（2015 年）と他国の 3 倍から 5 倍となっている。

外来回数の多さや入院における医療密度の薄さは、わが国における医師や看護師などの現場の負担増加の要因と考えられている。

5）総合的評価

WHO では各国の保健医療制度についての評価を行っている。World Health Report 2000（2000 年）では、保健医療システムの目標達成度を評価しているが、この中で日本を第 1 位とした。また、2016 年に発表された保健医療制度パフォーマンス指数による世界 191 か国の比較において、日本は第 10 位にランクされた。このように、わが国の医療制度は世界各国の中でも総合的に高く評価されてきた（**表 4**）。

4．医療制度の改革

4-1　社会保障制度を変革させる要因

医療・介護、福祉、年金といった社会保障制度と経済や財政は密接不可分な関係にある。わが国で現行の社会保障制度の基本的な枠組みが作られたのは 1960 年代から 1970 年代にかけての高度経済成長期であった。その後、少子高齢化の進行、生産年齢人口の減少、経済の長期低迷とグローバル化の進行、家族や地域の扶養機能の低下、非正規雇用の労働者の増加による雇用環境の変化など、日本の社会経済を取り巻く環境については、大きな変化が生じている。それと同時に、国民の社会保障に対するニーズも多様化している。一方で、医療費を含めたわが国の社会保障費は経済成長を上回って継続的に増大し続けている。これらのことが、社会保障制度の将来にわたる持続可能性に暗い影を落とし、制度の変革を促す結果となっている。

4-2　医療供給体制の見直しとこれまでの医療法の改正

医療法は、1948年に制定された。もともと、医療施設の施設基準や人員基準等を規定する衛生法規としての性格が強いもので、医療施設の量的確保と医療水準の確保が背景にあった。しかし、次第に病院の地域的な偏在や、医療施設の機能分担が不明確で医療の高度化や疾病構造の変化に十分な対応ができていないなどの問題が指摘されはじめた。また、医学的理由に乏しい「社会的入院」の増加という新たな課題も生じていた。このため1985年に第1次医療法改正が実施され、都道府県ごとに医療計画を策定することが義務付けられた。医療計画は、各都道府県が地域の実情に応じて医療体制を確保するために策定されるものであり、医療機能の分化・連携を推進することにより、急性期から回復期、在宅医療に至るまで、地域全体で切れ目なく必要な医療が提供される地域完結型医療を推進するとされる。都道府県では二次医療圏単位で必要病床数を設定し、必要病床数を上回る病床過剰地域においては自由開業制に一定の制約が課されることとなった。

その後の数回にわたる医療法の改正において、特定機能病院と地域医療支援病院の創設、療養型病床群制度の創設、病床区分の見直しによる一般病床と療養病床の切り分けが行われ医療機能分化を進められた。一方、インフォームドコンセントなど医療提供にあたっての医療関係者の各種努力義務の規定も盛り込まれるようになった（**表5**）。

4-3　新たな医療制度改革への取り組み

日本では、急速に進展する高齢化により、団塊の世代が75歳以上となる2025年（平成37年）には、3人に1人が65歳以上、5人に1人が75歳以上となることが想定されている。これに伴い、慢性的な疾病や複数の疾病を抱える患者が中心となるなど、患者の疾病構造が多様化し、必要とされる医療サービスの需要も大きく変化することが見込まれている。財政面でも、給付費の著しい伸びや公費投入額の増大が問題となっている。このような課題に対応するための施策について、2012年（平成24年）に設置された「社会保障制度改革国民会議」は2013年（平成25年）に報告書を取りまとめた。それをもとに今後の社会保障制度改革の全体像と進め方を規定した「持続可能な社会保障制度の確立を図るための改革の推進に関する法律」に続き、医療・介護サービス分野における具体的な措置をまとめた「地域における医療及び介護の総合的な確保を推進するための関係法律の整備等に関する法律」（医療介護総合確保推進法）が2014年（平成26年）に成立した。（**図4**）

この第6次医療法改正のコアとなっているのは病床機能報告制度と地域医療構想の策定である。病床機能報告制度は、各医療機関（有床診療所を含む。）が、その有する病床において担っている医療機能の現状と今後の方向を高度急性期、急性期、回復期、慢性期の4つの区分から選択し、病棟単位で都道府県に報告する制度である。一方、都道府県は、2025年（平成37年）に向け、地域

改正年	改正の趣旨等	主な改正内容等
昭和２３年 医療法制定	終戦後、医療機関の量的整備が急務とされる中で、医療水準の確保を図るため、病院の施設基準等を整備	○病院の施設基準を創設
昭和６０年 第一次改正	医療施設の量的整備が全国的にほぼ達成されたことに伴い、医療資源の地域偏在の是正と医療施設の連携の推進を目指したもの。	○医療計画制度の導入 ・二次医療圏ごとに必要病床数を設定
平成４年 第二次改正	人口の高齢化等に対応し、患者の症状に応じた適切な医療を効率的に提供するための医療施設機能の体系化、患者サービスの向上を図るための患者に対する必要な情報提供等を行ったもの。	○特定機能病院の制度化 ○療養型病床群の制度化
平成９年 第三次改正	要介護者の増大等に対し、介護体制の整備、日常生活圏における医療需要に対する医療提供、患者の立場に立った情報提供体制、医療機関の役割分担の明確化及び連携の促進等を行ったもの。	○診療所への療養型病床群の設置 ○地域医療支援病院制度の創設 ○医療計画制度の充実 ・二次医療圏ごとに以下の内容を記載 地域医療支援病院、療養型病床群の整備目標 医療関係施設間の機能分担、業務連携
平成１２年 第四次改正	高齢化の進展等に伴う疾病構造の変化等を踏まえ、良質な医療を効率的に提供する体制を確立するため、入院医療を提供する体制の整備等を行ったもの。	○療養病床、一般病床の創設 ○医療計画制度の見直し ・基準病床数へ名称を変更
平成１８年 第五次改正	質の高い医療サービスが適切に受けられる体制を構築するため、医療に関する情報提供の推進、医療計画制度の見直し等を通じた医療機能の分化・連携の推進、地域や診療科による医師不足問題への対応等を行ったもの。	○都道府県の医療対策協議会制度化 ○医療計画制度の見直し ・４疾病（平成２３年に精神疾患を追加し５疾病）５事業の具体的な医療連携体制を位置付け
平成２６年 第六次改正	社会保障と税の一体改革として、効率的かつ質の高い医療提供体制を構築するとともに、地域包括ケアシステムを構築することを通じ、地域における医療及び介護の総合的な確保を推進するため、所要の整備等を行う。	○病床機能報告制度の創設 ○地域医療構想の策定 ○地域医療介護総合確保基金の創設 ○地域医療構想調整会議の設置
平成２７年 第七次改正	地域医療・地域包括ケアの充実の推進による地方創生、及び医療法人経営の透明化確保とガバナンス強化による非営利性の確保を目指す。	○地域医療連携推進法人制度の創設 ○医療法人制度の見直し
平成２９年 第八次改正	安全で適切な医療提供の確保を推進するため、検体検査の精度の確保、特定機能病院におけるガバナンス体制の強化、医療に 関する広告規制の見直し、持分なし医療法人への移行計画認定制度の延長等の措置を講ずる。	○検体検査の精度確保のため委託先の要件の設定 ○特定機能病院の管理及び運営に関する体制の強化 ○医療に関する広告規制の見直し ○医療機関の開設者に対する監督規定の整備
平成３０年 第九次改正	地域間の医師偏在の解消等を通じ、地域における医療提供体制を確保するため、都道府県の医療計画における医師の確保に関 する事項の策定、臨床研修病院の指定権限及び研修医定員の決定権限の都道府県への移譲等の措置を講ずる。	○新たな医師の認定制度の創設 ○医師確保計画の策定 ○機関の開設や増床に係る都道府県知事の権限の追加

表５　医療法の改正の主な経緯について

の医療需要の将来推計や医療機関から報告された情報等を活用して、構想区域ごとの各医療機能の将来（2025年（平成37年）時点）の必要量を含めた、地域医療構想を策定し、医療計画に新たに盛り込み、医療機関のさらなる機能分化を推進することになった。機能分化や連携については、各都道府県に設置される地域医療構想調整会議で議論・調整する。国は、都道府県における地域医療構想策定のためのガイドラインを2015年（平成27年）3月に策定し発出した。このほか、特定機能病院の承認の更新制度の導入や、医療事故に係る調査の仕組み等を整備することが盛り込まれている。

地域医療構想を達成するための選択肢の１つとしての地域医療連携推進法人制度の創設と、医療法人制度の見直し（医療法人の経営の透明性の確保、医療法人のガバナンスの強化に関する事項、医療法人の分割等に関する事項、社会医療法人の認定等に関する事項）を盛り込んだ改正医療法が2015年（平成27年）に成立した。

趣旨

持続可能な社会保障制度の確立を図るための改革の推進に関する法律に基づく措置として、効率的かつ質の高い医療提供体制を構築するとともに、地域包括ケアシステムを構築することを通じ、地域における医療及び介護の総合的な確保を推進するため、医療法、介護保険法等の関係法律について所要の整備等を行う。

概要

1. 新たな基金の創設と医療・介護の連携強化(地域介護施設整備促進法等関係)
   ①都道府県の事業計画に記載した医療・介護の事業(病床の機能分化・連携、在宅医療・介護の推進等)のため、消費税増収分を活用した新たな基金を都道府県に設置
   ②医療と介護の連携を強化するため、厚生労働大臣が基本的な方針を策定
2. 地域における効率的かつ効果的な医療提供体制の確保(医療法関係)
   ①医療機関が都道府県知事に病床の医療機能(高度急性期、急性期、回復期、慢性期)等を報告し、都道府県は、それをもとに地域医療構想(ビジョン)(地域の医療提供体制の将来のあるべき姿)を医療計画において策定
   ②医師確保支援を行う地域医療支援センターの機能を法律に位置付け
3. 地域包括ケアシステムの構築と費用負担の公平化(介護保険法関係)
   ①在宅医療・介護連携の推進などの地域支援事業の充実とあわせ、予防給付(訪問介護・通所介護)を地域支援事業に移行し、多様化　※地域支援事業:介護保険財源で市町村が取り組む事業
   ②特別養護老人ホームについて、在宅での生活が困難な中重度の要介護者を支える機能に重点化
   ③低所得者の保険料軽減を拡充
   ④一定以上の所得のある利用者の自己負担を2割へ引上げ(ただし、一般の世帯の月額上限は据え置き)
   ⑤低所得の施設利用者の食費・居住費を補填する「補足給付」の要件に資産などを追加
4. その他
   ①診療の補助のうちの特定行為を明確化し、それを手順書により行う看護師の研修制度を新設
   ②医療事故に係る調査の仕組みを位置づけ
   ③医療法人社団と医療法人財団の合併、持分なし医療法人への移行促進策を措置
   ④介護人材確保対策の検討(介護福祉士の資格取得方法見直しの施行時期を27年度から28年度に延期)

施行期日

公布日。ただし、医療法関係は平成26年10月以降、介護保険法関係は平成27年4月以降など、順次施行。

図4　医療介護総合確保推進法の概要（地域における医療及び介護の総合的な確保を推進するための関係法律の整備等に関する法律）

【出典】厚生労働省ホームページ（一部改変）　http://www.mhlw.go.jp/file/05-Shingikai-10801000-Iseikyoku-Soumuka/0000124780.pdf

最近数年は、医療法の改正が頻繁に行われており、2017年（平成29年）の改正では、いくつかの医療事故を契機として特定機能病院におけるガバナンス体制の強化が図られたほか、適切な医療機関の選択のための広告規制の見直しが行われた。さらに、2018年（平成30年）の改正では、医師少数地域での勤務経験等を評価する新たな制度の創設や都道府県の医師確保計画の策定などにより、地域間の医師偏在の解消等を通じた地域における医療提供体制を確保を目指している。

文献

1）島崎謙治：日本の医療　制度と政策．2011．東京大学出版会

2）厚生労働白書：http://www.mhlw.go.jp/toukei_hakusho/hakusho/

3）OECD　Health　Statistics　2020.
http://www.oecd.org/els/health-systems/health-data.htm

4）社会保障・税一体改革大綱．2012.
http://www.cas.go.jp/jp/seisaku/syakaihosyou/kakugikettei/240217kettei.pdf

5）社会保障制度改革国民会議 報告書．2013.
http://www.kantei.go.jp/jp/singi/kokuminkaigi/pdf/houkokusyo.pdf

第13章 医療経済

岐阜大学大学院医学系研究科　医学系倫理・社会医学分野　准教授　**谷口泰弘**

1. はじめに

医療経済をめぐる諸問題も生命倫理学の関心領域となってきている。特に医療資源の配分をいかにうまく行い、良質の医療を提供するかという問題に対しては、医療制度の整った先進諸国においても十全な配分方法は見つかっておらず悩ましい問題となっている。医療は他の業種と比して、労働集約性が高く、また機器や材料費も高額なことから高コストになる業種である。人の生命の尊さを優先にして医療を他の全ての産業活動の最上位に位置づけることができれば良いが、そんな簡単なものではない。よく経済は生き物のようだと例えられる。景気動向や為替など常に動いている経済と向き合いながら、他の社会の構成要素も合わせて社会保障システムとしての医療が成り立っているのである。限られた資源のもと、医療者はそのときにでき得る最良の医療を提供するという厳しい状況に置かれているのである。

わが国の医療の枠組みについては12章の医療制度と15章の医師の権限と保険診療の部分で詳細に説明されているので、本章では、資料を提示しながら国民医療経済の問題と医療資源の配分の問題という視点から医療を見ていくこととする。

2. 医療経済と生命倫理（医療資源の配分論）

医療資源といっても、種々存在するのでわかりにくい。代表的なものを挙げるならば、医療サービスを行うための運転資金、病院・診療所等の医療施設、CTやMRIなどの医療機器、注射器や手術道具などの備品・用品、治療処置に使われる医薬品、そして医療サービスを提供する専門職のマンパワーとその人件費などがある。これらの医療に関係する財を最適に組み合わせることで医療サービスが成り立っている。しかし、医療は生命を守るという人道的立場に立つ究極の目的があることから、医療を経済の問題、つまりお金の問題とリンクさせて取り上げることは倫理に悖(もと)るという見方が長らく存在していた。しかし、高齢化の進捗が著しいことやデフレーションによる社会全体の経済活動の停滞が長引いていることなどの理由により、医療費抑制についての議論が活発になってきた。もはや、社会全体として無視できない状況にある。このことから医療資源も化石燃料

表1　医療経済と生命倫理が交差する点

＊医療の提供に必要となる財源の確保をいかにするか（金銭的問題）。
＊医療を受ける機会を多くの人に平等に与えることができるか（接近性の問題）。
＊最善と思われる医療を多くの人に享受することができるか（量的問題）。
＊現在の医療水準に沿った医療を多くの人に享受することができるか（質的問題）。

や鉱物資源などに象徴されるように有限性のある資源としての認識が強まった。そして医療資源をいかに効率よく配分するかを考えることは社会にとって悪いことではなく、むしろ大事なことであるという理解がようやくなされるようになってきた。

それでは、医療経済と生命倫理とが交錯する点とは一体どういったものであろうか。特に医療資源の配分という視点からはどのような問題が見えてくるのか、次にいくつかポイントを示したので、それを足掛かりに順に述べることとする（**表1**）。

3. 医療に必要な財源の確保と配分の問題

持続的に良質な医療を提供するためには、医療の提供に係る財源の確保をいかにするかという問題がある（**金銭的問題**）。医療の問題を考える上でも重要な要素のひとつである。医療の財源について考える際に2つのポイントがある。1つは、国民経済全体から医療に関する費用をどれだけ確保するかという視点である。もう1つは、保健医療政策と密接に関係するが、有限である医療資源をどこの分野の医療にどうやって配分するかという点である。

3-1　国民経済全体から

まず、国民経済全体から考えてみたい。国家の役割は何も医療ばかりではなく多岐にわたる。行政組織として各省庁が置かれているように、外交、防衛、経済産業、国土交通、厚生労働、農林水産、環境など国民生活にとって欠くことができない分野が存在する。国家として安定的に国家運営が行えるよう毎年国会で予算が審議され、その予算をもとに種々の事業が展開されている。

平成31年度のわが国の一般会計予算の規模は約99兆4千億円であり、歳入の内訳は大別して、租税等が62兆4千億円で、公債金が31兆8千億円となっている。歳出の内訳では、**図1**にあるように国債費が23兆5千億円、地方交付税交付金や社会保障関係費、文教・科学振興費、防衛関係費などを含む基礎的財政収支対象経費が75兆9千億円となっている。特に基礎的財政収支対象経費のうち社会保障関係費が33兆9千億円となっており、他の予算項目と比べて社会保障関係費の占める割合が圧倒的に高いことがこの図よりわかる。また、公債金（公債発行額となる）の国家の歳入全体に占める割合が高くなっており、国家予算の多くが公債発行に依存している現状にあ

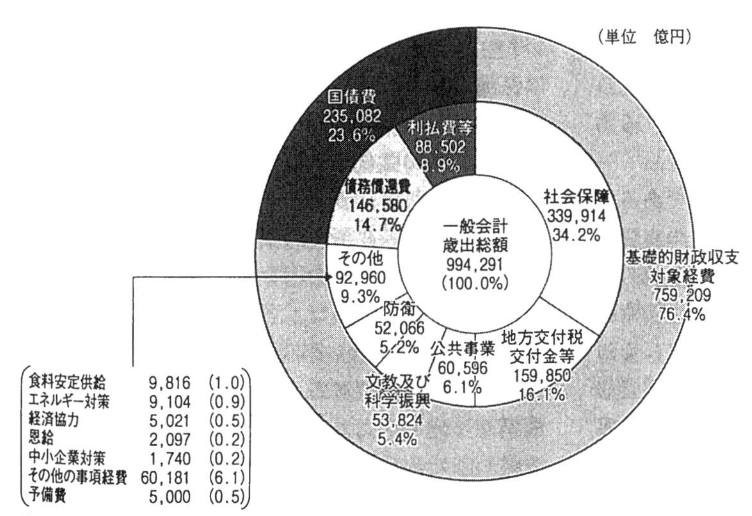

（2019／2020年「国民衛生の動向」より）

図1　平成31年度　国の一般会計予算（歳出）

る。

図2は、平成31年度の厚生労働省予算を示したものである。一般会計の内、社会保障費として32兆円が予算化されている。その内訳には、年金、医療、介護、雇用、福祉等の項目があるが、医療については12兆円（38.0%）となっており、続いて年金が12兆円（37.9%）となっている。厚生労働予算のほとんどが医療関係と年金関係に充てられていることがわかる。

表2は、わが国における国内総生産（GDP）額と国民医療費を示したものである。平成28年度のGDPの総額は539兆2千億円であった。その内訳として、国民医療費は42兆1千億円となっており、GDPに占める割合は7.93%となった。過年度と比較しても増加傾向にある。国民ひとりあたりの医療費は平成28年度では年間33万2千円かかっており、医療費抑制の議論は避けて通れない。

示した3つの資料からも医療が置かれている状況は非常に厳しいと認識せざるを得ない。それは国家予算のうち公債依存度が非常に高いこと、その限られた厳しい予算の中で社会保障費用の割合は高く、今後高齢者が増えることにより年金支出の費用が嵩むこと、さらに医療も高齢化の流れを受けてますます医療サービスが消費されて公費からの支出がさらに増えることから、金銭的問題を真剣に考えるべき時期にきている。

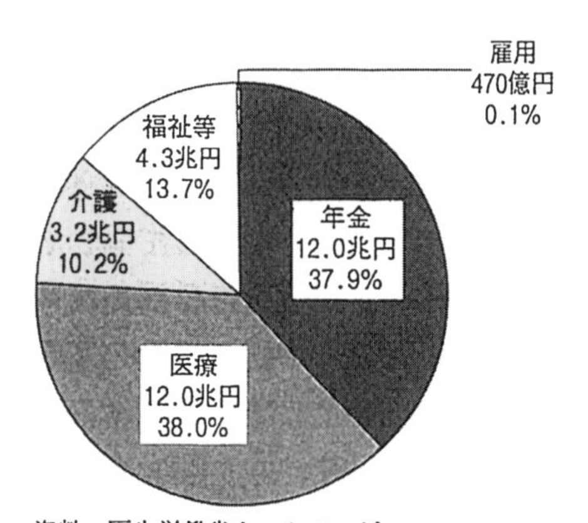

資料　厚生労働省ホームページ
（2019／2020年「国民衛生の動向」より）

図2　平成31年度厚生労働省予算社会保障関係費の内訳

表2　国民医療費と国民所得の推移

	国民医療費		人口1人当たり		国内総生産(GDP)		国民所得(NI)		国民医療費の比率	
	(億円)	対前年度増減率(%)	国民医療費(千円)	対前年度増減率(%)	(億円)	対前年度増減率(%)	(億円)	対前年度増減率(%)	国内総生産に対する比率(%)	国民所得に対する比率(%)
昭和30年度('55)	2 388	11.0	2.7	12.5	85 979	…	69 733	…	2.78	3.42
40　('65)	11 224	19.5	11.4	17.5	337 653	11.1	268 270	11.5	3.32	4.18
50　('75)	64 779	20.4	57.9	19.1	1 523 616	10.0	1 239 907	10.2	4.25	5.22
60　('85)	160 159	6.1	132.3	5.4	3 303 968	7.2	2 605 599	7.2	4.85	6.15
平成7　('95)	269 577	4.5	214.7	4.1	5 164 065	2.7	3 784 796	2.7	5.22	7.12
12　('00)	301 418	△1.8	237.5	△2.0	5 285 127	1.2	3 859 685	2.4	5.70	7.81
17　('05)	331 289	3.2	259.3	3.1	5 256 922	0.9	3 873 557	1.2	6.30	8.55
22　('10)	374 202	3.9	292.2	3.5	4 992 810	1.5	3 619 241	2.4	7.49	10.34
27　('15)	423 644	3.8	333.3	3.8	5 339 044	3.0	3 903 050	2.9	7.93	10.85
28　('16)	421 381	△0.5	332.0	△0.4	5 392 543	1.0	3 917 156	0.4	7.81	10.76

資料　厚生労働省「国民医療費」
注　1)　平成12年4月から介護保険制度が施行されたことに伴い，従来国民医療費の対象となっていた費用のうち介護保険の費用に移行したものがあるが，これらは平成12年度以降，国民医療費に含まれていない。
2)　国内総生産(GDP)と国民所得(NI)は，内閣府の「国民経済計算」による。
3)　人口1人当たり国民医療費を算出するために用いた人口は，総務省統計局による「国勢調査」と「人口推計」の総人口である。

（2019／2020年「国民衛生の動向」より）

3-2　保健医療政策上の配分問題

次に、保健医療政策から生じる問題について考えてみたい。予算は無尽蔵にあるわけではなく、保健医療の予算も限られていることはすでに述べた。それでは、限られた予算範囲の中でどのような保健医療に優先的に医療資源が投入されるのかを考える必要がある。簡単な例でいうならば、疾病ごとに見ていくのか、医療の関わり方として予防医療を厚めにするのか、診断・治療を手厚くするのか、年齢別に階層化を図り老人医療か成人医療か小児医療かというふうに優先順位をつけるのか、さらには移植医療や再生医療などの先端医療か介護福祉かなど、医療といっても切り口によって見方は異なる。しかし、いま現在も保健医療政策は動いており、何らかの意思決定を絶えず行っていることは理解しておく必要がある。国民の生命と財産を守るために、保健医療政策上で語られる医療に関する議論の全てが傾聴に値し重要であることは間違いない。しかし、全ての懸案事項について予算を振り分け、完全な対応をすることは困難である。何かの疾病に重点的に配分すれば他の何かの疾病の配分にしわ寄せが生じることも当然にあり得る。経済学ではそのような関係をトレード・オフの関係というが、医療の現場ではトレード・オフの状態に頻繁に遭遇することとなる[1]。たとえば、主要な疾患ばかりが注目され希少疾患にまで医療資源が配分されない状況などである。いわゆる効率性と公平性が交差する葛藤の場面である。

それでは、限られた予算の中で完璧ではないが、適切な配分を実践するためにはどうすれば良いのか。やはり政策としては保健医療統計を継続的に取り、分析することから始めなければならない。情緒的に全てが大事だといっても現実的でない。具体性をもって現在から未来に向けて優先されるべき医療内容について精査する必要がある。

図3は主要死因別に見た人口10万人に対する死亡率の推移である。戦後直後は結核で死亡する人が多かったが、その後減少し、がん（悪性新生物）、心疾患、肺炎、脳血管疾患、不慮の事故、自殺などが増えてきた。つまり、死亡原因が感染症から生活習慣病へとシフトしたといえる。その中で、脳血管疾患の死亡率は血栓溶解療法等の治療法の進歩により下がってきたが、がん（悪性新生物）の死亡率は未だ高い傾向にあることがわかる。図から、がんは引き続き克服に向けた重点項目として医療資源が配分されるのは自明の理である。

政策決定に関する象徴的な事例を紹介すると、5疾病5事業の保健医療政策がある。わが国では疾病構造の変化への対応や医療の確保に努めるために医療法を改正した。その内容に、がん、脳卒中、急性心筋梗塞、糖尿病、精神疾患の5疾病と救急医療、災害医療、へき地医療、周産期医療、小児医療の5事業プラス在宅医療についてレベルの高い医療提供体制を構築することを明記し、医療計画への記載と住民にわかりやすく説明することを求めて事業展開している（**表3**）。これは、保健医療政策上の明確に資源配分を行う意思の現れだといえよう。

政策的対応は、主要な疾病を克服し国民の健康を向上させるという目的であって、受け入れやすく正しい方向性である。今後は、医療機能の分化や連携の推進による急性期と慢性期の切れ目のない医療の提供をいかに具体化するか、在宅での医療にいかにつなげていくか、医療資源の配分の在り方を具体的に示すことが問われている（第5節へ）。

しかし、病はがんや心筋梗塞や脳卒中などの主要なものばかりではない。症例数の少ない疾患もある。たとえば、潰瘍性大腸炎（消化器系）、多発性硬化症（神経・筋疾患系）、アミロイドーシス（代謝系）、肥大型心筋症（循環器系）などの難病法で指定されている病気などである[2]。これらの疾患は一応の確立された診断技術が存在するが難治度や重症度が高いこと、患者数が少ないことから原因究明や治療法の開発が難しい病とされている。ドライな資源配分論からすると、症例数が少ないので医療資源は割けないとして、放置することも政策的判断として考えることもできる。しかし、本邦では公費負担の医療と位置付けることで受療を促進し、研究を積極的に行うことで将来の医療につなげるという施策を展開している。これも、社会保険制度に加え、公費も多く投入されている恩恵だといえよう。そういう意味で、国民皆保険制度を1961年から採用し、国庫からのサ

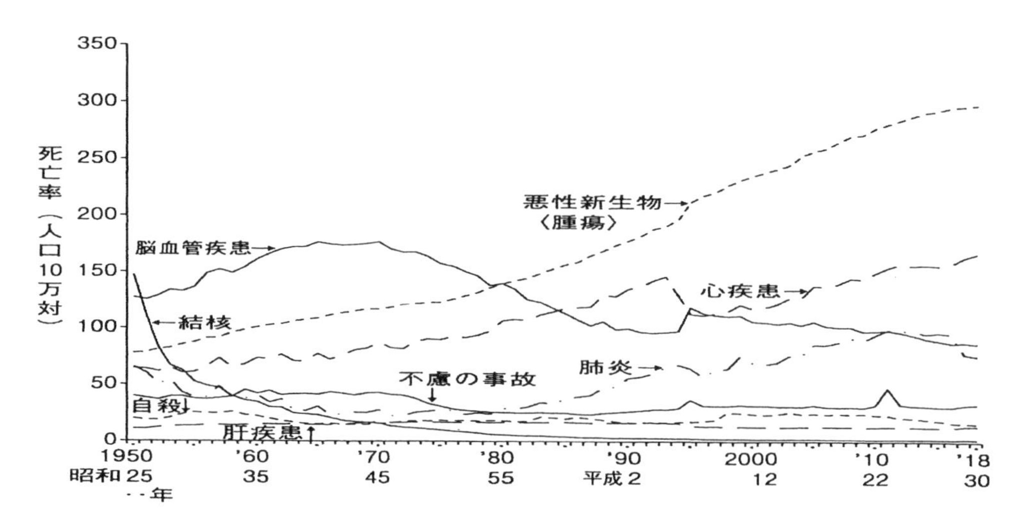

資料　厚生労働省「人工動態統計」（平成30年は概数である）
注　試飲分類はICD-10（2013年版）準拠（平成29年適用）による。
　　なお，平成6年まではICD-9による。

図3　主要死因別にみた死亡率（人口10万対）の推移
（2019／2020年「国民衛生の動向」より）

表3　5疾病5事業＋在宅医療（第5次医療法改正による）

5疾病：①がん、②脳卒中、③急性心筋梗塞、④糖尿病、⑤精神疾患
5事業：①救急医療、②災害医療、③へき地医療、④周産期医療、⑤小児医療＋在宅医療

ポートが手厚いわが国の医療は他国と比べて公平性が担保された優れた保健医療制度だといえる。課題として、医療と福祉との連携についても考えていかなければならないが、この点については他書に譲る。

MEMO

わが国の、医療保障については社会保険形式を採用しているが、社会保険分（職域別・地域別）、公費投入分、自己負担分（原則3割）の3本立てになっており、手厚い医療が実現している。
［イギリス（税式）、ドイツ（社会保険形式）、アメリカ（民間保険形式＋最低限の公的医療）］

4. 医療への接近性（アクセス）の問題

医療を受ける機会を多くの人に平等に与えることができるかという問題も医療経済と生命倫理が交差する点である。これは**接近性（アクセス）の問題**といわれている。

周知のとおりわが国では自ら選択した医療機関に誰もがかかることができる。医療機関は応召義務があるためこれを原則拒むことはできない。病状等を自らが察して、自由に医療機関を選択・受診できることはわが国の医療制度の優れた点といえる。しかし、デメリットも存在する。それは、アクセス・フリーであるがゆえに大学病院などの設備、機器、マンパワーの整った大病院に患者が安心を求めて集中してしまい、当該病院が本来の診療機能を十分に発揮できなくなってしまっている状況が格好の例である。IT分野の発達によって以前よりは患者は医療に関する情報を入手しやすくなったとはいえ、やはり**情報の非対称性**という障壁もあって限界がある。したがって患者の意識の中に、「とりあえず大病院にしておこう」という心理が働くことは無理からぬことである。しかし、そのような状況が行き過ぎると本来必要な医療を受けられないという不測の状態を招く危険性が高まる[3)]。

受診行動があまりに極端に振れると、大病を患ったときの手術や緊急を要する救急医療などに支障をきたす可能性がある。これでは、本来あるべき医療の公平性を阻害することにつながる。こうした状況を作り出す要因として、診療報酬制度が少なからず影響しているといえる。近代経済学がいうように「人は合理的に行動する」と仮定したならば、同じ料金で少しでも設備の良い病院を選択したり、混雑しない夜間診療を選んだり、薬を買うなら薬店ではなく診察がある医療機関を選ぶということはごく自然な流れだといえよう。診療報酬制度は、ある医療（手技・薬剤など）が保険収載されれば全国どこの場所でも同じ医療行為には同一料金で医療を受けることができるという制度である。われわれが気安く医療機関を受診できるのは、この恩恵を受けているからである。しかし、恩恵を受けるべきわれわれの行動が社会全体の許容を越えた行動になったときには、医療の公平性が担保されない事態も生じる可能性があることを肝に銘じておく必要がある。

また、別の視点として、アクセス・フリーが不必要な医療を生みだす可能性があることも忘れてはならない。よく患者のセルフ診断による医療機関の二重受診を耳にする。たとえば、患者が上部消化器官の痛みを覚えて自己判断で消化器内科に受診したところ、複数の検査をしたが快方に向かわず、他科にかかったところ循環器系の疾患であることがわかった場合などである。これは二度の受診という医療資源を無駄に消費したことになる。大事に至らなければ良いが、手遅れになった場合は資源云々よりも直接に生命の危険につながる。また、他科の掛け持ち受診による薬剤の飲み合せのリスクも高まる。結果として医療費が嵩むことになる。わが国はホームドクター制を初期医療のベースとしていない。選択肢が増えた分、患者（医療消費者）が医療機関の正しい利用法を考えないといけない時代に入ってきた。今後、健康教育による医療制度に関する知識や初診料の増額などの具体的措置による調整によって診療所、一般病院、特定機能病院などの診療機能に応じた受診行動につながるようにしていく必要がある。

医療に容易にアクセスできることのデメリットについて述べたが、患者が容易にアクセスできない場合のことも考えなければならない。特に最近では、医療資源の地域偏在や診療科の偏在の問題があるといわれている。これについては次節に述べる。

MEMO

他にも、簡単に診療所に薬をもらいに行く、高齢者の病院で井戸端会議を行う、夜間救急外来に患者が大挙押しかけるなどがよく問題提起されるが、これもアクセス・フリーが影響していると間接的要因といわれている。

コラム

2014年に西アフリカでエボラ出血熱が流行し、世界的に拡散するのではないか（パンデミック）と心配された。国際医療チームが現地に入り献身的に医療が提供されたが、全ての地域をカバーできるわけではない。援助がなく薬剤や医療器材が乏しい地域では手の施しようがなく死亡数が増加するケースもあった。治療行為中に2次感染した先進国の医療スタッフ等が自国に戻り、最高レベルの医療を受けて回復したのを見ていると、質の良い医療にアクセスできるありがた味を重く感じる。保健医療にも南北問題は存在するのである。

5. 医療の供給の問題（量的側面）

医療への接近性（アクセス）を確保し続けるためにも医療の供給を無駄なく不断に実施し続けなければならない。本節では、医療の供給の問題（量的側面）について述べる。

5-1　医師不足による影響

医師数の増減については政策の影響が強い。厚生省は1970年代には必要となる医師数を人口10万人に対して150人と設定し、医学部の入学定員を一貫して増やしてきた。全都道府県に医科大学が1つはあるのはこのためである。しかし、1983年に当初の目標が達成されると、一転して医師数の削減をいいだした。1986年にまとめられた「将来の医師需給に関する検討委員会最終意見」ではしばらくの間は10%程度削減する必要があるとの提言がまとめられて、医学部の定員が削減される方向性が90年代、2000年代前半まで維持されてきた。しかし、2007年からは潮目が変わり、医学部の定員が増加することになった。2009年にも定員増となって現在に至っている[4)]。

そもそも医師数を削減しようとした理由には、医師が過剰になれば出来高払いによる診療報酬制度の影響もあって医療費が単純に増大する（**医師の需要喚起説**）という危機感があったからだといわれている（現在では特定機能病院などの大病院ではDPC［診断群分類包括評価］制度によって定額支払制度が導入されている）。周知のとおり、国民医療費は毎年自然増を続けており、医療費抑制のために必要な選択だったということもできる。しかし、必要とされる最低限の医療サービスが必要な場所や時間に提供できなければ、第一義の国民の健康と生命を守るという目的が達成できなくなることは明らかで、医師数の供給に関する政策にはより慎重かつ長期的な視点が必要となる。

実際にわが国は医師数が過剰なのかという単純な疑問がでてくる。**図4**は、2015年のOECDに加盟する主要国の人口千人に対する医師数を示したものである。OECDの平均が3.2人に対して、日本は2.3人となっている。一番多かった国はギリシャの6.3人で、続いてオーストリアの5.0人である。日本は下位にあることは資料より理解できよう。

コメディカル・スタッフのうち看護師についても見てみたい。看護師については、OECD平均が9.1人になっているが、日本は10.5人となっており、平均値を上回っている。最高値はスイスで17.4人であった。次いで、ドイツ、スウェーデン、アメリカと続くが、比較しても人員数としては見劣りしない内容になっている（**図5**）。

医療環境は各国によって異なるため、数だけを見て医療の良し悪しの判断をすることは無理であるが、医師数は他国と比較して未だ少ないことは明らかである。看護師数については概ね良好であることがわかった。しかし、わが国における医師および看護師等の医療スタッフは、アクセス・フリーのため、受診回数が増えるなどさまざまな患者に対応しなければならず業務が膨大になりがちである。また、事務的な業務など本来の医療国家資格とは直接関係しない雑務も業務としてこなしていることから、労働環境から鑑みてもマンパワーはまだまだ不足しているといえる。今後は、タスク・シフトを実現させ、負担軽減に向けた効果的な取り組みを推し進める必要がある。

5-2　医師等の地域偏在等に関する問題

近時、都市部から離れた市町村では過疎化が進み、高齢化率も高くなっている。中には限界集落や限界市町村などという用語もできるほど住民による自治が危ぶまれている地域もある。医療に関しても他所事（よそごと）ではなく、病院経営という点では現に市民病院などの自治体病院が赤字に陥って存続できなくなってきているケースや、診療科数を減らして何とかやり繰りしているケースなどが報道等で知られるようになった[5)]。一方で、厚生労働省に提出された2006年の「医師の需給に関する検討会報告書」では、地域別や診療科別に医師の偏在が存在するが、これを解消すれば医師不足もやがて解消されるとの見通しが出された[6)]。しかし、実際の医療の現場では切実な問題として医師の偏在と医師不足はセットで存在しているのが実情である。

表4は医師の分布について示したものである（平成28年12月時点）。人口10万人に対する医師の数であるが、上位は徳島県が315.9人、次いで京都府が314.9人、高知県が306.0人、東京都304.2人である。下位は最下位が埼玉県の160.1人、次いで茨城県の180.4人、千葉県の189.9人となっている。全国的に見て、関東以北において医師数が少なくなっており、西日本は比較的多くなっている状況が統計により明らかになっている。都道府県をベースに見ても地理的な偏在が見られる。これが、都市部、山間部、へき地といった比較になれば偏在はより顕著になる。

また、診療科ベースでは、子どもの数の減少により産科婦人科や小児科の医業の継続が困難になり、地域で出産子育てすることが厳しくなったとの報告もある。医師数については近時回復傾向にあるといわれているが、それは全国的な数であって、地方ではまだまだである。やはり、労働環境

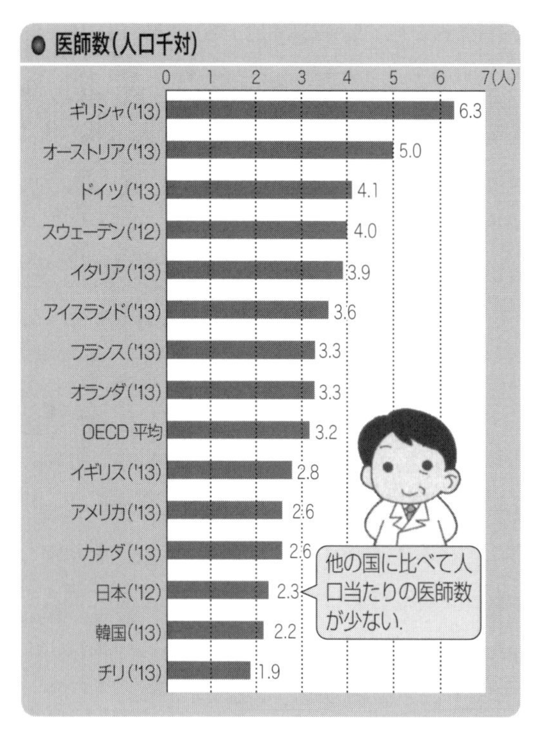

図4　OECD health data 2015　医師数（人口千対）（医療情報科学研究所・編：公衆衛生がみえる．メディックメディア．p136，2016．より）

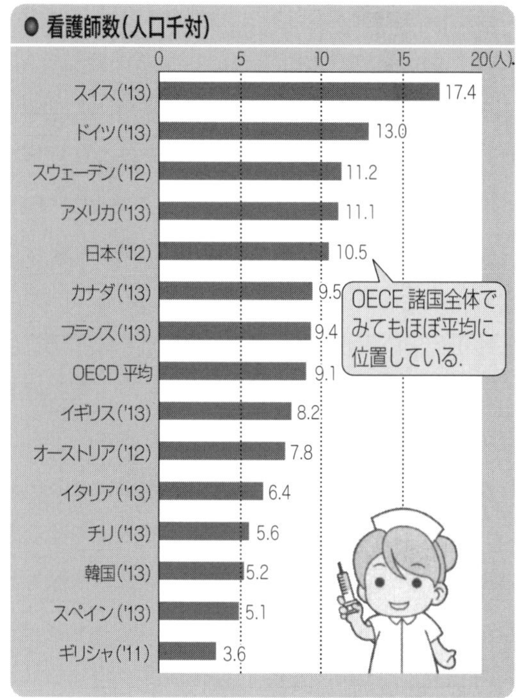

図5　OECD health data 2015　看護師数（人口千対）（医療情報科学研究所・編：公衆衛生がみえる．メディックメディア．p136，2016．より）

が過酷であることから肉体的にも精神的にもきつく、敬遠されるという悪循環に陥っているといえよう。この危機的状況を脱するために休日夜間の救急医療や新生児医療、分娩について財政支援と診療報酬の増額改訂が行われた[7)]。医師のモチベーションアップにつながっているかはまだわかっていない。

しかし、医療提供に空白があってはならない。医療を公平に提供できるように調整するため、各都道府県が地域における医療の確保と疾病構造の変化に対応するという目的で、医療法に基づく医療計画を策定している。これにより個々の医療現場のことまではカバーはできないが、地域単位で必要な診療機能を確保する取り組みが組織的にできあがっている。今後は各地域で具体的に検証する作業が必要になってくる。

MEMO

医療圏：病院等の病床数を整備する際に都道府県が医療計画中に策定する地理的単位

＊一次医療圏：地域に密着した外来受診需要を満たす。
＊二次医療圏：入院までの一般的医療を提供する。
＊三次医療圏：高度な医療を提供する（特定機能病院など）。

表4　医療関係従事者数、従業地による都道府県別

	実数							率（人口10万対）		
	医師	歯科医師	薬剤師	保健師	助産師	看護師	准看護師	医師	歯科医師	薬剤師
全国	304 759	101 551	230 186	51 280	35 774	1 149 397	323 111	240.1	80.0	181.3
北海道	12 755	4 304	9 397	3 118	1 671	61 624	18 021	238.3	80.4	175.6
青森	2 563	734	1 856	636	326	12 789	5 262	198.2	56.8	143.5
岩手	2 458	977	1 904	715	389	13 391	3 115	193.8	77.1	150.2
宮城	5 404	1 830	4 262	1 107	752	19 138	5 839	231.9	78.5	182.9
秋田	2 257	620	1 728	569	342	10 922	3 303	223.5	61.4	171.1
山形	2 443	670	1 667	581	342	11 324	2 873	219.5	60.2	149.8
福島	3 720	1 324	2 947	1 012	492	16 311	6 965	195.7	69.6	155.0
茨城	5 240	1 913	4 864	1 123	626	19 958	7 432	180.4	65.9	167.4
栃木	4 285	1 360	3 110	881	506	15 427	6 164	218.0	69.2	158.2
群馬	4 430	1 394	3 127	945	499	17 979	7 564	225.2	70.9	159.0
埼玉	11 667	5 202	12 087	2 067	1 573	46 416	14 435	160.1	71.4	165.8
千葉	11 843	5 095	10 987	2 014	1 419	41 999	10 327	189.9	81.7	176.2
東京	41 445	16 107	29 743	3 762	3 792	104 744	13 476	304.2	118.2	218.3
神奈川	18 784	7 119	18 040	2 149	2 322	62 794	8 958	205.4	77.8	197.3
新潟	4 386	1 967	3 675	1 183	818	21 938	6 060	191.9	86.0	160.8
富山	2 566	626	1 694	620	404	12 272	3 306	241.8	59.0	159.7
石川	3 230	674	2 055	554	329	14 140	3 282	280.6	58.6	178.5
福井	1 922	428	1 135	549	242	8 497	2 953	245.8	54.7	145.1
山梨	1 924	590	1 404	609	242	7 756	2 193	231.8	71.1	169.2
長野	4 724	1 566	3 655	1 600	839	21 476	5 103	226.2	75.0	175.0
岐阜	4 223	1 637	3 155	982	624	16 860	6 166	208.9	81.0	156.0
静岡	7 404	2 318	6 231	1 626	952	31 000	6 522	200.8	62.9	169.0
愛知	15 595	5 525	11 857	2 553	2 225	58 387	14 373	207.7	73.6	157.9
三重	3 924	1 162	2 869	688	410	15 703	5 061	217.0	64.3	158.7
滋賀	3 121	791	2 409	650	478	13 348	1 828	220.9	56.0	170.5
京都	8 203	1 866	4 496	1 145	942	26 649	5 604	314.9	71.6	172.6
大阪	23 886	7 630	17 412	2 367	2 829	73 457	18 293	270.4	86.4	197.1
兵庫	13 382	3 840	11 811	1 679	1 446	50 916	11 016	242.4	69.6	214.0
奈良	3 297	910	2 221	510	355	12 073	2 269	243.1	67.1	163.8
和歌山	2 768	718	1 735	480	266	10 225	3 366	290.1	75.3	181.9
鳥取	1 699	340	960	327	216	6 752	2 285	298.1	59.6	168.4
島根	1 879	399	1 119	503	323	8 332	3 078	272.3	57.8	162.2
岡山	5 752	1 704	3 367	974	517	22 563	4 828	300.4	89.0	175.8
広島	7 224	2 452	5 786	1 184	654	29 317	11 749	254.6	86.4	203.9
山口	3 436	962	2 798	756	438	16 207	6 799	246.5	69.0	200.7
徳島	2 369	773	1 657	404	260	8 726	3 690	315.9	103.1	220.9
香川	2 683	714	1 938	539	270	11 000	4 139	276.0	73.5	199.4
愛媛	3 609	938	2 337	682	323	16 151	5 599	262.5	68.2	170.0
高知	2 206	501	1 386	530	184	10 159	3 662	306.0	69.5	192.2
福岡	15 188	5 202	9 987	1 772	1 364	56 955	17 967	297.6	101.9	195.7
佐賀	2 292	606	1 589	487	221	10 579	4 755	276.8	73.2	191.9
長崎	4 042	1 172	2 442	725	414	17 285	7 350	295.7	85.7	178.6
熊本	5 001	1 336	3 042	929	454	22 075	9 996	281.9	75.3	171.5
大分	3 115	737	1 912	687	355	14 096	5 865	268.5	63.5	164.8
宮崎	2 613	696	1 670	638	297	13 492	6 501	238.4	63.5	152.4
鹿児島	4 304	1 293	2 724	915	598	21 463	9 574	262.9	79.0	166.4
沖縄	3 498	829	1 939	754	434	14 732	4 145	243.1	57.6	134.7

資料　厚生労働省「医師・歯科医師・薬剤師調査」「衛生行政報告例」
注　医師・歯科医師は病院・診療所の，薬剤師は薬局・病院・診療所の従事者数である。

（2019／2020年「国民衛生の動向」より）

表5　病床数、年次別

	病床数									率（人口10万対）	
	総数	病院						一般診療所	歯科診療所	病院	一般診療所
			精神病床	感染症病床	結核病床	その他の病床					
昭和30年(1955)	626 716	512 688	44 250	19 177	236 183	213 078		113 924	104	574.3	127.6
35　('60)	852 025	686 743	95 067	22 713	252 208	316 755		165 161	121	735.1	176.8
40　('65)	1 077 971	873 652	172 950	24 179	220 757	455 766		204 043	276	889.0	207.6
45　('70)	1 312 628	1 062 553	247 265	23 144	176 949	615 195		249 646	429	1 024.4	240.7
50　('75)	1 428 482	1 164 098	278 123	21 042	129 055	735 878		264 085	299	1 039.9	235.9
55　('80)	1 607 482	1 319 406	308 554	18 218	84 905	907 729		287 835	241	1 127.1	245.9
60　('85)	1 778 979	1 495 328	334 589	14 619	55 230	1 090 890		283 390	261	1 235.5	234.2
平成2　('90)	1 949 493	1 676 803	359 087	12 199	42 210	1 263 307		272 456	234	1 358.9	220.4
						療養病床	一般病床				
7　('95)	1 929 397	1 669 951	361 714	9 974	33 163	20 758	1 244 342	259 245	201	1 329.9	206.5
12　(2000)	1 864 178	1 647 253	358 153	2 396	22 631	241 160	1 022 913	216 755	170	1 297.8	170.8
17　('05)	1 798 637	1 631 473	354 296	1 799	11 949	359 230	904 199	167 000	164	1 276.9	130.7
22　('10)	1 730 339	1 593 354	346 715	1 788	8 244	332 986	903 621	136 861	124	1 244.3	106.9
23　('11)	1 712 539	1 583 073	344 047	1 793	7 681	330 167	899 385	129 366	100	1 238.7	101.2
24　('12)	1 703 950	1 578 254	342 194	1 798	7 208	328 888	898 166	125 599	97	1 237.7	98.5
25　('13)	1 695 210	1 573 772	339 780	1 815	6 602	328 195	897 380	121 342	96	1 236.3	95.3
26　('14)	1 680 712	1 568 261	338 174	1 778	5 949	328 144	894 216	112 364	87	1 234.0	88.4
27　('15)	1 673 669	1 565 968	336 282	1 814	5 496	328 406	893 970	107 626	75	1 232.1	84.7
28　('16)	1 664 525	1 561 005	334 258	1 841	5 347	328 161	891 398	103 451	69	1 229.8	81.5
29　('17)	1 653 303	1 554 879	331 700	1 876	5 210	325 228	890 865	98 355	69	1 227.2	77.6

資料　厚生労働省「医療施設調査」
注　1)　昭和58年までは12月31日現在，昭和59年以降は10月1日現在である。
　　2)　「感染症病床」は，平成11年4月に「伝染病床」から改められたものである。
　　3)　「療養病床」は平成7～12年（1995～2000年）は「療養型病床群」である。
　　4)　「一般病床」は平成7～12年（1995～2000年）は「その他の病床」のうち「療養型病床群」を除いたものである。
　　5)　平成7年（1995年）の「療養病床」の数は「病院報告」による。
　　6)　平成13年3月に「医療法の一部を改正する法律」が施行され，「その他の病床」が「療養病床」と「一般病床」に区分された。

（2019／2020年「国民衛生の動向」より）

5-3　病床数等のミスマッチ

医療の供給の面でもうひとつ考えなければならないのは、現在の計画された医療提供のあり方が実状に適合しているかという点である。

表5は平成29年までの病床数の推移について示したものである。病院病床数は平成2年の167.6万床をピークに緩やかな減少を続け、平成29年度では155.4万床となっている。病床には精神病床、感染症病床、結核病床、療養病床、一般病床があるが、感染症病床と結核病床については疾病構造の変化により病床数が大幅に減った。精神病床は近時入院医療から外来医療に方向転換がはかられて、平成7年をピークに緩やかな減少傾向にある（現在約33.1万床）。なお、二次医療圏の病院病床数を規定する療養病床と一般病床については、療養病床が、平成7年に区分されてから平成17年まで右肩上がりで増え続け、その後緩やかな減少傾向にある（現在約32.5万床）。一般病床は療養病床の区分ができて以来、減少傾向にあり、平成7年当時約124万床あったものが現在90万床を割り込んでいる。この状況は医療資源の適正な利用と適正な配置という見方からすれば当然のことである。いわゆる急性期医療は一般病床、慢性期医療は療養病床という病院病床の機能分化が進んだ結果だということができる。確かにわが国では人口千人あたりの病床数は欧米諸国と比べると多い（**表6**）。しかし、医療法改正（第5次）により病院病床の機能分化をより加速させたため、社会的入院を余儀なくされている患者らが途方に暮れるという事態も生じた。まさしく医療提供の

表6　病床数の国際比較

		病床数			率（人口千対）		
		総数	（再掲）急性期病床	（再掲）療養病床	総数	（再掲）急性期病床	（再掲）療養病床
日本	2015	1 673 594	992 753	339 063	13.17	7.81	2.67
韓国	2014	587 993	322 964	213 986	11.66	6.40	4.24
アメリカ合衆国	2013	914 513	802 323	62 755	2.89	2.54	0.20
カナダ	2013	95 530	72 891	17 950	2.72	2.07	0.51
メキシコ	2014	192 726	192 726	…	1.62	1.62	…
アイスランド	2015	1 039	871	105	3.16	2.65	0.32
デンマーク	2015	14 380	13 962	246	2.54	2.47	0.04
フィンランド	2014	24 741	16 853	7 466	4.53	3.09	1.37
ノルウェー	2014	19 751	17 633	-	3.84	3.43	-
スウェーデン	2014	24 603	22 754	1 758	2.54	2.35	0.18
アイルランド	2014	11 989	11 241	587	2.60	2.43	0.13
イギリス	2014	176 324	146 543	…	2.73	2.27	…
ベルギー	2015	69 730	63 692	1 499	6.19	5.66	0.13
オランダ	2009	76 980	3) 55 690	-	4.66	3) 3.32	-
フランス	2014	410 921	274 462	31 639	6.20	4.14	0.48
スペイン	2014	137 938	110 346	25 852	2.97	2.37	0.56
ポルトガル	2014	34 522	33 821	…	3.32	3.25	…
スイス	2014	37 540	30 799	…	4.58	3.76	…
ドイツ	2014	666 337	500 680	…	8.23	6.18	…
オーストリア	2014	64 815	49 395	4 775	7.59	5.78	0.56
イタリア	2013	199 474	165 384	9 584	3.31	2.75	0.16
ルクセンブルク	2015	2 746	2 332	-	4.88	4.14	-
ギリシャ	2014	46 160	38 090	…	4.24	3.50	…
トルコ	2014	206 836	200 628	-	2.68	2.60	-
ハンガリー	2014	68 910	42 413	17 482	6.98	4.30	1.77
ポーランド	2014	251 904	188 342	542	6.63	4.95	0.01
チェコ共和国	2014	67 937	44 810	16 228	6.45	4.26	1.54
スロバキア共和国	2014	31 348	26 642	3 906	5.79	4.92	0.72
オーストラリア	2013	86 510	…	…	3.74	…	…
ニュージーランド	2015	12 474	12 357	117	2.71	2.69	0.03

資料　日本は厚生労働省「医療施設調査」
　　　諸外国「OECD Health Data」
注　1）国により定義が異なっているので，国際比較をする場合，注意が必要である。
　　2）日本の総数は病院と一般診療所の合計，急性期病床は，病院の感染症病床および一般病床と，一般診療所の病床のうち療養病床を除いたものの合計である。
　　3）2012年の数値である。

（2017／2018年「国民衛生の動向」より）

理想と現実との狭間に落ちてしまった例である。

ひとつの事例しか示さなかったが、医療提供（供給）を考える際には、患者の受療行動、病院の病床機能、各専門職の人員数、地域の志向などさまざまな要因を総合的に判断する姿勢が何よりも重要になる。

6. 医療の質に関する問題

医療にアクセスでき、医療の供給がなされて受療できたとしても、医療の質が確保されていなければ最終的に良質な医療が提供されたことにはならない。そこで医療の質を評価する視点が求められることになるが簡単な作業ではない。医療の質を語る際には**医療のプロセス（過程）**と**アウトカ**

ム（結果）の両方を見なければならないといわれている。

まず、プロセスについて考えてみる。患者が100人いれば100通りの医療があるといわれているように、病状の重軽や体質などによって個人的差異が出る。それをまったく無視して一律に比べることはできないが、種々の医療の質に関する調査研究の成果を蓄積し、区分化する取り組みは医療者の診療行為や患者の受療行動の目安にもなるので有意義である。近時、疾患ごとに診療に関するガイドラインが専門学会や研究グループによって作成されているが、これもエビデンスに基づく診療（EBM）を実践するためのプロセスを、目に見える形で表現しようとしたものだということができる（**表7**）。EBMに基づいたガイドラインを採用することにより、為(な)されようとする医療がガイドラインに合致する治療行為なのか、適切な回復プログラムなのかなどの標準的な判断をくだすことが可能になる。その他、プロセスに関する評価ポイントとして、クリニカルパスや診療録の確認などもある。プロセスに関する評価は医療活動の実践途中でも改善可能という特徴があり、医療を現場で見直す誘因となり得るので、患者のQOL向上にもつながる。

次に、アウトカム（結果）についてであるが、これを評価するには大変な労力を要する。述べたように患者ごとに背景や病状は異なるため、提供された個々の医療が効果的なものであったのかを客観的に評価することは難しい。また、急性期、亜急性期、慢性期など、疾患によって短期フォローで済むものと長期的にフォローしなければならないものがあることから、統計をとる人員の確保や電子システムの維持費用などの問題を克服しなければならいない。乗り越えるべき壁がいくつもあるが、医療のアウトカム評価を継続して行うことは、患者および医療者の意思決定の機会や選択の幅を広げることにつながり、社会的に見ても続けていかなければならない。

アウトカム評価で特に重要な点は、患者が負うリスクや病気の重症化を数値化し、臨床的指標を目に見える形でいかに精度を高めて示していくかが鍵となる。それを実現するためには、症例数を確保し、選択した指標からの詳細な分析が必要となる。一般的に病院全体に関する指標としては、平均在院日数、死亡率、予定しない再入院率、医療費などが使われているが、これを疾患別、重症度別、年代別、性別に分けて集計して活用されている（公益社団法人全国病院協会支援事業など）。

また、医療の基本として、**医療のストラクチャー（構造）**も医療の質を考える際の重要な要素になる。具体的には医療施設や医療機器、診療の組織体制、医師やコメディカル・スタッフの人員配置などが該当する。医療の構造部分がしっかりしていないと質はおろか最低限の安全も保障されない事態を招くことになる。幸いわが国は医療の質や安全を確保するために医療の構造については医療法をもって規定し、確保されている（第12章で詳しく解説されている）。最近では多くの医療機関が積極的に医療の質の確保に向けて医療評価を受ける傾向にある。国際規格のISO 9001と国内基準の病院機能評価がそれにあたる。国際規格のISO 9001は品質マネジメントの基準についてであり、病院のマネジメントを評価対象としている。病院機能評価は病院に特化して病院機能のうちのストラクチャーとプロセスについて評価し、その達成度を測っている。病院機能評価の認定を受

表7　治療ガイドライン（一部紹介）

本態性高血圧症、糖尿病、喘息、急性心筋梗塞、前立腺肥大症及び女性尿失禁、白内障、胃潰瘍、クモ膜下出血、腰痛症、アレルギー性鼻炎、脳梗塞、関節リウマチ、肺がん、乳がん、胃がん、アルツハイマー病、脳出血、腰椎椎間板ヘルニア、大腿骨頚部骨折、肝がん、急性胆道炎、尿路結石症、前立腺がん　などが現在までに作成され更新されている。

ければ専門的かつ中立的な立場から一定水準の医療を提供していることが保証されることになる。各医療機関が医療の質を確保するために病院機能評価を受ける姿勢は良い方向である。今後は、さらに臨床機能の評価を医療界全体で推進する取り組みを強化し、アウトカムと合わせて医療の質を維持向上させるための対策を講じる必要がある。

MEMO

・過程（プロセス）：行為の適切さの評価（手技、ガイドライン、クリニカルパス等）
・結果（アウトカム）：実施後の評価（均在院日数、死亡率、予定しない再入院率、医療費等）
・構造（ストラクチャー）：医療資源の評価（設備、機器、医師数、看護師数など）

7. まとめとして―医療資源の配分に係る倫理的問題

成熟した医療提供システムを持つわが国はどちらを助けてどちらを助けないといった深刻な状況に置かれることは少ない。しかし、大規模災害が生じればトリアージがなされて患者選別が行われる。また夜間の救急医療センターへの搬送依頼が重なれば受け入れ拒否という事態もあり得る。つまり、助からない命も残念ながら出てくる可能性はあるということである。これらはあくまで非常時のことであって、通常時を想定していない。やはり医療資源を無駄なく効率的に配分して全員を助ける医療の究極の理想を追い続け、努力を継続する姿勢が求められているといえよう。

本章では、財源の問題、接近性の問題、量的確保の問題、質の問題について考えてきた。財源問題克服のために、増税や保険料の増額等で制度を維持したり、無駄な医療が発生しないように出来高払いから包括払いへの転換をさらに進めることも考えられる。また、接近性や量の確保を間違いのないものにするために医療国家資格の定員枠を増やしたり、病病連携や病診連携を推進して施設・器材・人を融通し合うことも考えられている。大事なことは、個々の医療の現場で命を諦める事態が生じることのないよう、医療者も患者も含めた社会全体ができることをマクロおよびミクロの視点で総合的に考えることが肝要である。

MEMO

神の委員会の問題

コレフが人工透析器を発明し、これをスクリブナーが応用発展させて繰り返し利用できるようになった。しかし、機器の数を確保できず透析を受ける患者の選別をしなければならない状況が生まれた。生死の問題を人が決めなくてはならなくなったのである。医師の負担を軽減するため委員会（決める内容があまりにシビアなことから、神の委員会といわれた）が設置されて透析を受ける患者が選ばれたが、その患者選択の要件についてどうあるべきか論争になり、社会で注目されることになった。真剣に、患者の社会的な価値、治療効果、支払能力、くじによる抽選などによる選択が議論された。〔医療のミクロ配分〕

※2020年に新型コロナウイルス感染症（COVID-19）が世界的パンデミックした。重症患者への機器「体外式膜型人工肺（ECMO）」の配分問題も起きた。医療資源の配分問題は今もなお問題である。

【文献】

1）シリーズ生命倫理学編集委員会：シリーズ生命倫理学17巻—医療制度・医療政策・医療経済　第2章　医療資源分配（蔵田伸雄）．丸善出版，p32-45，2013.

2）難病情報センターホームページ．特定疾患治療研究事業対象疾患：http://www.nanbyou.or.jp/entry/513

3）長坂健二郎：日本の医療制度—その病理と処方箋　第1章　わが国医療制度の概要．東洋経済新報社，p1-21，2010.

4）長坂健二郎：日本の医療制度—その病理と処方箋　第2章　現状と問題点．東京：東洋経済新報社，p23-77，2010.

5）特集医療破壊．週刊東洋経済（11月1日）．2008年．

6）厚生労働省ホームページ．「医師の需給に関する検討会報告書」2006年：http://www.mhlw.go.jp/shingi/2006/07/s0728-9.html

7）医療情報科学研究所・編：公衆衛生がみえる　医療従事者の現状．メディックメディア，p130-131，2014.

第14章 医事法序論

九州保健福祉大学生命医科学部　医事法学研究室　教授　**前田和彦**

1. 医事法序論─衛生法規から生命倫理まで─

日本における医と法の関わりは、健康、疾病、衛生をめぐる制度と規制として論じられてきており、その先人たちは独立した法律学の一分野として研究・分類等を行ってきた。しかし当初は、衛生法規、衛生行政としての面が強調されていたといえる。

それは、明治5年2月に文部省に医務課が設けられ、翌年に医務局に昇格したことと、明治7年8月18日に医制［明治7年8月18日文達］が発布されたことに由来するものと推察できる。

医制は76か条からなっており、その目的はａ）文部省の統括の下に衛生行政機構を整えること、ｂ）明治5年9月に頒布された学制を受けて西洋医学に基づく医学教育を確立すること（これが後に東洋医学や伝統医学といわれる分野や漢方薬を扱う薬剤師等の資格や業務にさまざまな影響を与えることになる）、ｃ）こうした医学教育の上に医師開業免許制度を確立すること、ｄ）近代的薬剤師制度および薬事制度を確立すること、さらに76条は、第1医制、第2医学校、第3教員、第4薬舗、から成り立っていた。しかし、医制はただちに実施されたのではなく、条件が整ったものから随時施行される形であった。したがって、医制は、医事法の始まりというよりは、衛生行政の方針を明かにする性格であったものであった[1]。

その後、医制は数次の改正が行われたが、昭和13年に厚生省が設置され、衛生行政は内務省から移管されたものである。次いで、国民医療法［昭和17年2月24日法律第70号］が公布され、第2次世界大戦終了時まで、日本における医療関連の基本法となった。

このような背景から、亀山孝一・衛生法（1938年）では衛生法を定義し、①保健衛生法、②予防衛生法、③医事衛生法、④薬事衛生法と分類している。また、従前の医事法制については、山崎佐・医事法制学（1920年）が、「健康の保持、衛生制度、疾病予防制度及疾病治療」に関わる事項を研究する独立した法律学の一分野であるとしている。

そして第2次大戦後の新憲法（現行の日本国憲法）の成立に伴う法制度の民主的改革の波は医療制度にも及び、日本国憲法第25条にいわゆる生存権といわれる内容が規定されたことは、国家に医療や社会保障に対し、行政が強く先導していかなければならないことを憲法が直接要求しているという解釈を導くことになった[2]。

また2015年以降は第7次医療法改正により、地域医療連携推進法人の創設や医療法人の経営の透明性、社会医療法人の認定等の医療法人制度の見直しが行われ、2016年以降に順次施行された。

そして2017年には第8次医療法改正が行われ、安全で適切な医療提供を推進することを目的とし、主な改正点は次の内容である。

a. 検体検査の国際基準を満たす精度の確保

b. 特定機能病院におけるガバナンス（組織内の管理）体制の強化

c. 都道府県知事等の立ち入り検査権限の強化

d. 医療に関する広告制限の見直し

e. 助産師の対応医療機関への説明義務

f. 持分の定めのない医療法人への移行計画認定制度の延長等の措置

2. 医療契約

2-1　診療における契約とは

1）はじめに

従来、患者が医師から診療を受けることを契約に基づく行為とすることは一般的ではなかった。しかし、現在では診療をするという医療行為は契約の考え方で処理することが適切なものであると理解されるようになっている。そして、健康診断や人間ドック・脳ドック、または採血や臓器提供等の治療目的ではない行為も契約に基づくものと考えられている。また一般的には、患者が医師または医療機関の開設者（以下、医療側とする）から医療の給付（診療・治療等）を受けたいとき、医療側と結ぶのが医療契約としている。この医療契約を結ぶことにより、患者ははじめて医師等に対して医療を受ける権利を得たものとなり、その診療に対する報酬支払義務が生じるとされる。一方医師等は、適切な診療・治療を行う義務が生じ、また、その費用の支払請求権も同時に発生するものである。したがって、双方に権利義務関係が生じることからいわゆる双務契約と解せる。

通常は、患者からの申込と医療側の承諾の合致によって医療契約は成立する。しかし、医療契約による申込は医療の性質上、申込時点で内容が確定していないものがほとんどである。したがって、概括的な申込となる。医師の承諾についても、患者の申込と同様、概括的なものとされる。判例も「通常病的症状を訴えて病院を訪れる患者と医師の間には、患者においてまず病的症状の医学的解明を求め、これに対する治療方法があるなら治療行為も求める旨の事務処理を目的とした準委任契約の申込をなし、医師において診察を始める以上は右病的症状の医学的解明という事務処理を目的とした準委任契約の申込を意思の実現により承諾し、続いて患者を他に紹介する等これに対する治療を断らずこれを行う以上は治療行為という事務処理をも引き続き行うことを前同様承諾しものと解するのが相当である[3]」とし、医療契約成立の当初においては一般に、当時の医療水準に即して、患者の訴える病的症状の医学的解明と治療を行うことを内容とする申込と承諾がなされるものとみられる。

2）準委任契約と請負契約

前述までの医療上の性質から、準委任［民法第 656 条］と解する説、請負［民法第 632 条］とする説、委任と請負の混合契約と解する説など多数の主張がなされてきたかが、現在では準委任契約が医療契約の通説と解することが妥当とされてきている[4]。

準委任契約は、委任契約のうち法律行為以外の事務を処理する場合を指すものである。委任契約は、契約内容が一定の事務の処理をその目的に従い合理的に処理することを受任者に委託するものである。その処理にあたっては善良な管理者の注意をもってあたり、ある程度受任者の独自の判断が許されるものである。そして、原則として無償（特約があれば有償とされる）である。ところが医療行為は事実行為であり、法律行為ではないことからその医療を行う契約を準委任と解しているが、準委任も委任に関する規定を準用しており、両者の間に法的処理の差異はないことになる。

ただし、手術のように一定の明確な事項を目的とするときには、その行為の完成を目的とする請負契約だといって手術等の特定の医療行為は請負と解する学説および判例もある。しかし、手術を請負と解した場合でも、通常は、治癒ではなく、一定の手術そのものが完成すべき仕事の内容と見られ、当時の医療水準において診療治療することを約しうるにとどまり、これを治癒させることまでは契約の内容とは解しえないとされている[5]。

つまり、準委任契約説と請負契約説の差異は、その診療・治療の「結果」に対する解釈の違いである。準委任契約と解せば、委任された事務を処理すればよく、当時の医療水準に従い善良な管理者の注意をもって医療行為を実施すること自体を内容とする「手段債務」である[6]。そして、請負と解せば、請け負った事務処理の完成を目的とする「結果債務」となる。たとえば差し歯を作成したり、美容整形手術で一重を左右とも二重にするなど、結果を必要とする場合は医療行為を請負と考えられるが、それ以外では請負と解することは難しいものである[7]。

このようにわが国においては準委任契約を通説とし、前述の美容整形手術等は請負と解することができよう。

しかし現在の学説等の進展から、これまでの典型的契約関係では、論じきれない部分もあることが指摘されている。たとえば、臓器移植のドナーと医師の間における臓器摘出を内容とする合意、治療を目的としない人間ドック等の検診は、それぞれの特質から医療契約の内容や形式を検討する必要があるといえる[8]。

2-2　保険医療

現在わが国の医療は、大部分が保険医療によってなされており、「健康保険法」、「国民健康保険法」

等の規定により医療給付が行われている。

通常、保険者は直接保険医療給付を行うことはできないことから、代わって保険医療給付をする医療機関が必要になる。保険医療給付を行う医療機関は、いわゆる指定医療機関と保険医の登録制による二重指定制度となっている。

この各医療保険による診療であるが、患者が同一疾患の治療において保険医療の枠を超えた診療部分を自費の自由診療として望んだ場合、現在の保険医療制度では、診療全体について保険が使えなくなってしまうことになる（*混合診療の禁止の原則）。

混合診療の禁止の原則

同一疾患を同一期間内に同一の診療所・病院で受診するさい（初診から治療の完了にいたる一連の診療）に自由診療と保険診療の混在を認めず、混合した場合には、その全ての診療について保険の適応を認めないとする。しかし近年は、混合診療を広げることや解禁しようという考えも多く示されている。さらにこの考えには、「国民皆保険制度の崩壊をもたらす」とか、「医療の格差拡大につながる」等の反対意見もあり、簡単には解決できない問題となっている。

ただし、保険外診療を受ける場合でも、厚生労働大臣の定める「評価療養」と「選定療養」については、保険診療との併用が認められており、通常の治療と共通する部分（診察・検査・投薬・入院料等）の費用は、一般の保険診療と同様に扱われ、その部分については一部負担金を支払うこととなり、残りの額は「保険外併用療養費」として健康保険から給付が行われることになる。

また、2016年4月より新たな保険外併用療養制度として「患者申出療養」が始まった。これは難病等と闘う患者からの申し出を起点とする新たな仕組みであり、患者が最先端の高度な医療技術などを希望した場合に、安全性・有効性等を確認したうえで、適正な医療の効率的な提供を図る観点から評価を行うことが必要な療養（臨床研究中核病院；保険医療機関に限る）の開設者等の意見書等を添えて申請されたものを新規の技術については申請から6週間、前例のある技術については申請から2週間で保険外の診療と保険診療との併用を認めるかどうか を厚生労働大臣が定めるものである。

2-3　医療契約における注意義務

1）はじめに

医療契約が、多岐にわたることは前述した。しかし、現在のところ私法上（民法）の契約と解する以上、民法の一般的契約法理に服するものとして以下に論じる。

私法上の契約は、契約自由の原則から、その契約内容は自由に定めることができる。ただし、内容は実現可能なものでなければならず、履行期までに確定することを要する。

2) 医療側の義務

医師（医療従事者との読替も可）は患者に対して、善良な管理者の注意義務（善管注意義務）をもって、その診療にあたらなければならない［民法第646条］ことは前述した。

この場合の注意義務とは、一般的には社会に有害な結果を発生させないように一定程度の注意をなすべき義務である。そして、この義務に違反することが通説的には過失とされることになる。医師と患者の関係でいえば、医師が注意義務逮反（過失）によって、患者の生命・身体に侵害を加えたことを指すものであり、民事責任あるいは刑事責任の発生を意味することになる。

注意義務の内容には、基本的には物事に意識を集中することにより、いかなる結果が発生するかがあらかじめ認識できる範囲で課される結果予見義務と予見可能な結果をその可能な範囲において回避しなければならない結果回避義務とがある。

一般的に善管注意義務の程度は、通常人がその地位・職業・立場等において、当然期待しうる注意を払うことを意味している。したがって医療従事者は、その職業的立場によって、注意義務を課されることになる。特に医師の注意義務については、戦前には見られなかったような高度な注意義務が、戦後の判例により判示されるようになった。

そして裁判において医師に高度な注意義務を課す契機になったのが、いわゆる輸血梅毒事件の最高裁判決である[9]。この事例は、子宮筋腫の手術を東大病院で受けた女性が、術後の体力補強のために受けた輸血から梅毒に感染したものである。判決においては、採血・輸血した医師が、採血の際に供血者に対し、梅毒感染の危険の有無を問診しなかったことに過失があるとして、病院（国）に使用者責任［民法第715条］による損害賠償を認めたものである。そして、医師の注意義務に関して判旨は「いやしくも人の生命及び健康を管理すべき業務（医業）に従事するものは、その業務の性質に照らし、危険防止のために実験上必要とされる最善の注意義務を要求されるのは、やむを得ないところといわざるを得ない」としている。この判決は、医師に通常用いる注意の要求を注意義務の最高限度まで引き上げる結果をもたらしたといわれる。

そして、この判旨はいわゆる水虫レントゲン事件の最高裁判決に受け継がれ[10]、医師の医療行為に対する最善の注意義務を確認している。さらに「したがって、医師としては、患者の病状に十分注意してその治療方法の内容および程度などについては診療当時の医学知識にもとづきその効果と副作用などすべての事情を考慮し、万全の注意を払って、その治療を実施しなければならないことは、もとより当然である」とし、医師の注意義務が、診療当時の医学知識に基づき、万全の注意を払うものとした。そしてこの2つの判例をもとに、医師の注意義務と医療水準が学説・判例とて確立していったものである[11]。

2-4　医療水準

医療水準は本来医学自身が主体的に考えるものであり、次のように分けられるとされている[12]。

学問としての医学水準

研究水準といってもよいものである。それは学術的な問題として公表され、基礎医学的または臨床医学的に検証が重ねられ、内外の研究者や学会等での討議を繰り返して、問題の内容が学問レベルで一定の評価に至って初めて形成されるというものである。

実践としての医療水準

経験水準もしくは技術水準という意味も含むものである。そして、医学水準として形成された新しい医療技術や活療法が医療の実践として普遍化するため、あるいは普遍化しうるかどうかを知るために、さらに多くの技術や施設の改善や経験的研究を積み重ね、ときには学説の修正をも試みてようやく専門家レベルでその実際適用の水準としてほぼ定着したものというべきものである。

通常において患者に対する医療行為は、「実践としての医療水準」の基準に従って行われるべきものである。つまり、通常の診療において医学の学問的先端での診療を為すことを必ずしも必要とはしないということである。判例・学説の中には、医学雑誌等で掲載されていることに当時の医療水準の確立を見るものもあるが、実際、医学雑誌等に掲載される治療方等は、実際には極めて高い水準での医療技術や施設を必要とするものも多い。また、数回程度の症例の掲載を持って一般臨床医全体の医療水準とすることは難しいものといわねばならない。

したがって、「実践としての医療水準」を形成するには、一般的な医療現場において、臨床医に診療・治療の指針としてほぼ認識される程度の医療現場での浸透が必要になるものである。これについては、いわゆる未熟児網膜症訴訟事件の判決が重要であり、この変遷が現在の医療水準の考え方に大きな影響を与えている。

特に昭和47年1月に起こった出生児の未熟児網膜症による失明に対して、「昭和47年当時、未熟児網膜症に対する治療法として光凝固法を実施することがいまだ臨床医学の実践における医療水準にまで達していたものとはいえないとした原審」の認定判断は、原判決挙示の証拠関係に照らし、正当として是認することでき、その過程に所論の違法はない。論旨は、採用することができない」として、原審を支持し、上告を棄却した最高裁の判決（最判昭和63年1月19日、判タ661号141頁、判時1265号75頁）において伊藤正己裁判官から以下のような医療水準に対する補足意見が示された。

伊東正巳裁判官の補足意見

「医療水準は、医師の注意義務の基準となるべきものであるから、平均的医師が現に行なっている医療慣行とでもいうべきものとは異なるものであり、専門家としての相応の能力を備えた医師が研鑽義務を尽くし、転移勧告義務をも前提とした場合に達せられるあるべき水準として考えられなければならない。そして、このような医療水準は、特定の疾病に対する診療にあたった医師の注意義務の基準とされるものであるから、当該医師のおかれた諸条件、例えば、

当該医師の専門分野、当該医師の診療活動の場が大学病院等の研究・診療機関であるのか、それとも総合病院、一般診療機関などのうちのいずれであるのかという診療機関の性格、当該診療機関の存在する地域における医療に関する地域的特性等を考慮して判断されるべきものである」としている。また、医療水準にはさまざまな段階があり、「全国一律に絶対的な基準として考えるべきものではなく、前記の諸条件に応じた基準として考えるものである」とした。

この伊藤正己裁判官の補足意見は、以後の判決等にも踏襲され[13]、現在の医療水準をとらえる指針となってきている。この新たな医療水準論を最高裁が取り上げ、事実上これまでの医療水準論から方向転換したといわれるのが、未熟児網膜症に関する最判平成7年6月9日（民集49巻6号1499頁）である[14]。この判決においては、「ある新規の治療法の存在を前提にして検挙・診断・治療等にあたることが診療契約に基づき医療機関に要求される医療水準であるかどうかを決するについては、当該医療機関の性格、所在地域の医療環境の特性等の諸般の事情を考慮すべきであり、右の事情を捨象して、全ての医療機関について診療契約に基づき要求される医療水準を一律に解するのは相当でない。そして、新規の治療法に関する知見が当該医療機関と類似の特性を備えた医療機関に相当程度普及しており、当該医療機関において右知見を有することを期待することが相当と認められる場合には、特段の事情が存しないかぎり、右知見は右医療機関にとっての医療水準であるというべきである」と判示し、医療水準の確立が全国一律ではなく、各医療機関のおかれた諸条件になることを明示したことになる。

いずれにせよ近年は、医療水準絶対論など医療側の視点として語られてきた医療水準論を医療水準相対論へと患者の視点を含んだものとして進展してきていることは理解される。

平成8年1月23日最高裁判決いわゆる「ペルカミンＳ事件」では、「虫垂切除手術中に起こった心停止等により脳に重大な損傷を被ったことについて、医師が「ペルカミンＳ」という腰椎麻酔剤を使用するにあたり、添付文書では麻酔剤注入後10～15分が経過するまでは2分間隔で血圧を測定すべきとの注意書きがなされていたのに、5分間隔での測定を指示した」という点を、「医薬品の添付文書（能書）の記載事項は、当該医薬品の危険性（副作用等）につき最も高度な情報を有している製造業者又は輸入販売業者が、投与を受ける患者の安全を確保するために、これを使用する医師等に対して必要な情報を提供する目的で記載するものであるから、医師が医薬品を使用するに当たって右文書に記載された使用上の注意事項に従わず、それによって医療事故が発生した場合には、これに従わなかったことにつき特段の合理的理由がない限り、当該医師の過失が推定されるものというべきである」と判断した。つまりは医療水準を「医療現場の慣行」ではなく、規範として位置づけ、麻酔薬の注意書きを遵守するのは医療として当然の義務として、一般社会の常識を取り入れる方向性を示したものといえる。また、医師が医療行為を行う際に、医のプロフェッションの内部にある目に見えない慣習ではなく、外部からでもアクセス可能な合理的な裏づけがなされた方法をとるべきであるということを示したものとも解釈できるものである[15]。

この最高裁の添付文書に対する法的位置づけは、臨床の場において、常に最新の情報における診療を義務付けることになり、医師にとっても、また臨床に出ることが位置付けられることになった薬剤師等にとっても高い注意義務が課されることになったといえる。

3. 医療過誤

3-1　はじめに

医療過誤が現在のように取沙汰されるようになった背景には、医師と患者の関係の変化がひとつの大きな要因と思われる。昭和30年代の前半までは、怪我や疾病になったとしても現在のように誰でも気軽に医療機関を受診するようなことが一般的ではなかった。医師における治療は一般的に重度な外傷や病症等の場合であり、また、医師の診療は崇高なものとされる社会的背景があった。したがって、医師の過誤を問題とするようなことはよほどのことであったといえる。しかし、この関係は昭和30年代の後半に崩れてきたものである。近年の医療過誤の増加と原因については［a．昭和34年の国民皆保険制度の導入により、患者が医師の治療を受けられる機会が増大した。これにより患者数が増え、必然的に医療過誤の発生件数も増加したこと、b．医学の発展と医学技術の進歩により、危険性の高い高度な医療行為の増加や新薬の副作用、c．患者の権利意識の増大と医師と患者の人間関係が希薄になってきたこと］が考えられてきた。そして平成の時代になると、さらに第4の要因として、［d. 高度複雑化した医療の中で医療従事者の技術的未熟さや意識的向上の不足］が問題となってきている[16)]。

この場合dの「意識的向上の不足」とは、医療従事者としての倫理観に対する認識不足と置き換えてもよい。

そして、医療過誤の法的責任の形としては、主として民事責任、刑事責任等があるが、現在の医療過誤訴訟の多くは民事事件であり、本項も民事責任を中心に述べる。

3-2　民事責任

医療過誤の民事責任（損害賠償請求）の主な法的根拠としては、不法行為［民法第709条以下］と債務不履行［民法第415条以下］があげられる。両責任とも医師側の違法行為によって患者側に生じた損害の賠償を目的とするが、基本的要件と効果には違いがある。

1）不法行為

民法における不法行為の類型は、一般的不法行為と特殊な不法行為に分けられ、特殊な不法行為の中で医療過誤に関わるのは、通常は使用者責任［第715条］が多い。

一般的不法行為の成立要件
a）自己の故意または過失による行為に基づくこと（故意・過失）。
b）他人の権利または利益を違法に侵害したと認められること（権利侵害・違法性）。
c）自己の行為により他人に損害が生じたこと（因果関係・損害発生）。
d）行為者（加害者）に責任能力があること（責任能力）。

従来（戦前より）の医療過誤の訴訟形式は、ほとんど不法行為による訴訟であった。それは以下のような理由があげられている[17]。

a．医療契約の成立についての不明確さがあること。
b．債務の具体的内容の特定が困難な場合があること。
c．診療に複数の医師や看護師または病院が関与している場合、契約責任だけでは責任追求の処理が難しいこと。
d．契約責任の及ぶ範囲に問題があること。
e．人体に対する直接の侵害が一般的に不法行為として意識されていたこと。
f．実務家が、医療過誤については長らく債務不履行よりも不法行為のほうによりなれ親しんでいたこと。

しかし今日では、医療自体が医療契約に基づくものと解されるようになったことや、不法行為による訴訟の立証責任の難しさなどから、必ずしも不法行為による訴訟が多いわけではない。

2）債務不履行

医療における医師と患者の関係は、医療契約（準委任関係）によって結ばれた契約関係であることはすでに述べた。

医療契約における債務は、診療当時の医療水準において善管注意義務を持って診療・治療をなすことである。しかし、治癒する義務までは負わないとされる（手段債務）。その医療行為が、医学的にも問題があり、契約の本旨に基づいて、患者の症状がさらに悪化し、傷害や死に至ったとすれば、債務不履行を構成することになる。

債務不履行は、広義には債務の本旨にかなった履行がなされなかった状態をいい、「あるべき状態」と「現実」の不適合な状態を指すともいえる。

債務不履行の成立要件
a）債務者の「責に帰すべき事由（帰責事由）」が存在すること。
b）不履行による「損害の発生」である。

この帰責事由は、故意・過失と同義に解され、医療においては、医師等の注意義務違反を指す。そして帰責事由（注意義務違反）の立証責任は債務者側（医師等）が持つものである。つまり、医療側が、自らの注意義務違反がなかったことを立証しないかぎり、患者側に対する損害賠償義務を負うことになる。

3）不法行為と債務不履行の差異

不法行為の責任と債務不履行の責任は、過失の立証責任、損害賠償の範囲、過失相殺、時効期間、使用者責任と履行補助者による責任などにおいて差異を生じる。この中でもっとも著しい差異は、立証責任および時効期間についてであり、以下に簡単に述べる。

a．立証責任：不法行為責任では条文上、故意・過失が成立要件のひとつとなっているので、被害者（患者側）が加害者（医療側）の故意・過失の立証責任を負う。これに対して債務不履行責任は、条文上に故意・過失の規定がなく、債務者の責めに帰すべき事由が成立要件のひとつ（帰責事由）とされている。そして、立証責任は医療契約に基づくことから、加害者（債務者）が責めに帰すべき事由のなかったことを立証できないかぎり責任を負うことになる。

立証責任の差異
☆不法行為責任→被害者が立証責任を負う。
★債務不履行責任→加害者（債務者＝医療側）が立証責任を負う。

この同じ損害賠償の請求原因である不法行為と債務不履行で、立証責任に差を置きすぎるのは衡平の原則に反することの疑問も呈されており、不法行為責任の追及において、ある程度医師に過失があることが患者側から証明されれば、医師側に過失のあることを一応推定して、医師側が反証できなければ責任を認めた場合もあり[18)]、また、債務不履行責任の追及においても、医師側の立証に際し、患者側にその前提としての医療契約の存在とその履行の不完全であったことの立証をする責任があるとされたものもある[19)]。このように実際の訴訟においても両者の歩み寄りが見られる。

b．時効期間：不法行為に基づく損害賠償請求権の消滅時効の期間は、被害者（患者）またはその法定代理人がその損害および加害者を知ったときから3年であり、不法行為のあったときから20年である［民法第724条］。これに対して債務不履行に基づく損害賠償請求権の消滅時効は、普通の債権とはその目的が異なるだけであり、時効期間も一般債権と同様に10年である［民法第167条第1項］。

時効期間の差異
☆不法行為責任→短期3年、長期20年
★債務不履行責任→一般債権同様10年

そうなると不法行為に3年の短期時効の規定があることから、医療過誤の場合に債務不履行を適用するほうが患者側に有利に思えるが、時効の起算点については特別な配慮がなされている[20)]。このように不法行為と債務不履行は、一面では互いの要件を重ねて充足するものである。そこで、両者の関係について［a．両請求権は被害者側において競合して生じる（請求権競合説）、b．契約

（たとえば医療契約）が存在する以上債務不履行に基づく請求権のみとなり、不法行為に基づく請求権は排除される（法条競合説あるいは請求権非競合説）］とするいわゆる請求権競合問題が論じられてきた。

ただし令和2年4月1日施行の改正民法により、人の生命又は身体を侵害した場合における損害賠償の請求権の消滅時効についての民法724条第1項第1号の規定の適用については、同号中「3年間」とあるのは、「5年間」とする［民法第724条の2]。また、人の生命又は身体の侵害による損害賠償請求権の消滅時効についての適用については、民法166条で「10年間」とあるのは、「20年間」と改正され、今後の医療過誤訴訟にも変化が見られると考えられる。

4）因果関係

医療過誤において損害賠償請求権が認められるには、不法行為に基づく場合も、または債務不履行に基づく場合でも［a．賠償義務者に責任能力があり、故意・過失のある注意義務違反があること（帰責事由）、b．損害の発生のあること（損害）、c．帰責事由（過失行為）と損害発生の間に因果関係が存在すること（因果関係）］等の要件が必要とされてきている[21)]。

つまり、医療過誤があった場合にすぐさま医師に法的責任が生ずるわけではなく、その過誤が患者の法益を侵害したという結果が発生して、はじめて法的責任を問われる。すなわち、帰責事由と損害の間に因果関係の存在が成立する場合に限られている。それには主として次の2つの概念が論じられている[22)]。

因果関係の概念

a）事実的因果関係（自然的因果関係）：純粋に事実的・自然的・機械的・没価値的に事物生起の過程を観察したときに認められる具体的・現実的な関係。

b）相当因果関係（保護範囲、法的因果関係）：a）の事実的因果関係が認められた場合、そこに法的価値判断を加え、加害者がその存在を被害者に賠償せしめるに値するような関係。

a）の事実的因果関係の成立は、たとえば、Aの一定の行為とBの受けた損害の間に「あれなければ、これなし」という条件関係が認められれば、たとえその中間に他の偶然的事実の介入があっても因果関係が成立するというものである。この事実的因果関係に対しては、因果関係をどこまでも追っていけば、意外なところまで及ぶことがあり、その損害を全て加害者に負担させるのは適当でない。そこで、それを相当因果関係で打ち切ることが考えられる。

通常、医療過誤の因果関係で問題になるのは、責任の範囲よりも行為（作為、不作為）と結果の間に関連があるのか否かということであり、不法行為についていえばその成立要件としてとらえるわけである。ここで問題となるのは事実上どの程度まで医学的に根拠づける必要があるかである[23)]。

これについては、ルンバール事件差戻し判決（東京高判昭和54年4月16日刊時924号27頁、判タ383号56頁）が「訴訟上の因果関係の立証は、一点の疑義も許されない自然科学的証明ではなく、経験則に照らして全証拠を総合検討し、特定の事実が特定の結果発生を招来した関係を是認しうる高度の蓋然性を証明すること」と判示している。なお、近時の学説等によれば、以下の諸条件の存在において因果関係の推定を認めてきている。

因果関係の成立要件
ａ）医療行為と結果発生が時間的に近接している場合（投薬直後の患者の死亡等）。
ｂ）医療行為と結果発生に統計的可能性がある場合（過去にも結果の発生例がある等）。
ｃ）重大または多数の不手際の存在（薬品の取り違え等）。
ｄ）異常体質等の不存在。

これは民事事件の因果関係の立証責任が、原則として原告（患者側）にあるため、科学的証明を厳密に課すことになれば、患者側の救済を図ることが難しいものとなるからである。

5）過失

医療過誤においての損害賠償責任は、不法行為と解しても債務不履行と解しても（帰責事由を故意・過失と同義と解すれば）、過失があることを持って損害賠償責任発生の要件としている（過失責任主義）。過失とは、何らかの注意を怠ったことをいうが、前提となる注意義務の性質から抽象的過失と具体的過失に分けられる。

過失の性質
抽象的過失は、一般人・通常人ないし合理人がその地位・職業・立場等において、当然払うことを期待される程度の注意である（善良なる管理者の義務、いわゆる「善管注意義務」）をいう。
具体的過失とは、その人の平常の注意（「自己のためにすると同一の注意」または「自己の財産におけると同一の注意」）を怠ったことをいう。医療過誤において問題とされるのは、抽象的過失における善管注意義務である。つまり、医療過誤における過失は、医師等が医療従事者として（それぞれの資格に基づいて）当然払うべき注意義務を怠ることによって、患者に損害を発生させた場合をいう。

3-3　刑事責任

1）刑法と医療行為

刑事事件は民事事件と異なり、社会に対する罪という概念から、その刑罰も国家の刑罰権という観点で責任が追求されるものである。したがって、罪刑法定主義により、刑法等の刑事法規に規定されていない行為は罰せられない。

医療行為は人の生命・身体に対し、極めて危険性の高い侵襲行為をなすことがある（医的侵襲行為）ことから、当該医的侵襲行為（たとえば手術等）が、正当な医療行為と認められるには、次のような要件の充足が必要であり、それにより刑法上適法（刑法第35条正当行為）となる。そして要件が充足できない場合は、傷害罪等に問われることもある。

医療行為の正当化要件
a）治療目的であること。
b）医療準則の遵守（当時の医療水準含む）。
c）医師等、医療の有資格者であること。
c）患者の同意があること。

このように医療における侵襲行為が正当化された場合、原則的に違法性は阻却される。しかし、かような業務行為であっても、その方法を誤ったときは（医師が治療を誤った場合など）、違法性を帯びることがある[24)]。

さらに患者が死亡した場合には、傷害致死罪［刑法205条］の成立が問題となるが、これは通常、故意に基づく場合であり、多くは医師等の不注意（過失）な医療行為により、患者の生命・身体に侵害を与えたとする業務上過失致傷罪［刑法第211条］の成立が問題になることがほとんどである。

この業務上過失致傷罪が、刑事事件の医療過誤として成立するには、民事事件と同様に注意義務違反を要件とする。注意義務違反は、精神の緊張を欠いていた状態であり、ただ精神の緊張を欠いていただけで、ただちに過失責任を負うわけではなく、次のような要件による。

注意義務違反の要件
a）結果回避の可能性があったこと（結果回避可能性）。
b）（医療）行為が、その結果を発生させる実質的な危険を持つものであること。
c）実質的な危険を侵して行動することが許されない場合。
d）予見可能な状態であったこと（予見可能性）。

なお、過失の前提には因果関係があるわけだが、刑法は「疑わしくは罰せず」という原則に支配していることからも、その結果が蓋然的に推定できる程度では因果関係を認められることはほとんどない。

2）許された危険と信頼の原則

刑事責任として医療過誤を考えるとき、どうしても知っておくべき論理としては、以下に示す「許された危険」の法理とその応用である「信頼の原則」である。ただ、許された危険の法理が、その他の医療上の注意義務の遵守を免れさせるものでないことは認識すべきことである[25)]。また信頼の原則の適用についても、もともと交通関係者間の過失責任の分配の際の基準[26)]として考慮されたものであり、チーム医療内の危険の分配にそのまま適用できるかは検討すべきともされており[27)]、必ずしも全ての医療現場の局面に当てはまるかは考慮しなければならない。

許された危険

社会生活における鉱山・工場・高速度交通・医療などの行為について、それ自体が種々の法益侵害の危険性を含むが、われわれの生活に不可欠の意義を持ち（社会有用性）、禁止することによって社会にかえって不利益をもたらすときは、法益侵害が発生しても一定の範囲で許容されるとする。医療行為でいえば、医師が患者の生命の危険を予見できる困難な大手術を行っても、許された危険の法理に基づけば、その結果回避義務を課せられないこととなる。

信頼の原則

今日の高度に専門化した医療では、医師も自己の専門外の領域に対しては他の専門医や看護師などのコ・メディカルに頼らざるを得ない。つまり、複数の医療関係者が共同して治療にあたる場合（チーム医療）、それぞれが危険を避けるべく適切に行動するであろうとして、自己の分担分だけの結果回避義務を負えばよいとするものである。これを「信頼の原則」といい、許された危険の法理の応用である。

第１趣旨

本指針は、国立病院、国立療養所及び国立高度専門医療センター（以下「国立病院等」という。）における医療事故の発生防止対策及び医療事故発生時の対応方法について、国立病院等がマニュアルを作成する際の指針を示すことにより、各施設における医療事故防止体制の確立を促進し、もって適切かつ安全な医療の提供に資することを目的とする。

第２医療事故防止のためのポイント

医療事故を防止するためには、各施設及び職員個人が、事故防止の必要性・重要性を施設及び自分自身の課題と認識して事故防止に努め、防止体制の確立を図ることが必要である。このため、各施設は、本指針を活用して、施設ごとに医療事故防止対策委員会を設置し、施設内の関係者の協議のもとに、独自の事故防止マニュアルを作成するとともに、ヒヤリ・ハット事例及び医療事故の分析評価並びにマニュアルの定期的な見直しを行うことにより、事故防止対策の強化充実を図る必要がある。

第３用語の定義

ａ．医療事故

医療にかかわる場所で医療の全過程において発生するすべての人身事故で、以下の場合を含む。なお、医療従事者の過誤、過失の有無を問わない。

ア　死亡、生命の危機、病状の悪化等の身体的被害および苦痛、不安等の精神的被害が生じた場合。

イ　患者が廊下で転倒し、負傷した事例のように医療行為とは直接関係しない場合。

ウ　患者についてだけではなく、注射針の誤刺のように、医療従事者に被害が生じた場合。

ｂ．医療過誤

医療事故の一類型であって、医療従事者が、医療の遂行において、医療的準則に違反して患者に被害を発生させた行為。

ｃ．ヒヤリ・ハット事例（インシデント）

患者に被害を及ぼすことはなかったが、日常診療の現場で、ヒヤリとしたり、ハッとした経験を有する事例。

具体的には、ある医療行為が、①患者には実施されなかったが、仮に実施されたとすれば、何らかの被害が予測される場合、②患者には実施されたが、結果的に被害がなく、またその後の観察も不要であった場合等を指す。

また、近年の医療と過失責任一般をめぐる学説として、「刑罰からの自由」な領域の再定義が注目されており、医療事故（医療過誤を含む）の領域もその再定義と明確化が論議されている。特に最終的には無罪判決となりながらも事件直後の担当医師の逮捕という事態から、委縮医療への懸念を医療現場内外にもたらせてしまった「福島県立大野病院事件」（福島地裁平成20年8月20日判決）[28] 等の事例からも過失の捉え方に独自の論理展開がみられる。ただし、これにおいても医学準則が確立している場合はそれを参考にすることはできても決定的ではなく、論理としては、具体的予見可能性を基軸にしたほうが、臨床現場での「刑罰からの自由」を確保できるのでは[29] との意見もあり、さらなる論議の展開が期待される。

4. 医療のリスクマネジメント

4-1　リスクマネジメントとは

リスクマネジメントとは、もともと産業界を中心とした経営管理の問題であり、経営上のリスクを分析することで、企業における資産や活動の減少を最小限に防ぐことを目的として理論構築されたものである。したがって利益効率や企業利益に配慮した危機管理として発達したものとされている。

その後、このリスクマネジメントの概念は、「安全」が求められる飛行機や列車の事故防止に関しての危機管理や、そして偶発的なものだけではなく人的ミス、いわゆるヒューマンエラーを中心とした場の危機管理も語られるようになり、医療現場の安全管理に大きくかかわるようになってきたものである。

そして、どれほど多くかつ優秀な人員を配置しようが、または教育しようが「人とは間違えるものである」という前提を理解し、とりわけ「安全」を義務付けながらも多くの事故を考えねばならない医療現場において必要不可欠な概念となるのは至極当然のことである。ただし医療の場でいうリスクマネジメントとは、先進的または難易度の高い手術等には危険（リスク）がつきものといった予想がつかない部分でのリスク管理のことではない。診療過程において、本来ならば「回避すべきもの、回避できたもの」のミスを防ぐ危機管理の問題である。つまり、人的ミスが起こる可能性を常に前提にしながらも患者の生命身体や人権に侵害を与える事故のリスクをいかに減少させるのかが医療のリスクマネジメントの課題である。

4-2　リスクマネジメントマニュアル作成指針

2000年8月の厚生省リスクマネジメントスタンダードマニュアル作成委員会の報告は、医療事故、医療過誤、ヒヤリハット（インシデント）の定義等について指針を出している（抜粋）。

なお、その他にマニュアルの作成および報告、リスクマネージメント部会の設置、リスクマネージャーの配置、等が指針に示されている。

4-3　リスクマネジメントの医事法学的理解

現在、医療現場においてのリスクマネジメントが強く望まれている。しかし医療従事者や医療機関の管理者に患者への安全管理の意識が根付かないかぎり、インシデント（ヒヤリ・ハット）や事故は画期的に減少するとは考えられない。なぜなら法規の設定とは限度ではなく基準（基本）だからである。その上に個々の個人や組織の意識の積み上げがある。その中で医療過誤の背景、インフォームド・コンセント、医療従事者間のコミュニケーション、医療従事者の資格法改正といった医事法学的アプローチが意識され実践されることである。これらの段階を経て、リスクマネジメントが法的に位置づけられていくことが最善の道と考える[30)]。

そして現在の医療は、従来の受身の医療から患者側が積極的に医療を選択する時代に入ってきている。つまりは「与える医療から望まれる医療への変革」である。したがってインフォームド・コンセントは患者と医療従事者の双方が医療のチェックができることから徹底するべきである。

また、近年は診療報酬の引き下げすら行われた。これにより医療現場の多くは最小限のスタッフで最大限の効果を経営者側から期待されることになるという問題が浮上している。本来、日常の業務さえ、十分な確認とコミュニケーションが求められるのが医療現場である。さらに患者中心の医療が現代医療の目指すものといわれている以上、インフォームド・コンセントをはじめ、患者と医療従事者や医療従事者同士のコミュニケーションは必要不可欠なものである。しかし、員数的な余裕のなさから、患者とはもちろん医療従事者同士のコミュニケーションもままならない状態では、インフォームド・コンセントどころか個々の医療行為に対する確認も難しい現場が増えていることになる。これではいくら医療制度改革で「医療の質」を示唆しても実践は困難なことになる。これを是正するためには、現在の業務の流れを再チェックすることが重要となる。だからこそ医療機関全体や部署ごとの研修や検討会を通して医療従事者間のコミュニケーションが安全管理意識の高まりとして必要不可欠となる。そして医療従事者間の安全管理意識が定着すれば、地域連携クリティカルパスの普及にも大きな進展と充実をもたらすことが期待できるはずである[31)]。

地域連携クリティカルパス

患者が発症した急性期から、回復期、生活機能維持のリハビリなどを行う維持期まで医療の内容を評価・改善等を行い、切れ目なく質の高い医療を患者に提供することを目的とし、入院から退院までの計画を立てることから、各担当者が共通認識を持つ。転院や中核病院から退院し、地域の医療施設や介護施設等に患者が移動する場合も同様の情報を提供し、地域で広く共通認識を持った医療を行うことを指す。

また、医療従事者の資格を表示する免許上の法的な業務範囲と現実の医療現場での業務とが一致しているかどうかも問題となる。それができていなければ、患者への安全確認の目安は危ういものとなってしまう。本来ならば、そこに免許を医療従事者に与えた意義があるはずである。

たとえば看護師による点滴等の静脈注射にしても現場では従来から長きにわたり行われてきたが、行政の解釈としては保健師助産師看護師法の「第5条に規定される看護婦（当時）の業務の範疇を超えるものであると解する」（昭和26年9月「保健師助産師看護師法第37条の解釈についての照会について」（厚生省医務局通知））とされたままであった。やっと法解釈の転換が行われたのは、「厚生労働省医政局長通知」（平成14年9月30日医政発第0930002号）によってであり、看護師の資格法と現場業務の一つが一致を見たものとなった[32)]。

すなわち法制度が創出した最も基本的な医療のリスクマネジメントが医療従事者の資格制度であり、法規上の業務範囲と現実の医療現場とのギャップが広がれば広がるほど、資格制度は安全管理能力を失うことになると考えねばならない。

このようにして医療従事者が医療事故（過誤）を起こさぬよう細心の注意を払うよう意識が向上し、法もそれを義務付けたとしても、それでも人はミスを犯す以上、医療事故（過誤）は起きると考えなければならない。だからこそ、その前提から安全構築が始まることとなる。何のために医療機関の安全管理を行うのか、全ては患者（の人権）を守ることであり、それが医事法学的認識と一致することは当然の帰結となるべきである。

そして安全な医療を確保するには、ヒューマンエラーが個人としてよりも組織としての問題を多くはらみ、リスクマネジメントも組織全体の取り組みが必要であることを再認識するべきである。医療機関を維持発展させることは、ミスを隠蔽し管理者や医療従事者を守ることではなく、患者を守り信頼を得ることと考えるべきなのである。そして医療従事者の意識向上と組織の適正化により、法規制の必要さえもなくなることが、本来の医療のあるべき姿である。

法とは人を守るべきもので管理規制するためのものではない。医療も法も守るべき最大の目標は人（権）であり、その中にリスクマネジメントもある[33)]。

【文献】

1）財団法人厚生問題研究会：厚生労働省五十年史（記述編）．p126，1988.
2）藤埼辰五郎，高島学司：医事・衛生学．p6，1979.
3）神戸地竜野支判昭和42年1月25日（下民18巻1号p58，判時481号p119）.
4）加藤一郎：不法行為法の研究．p5，1961.
5）東京地判昭和46年4月14日（下民22巻p3-4，372，判時糾2号p33，判タ265号p244）.
6）京都地判昭和50年10月9日（判タ334号p305），札幌地判昭和52年4月27日（判タ362号p310）等.
7）日本医事法学会・編：医事法学叢書3医事紛争・医療過誤（鈴木俊光執筆分）．p98，1986.
8）金川琢雄：現代医事法学（改訂第2版）．p99，1995．莇立明，中井美雄・編：医療過誤法（高嶌英弘執筆分）．p60，1994.

9）最判昭和36年2月16日（民集15巻2号p244，判時251号p7，判夕115号p76，ジュリスト225号p3）.

10）最判昭和44年2月6日（民集23巻2号p195）.

11）稲垣喬：医療過誤訴訟の理論．p6-7，1985.

12）松倉豊治：医学と法律の間．p131-132，1977.

13）東京地判平成元年7月21日（判時1334号p21），広島地判平成4年10月12日（判夕798号p97）等．前田和彦：三宅島緑内障誤診事件（別冊ジュリスト140号医療過誤判例百選〔第二版〕）．p30-31参照.

14）米村滋人：医療事故責任における高度の注意義務と医療水準（別冊ジュリスト219号医事法判例百選〔第二版〕）．p98以下参照.

15）小谷昌子：医薬品添付文書と医師の注意義務（別冊ジュリスト219号医事法判例百選〔第2版〕p103）.

16）村上陽一郎，橋本迪生，森田立美，西村健司，熊谷孝三，前田和彦：リスクマネジメント（前田和彦執筆分）．p170，2002.

17）中井幸之助，兼子一・監修：医療過誤・国家賠償（石垣君雄執筆分）．p48-49，1973．加藤一郎：不法行為法の研究．p9，1961．野田寛：医事法（中巻）．p425，1987.

18）東京地判大正14年1月15日，東京地判昭和42年6月7日下民集18巻5・6号p616（ただし，控訴審では鑑定結果により過失は否定されている）等.

19）穴田秀男・篇：最新医事法学（増補第2版）（中村敏昭執筆分）．p45，1987.

20）石川利夫，尾中普子：債権法講義．p215-216，1983．野田寛：医療事故と法．p23，1982.

21）中井幸之助，兼子一・監修：医療過誤・国家賠償（石垣君雄執筆分）．p52，1973.

22）幾代通：不法行為．p111-112，1977.

23）石川＝尾中・前掲20）p217.

24）正田満三郎：刑法体系総論．p208-213，1979.

25）中川淳，大野真義・編：医療関係者法学（佐久間修執筆分）．p89，1989.

26）最高裁昭和41年12月20日刑集20巻10号p1212，最高裁昭和42年10月13日刑集21巻8号p1097等.

27）加藤久雄：医事刑法入門．p21，1996.

28）井上清成：癒着胎盤剥離手術と産科医の刑事責任（別冊ジュリスト219号医事法判例百選［第2版］）p128参照.

29）甲斐克則：医療事故と刑法．p128，2012.

30）古村節男，野田寛：医事法の方法と課題（前田和彦担当分）．p689，2004.

31）前田和彦：医事法講義［新編第4版］．p266-267，2020.

32）前田和彦：看護師の輸液に際しての注意義務（別冊ジュリスト219号医事法判例百選［第2版］）．p173.

33）村上陽一郎，橋本迪生，森田立美，西村健司，熊谷孝三，前田和彦：リスクマネジメント（前田和彦担当分）．p181-182，2002.

第15章 医師の裁量権と保険診療

関東信越厚生局　統括指導医療官　内藤智雄

1．医師の権限

1-1　医師の権限とその範囲

医師法第17条に「医師でなければ医業をなしてはならない」とある通り、医師は医業を独占的に行うことが許されている。医師には、「診療に従事する医師は、診察治療の求があつた場合には、正当な事由がなければ、これを拒んではならない」（医師法第19条）という応召義務や処方せんの交付義務（医師法第22条）等が課されているが、逆に診察・治療・処方等は医師にのみ認められた行為である。このように医療という業務において医師は大きな権限が保障されている。これに対して、医師（歯科医師を含む）以外の看護師等の医療関係職種は、一部の業務の実施が許されているものの基本的には「医師の指示のもと」に業務を行うこととされている。しかし、現代の医療は、医師だけでは成り立たないほど高度化し分業化されている。一方で、医師の確保対策も喫緊の課題となっているのも事実であり、医師の権限の一部を他の職種に委譲する必要性が議論されるようになっている。このような流れの中で、平成26年（2014年）の第6次医療法改正では、診療の補助のうちの特定行為を明確化し、それを手順書により行う看護師の研修制度が新設された（12章表6参照）。

1-2　医療の担い手の責務と職業倫理に反する行為

医療は、生命の尊重と個人の尊厳の保持を旨とし、医師、歯科医師その他の医療の担い手と医療を受ける者との信頼関係に基づいて行われるものである。医師、歯科医師その他の医療の担い手は、医療を受ける者に対し良質かつ適切な医療を行うよう努めるべき責務がある。「患者の権利に関する世界医師会リスボン宣言」（1981年9月/10月採択、1995年9月修正、2005年10月編集上修正）は、その序文で、「医師は、常に自らの良心に従い、また常に患者の最善の利益のために行動すべきであると同時に、それと同等の努力を患者の自律性と正義を保証するために払わねばならない。」と述べている。また、医道審議会医道分科会は、「医師及び歯科医師に対する行政処分の考え方について」（2002年（平成14年）12月13日、2019年（平成31年）1月30日改正）において、

①　業務を行うに当たって当然に負うべき義務を果たしていないことに起因する行為
医師、歯科医師の職業倫理として遵守することが当然に求められている義務（応招義務・診療録に真実を記載する義務など）を含む。
②　医師や歯科医師が、医療を提供する機会を利用したり、医師、歯科医師としての身分を利用して行った行為
③　業務以外の場面においても、他人の生命・身体を軽んずる行為をした場合
④　我が国において医業、歯科医業が非営利の事業と位置付けられていることにかんがみ、医業、歯科医業を行うに当たり自己の利潤を不正に追求する行為をなした場合

図1　「医師、歯科医師に求められる職業倫理」に反する行為
医師及び歯科医師に対する行政処分の考え方について
医道審議会医道分科会（平成14年12月13日、平成31年1月30日改正）

医師、歯科医師に求められる職業倫理に反する行為として、①業務を行うに当たって当然に負うべき義務を果たしていないことに起因する行為、②医師や歯科医師が、医療を提供する機会を利用したり、医師、歯科医師としての身分を利用して行った行為、③業務以外の場面においても、他人の生命・身体を軽んずる行為をした場合、④我が国において医業、歯科医業が非営利の事業と位置付けられていることにかんがみ、医業、歯科医業を行うに当たり自己の利潤を不正に追求する行為をなした場合、の四つを挙げている（**図1**）。

1-3　医師の裁量とその要件

医師と患者の通常の診療契約は、美容外科などの特殊な例を除き、法律学的には一般に準委任契約（民法第656条）と言われている。しばしば用いられる「医師の裁量権」とは、受任者である医師の考えをもって事態を処理する権限のことを指す。すなわち、医師がある医療行為を行うに当たって、自らの職業的判断のもとに実施する権利のことで、委任者である患者からもそれを期待されている、と解釈されている。医師がその裁量で実施する医療行為が正当であると客観的に判断されるためには、次の3つの要件を満たしていることが必要とされる。

①倫理的であること

②医療行為が患者の病態、症状に対して必要、かつ有効で適正な範囲内のものであることがその時々の医学レベルで合理的に説明できること

③患者の自己決定権が確保されていること

このように、医師がその裁量で医療を行う権利・権限が保証されるためには、個々の医師に適用される医師法を始めとした様々な規制に加えて、医師自身が自己の職業的行為を律することにも責任を負わなければならない。

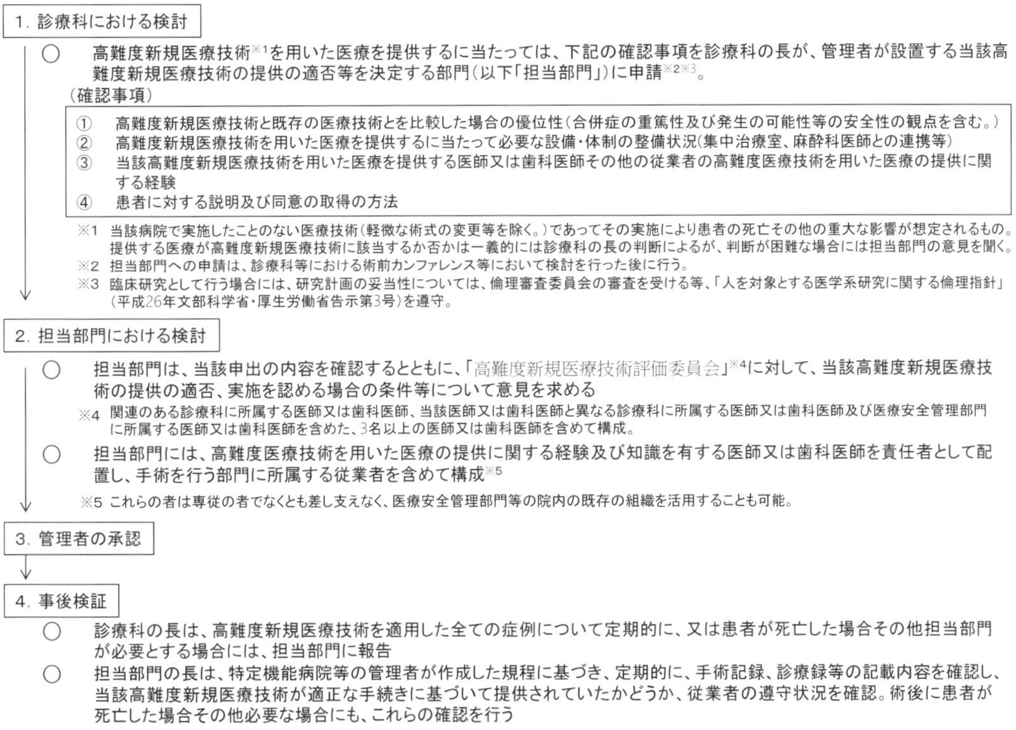

1. 診療科における検討

○　高難度新規医療技術※1を用いた医療を提供するに当たっては、下記の確認事項を診療科の長が、管理者が設置する当該高難度新規医療技術の提供の適否等を決定する部門（以下「担当部門」）に申請※2※3。

（確認事項）

①　高難度新規医療技術と既存の医療技術とを比較した場合の優位性（合併症の重篤性及び発生の可能性等の安全性の観点を含む。）
②　高難度新規医療技術を用いた医療を提供するに当たって必要な設備・体制の整備状況（集中治療室、麻酔科医師との連携等）
③　当該高難度新規医療技術を用いた医療を提供する医師又は歯科医師その他の従業者の高難度医療技術を用いた医療の提供に関する経験
④　患者に対する説明及び同意の取得の方法

※1　当該病院で実施したことのない医療技術（軽微な術式の変更等を除く。）であってその実施により患者の死亡その他の重大な影響が想定されるもの。提供する医療が高難度新規医療技術に該当するか否かは一義的には診療科の長の判断によるが、判断が困難な場合には担当部門の意見を聞く。
※2　担当部門への申請は、診療科等における術前カンファレンス等において検討を行った後に行う。
※3　臨床研究として行う場合には、研究計画の妥当性については、倫理審査委員会の審査を受ける等、「人を対象とする医学系研究に関する倫理指針」（平成26年文部科学省・厚生労働省告示第3号）を遵守。

2. 担当部門における検討

○　担当部門は、当該申出の内容を確認するとともに、「高難度新規医療技術評価委員会」※4に対して、当該高難度新規医療技術の提供の適否、実施を認める場合の条件等について意見を求める

※4　関連のある診療科に所属する医師又は歯科医師、当該医師又は歯科医師と異なる診療科に所属する医師又は歯科医師及び医療安全管理部門に所属する医師又は歯科医師を含めた、3名以上の医師又は歯科医師を含めて構成。

○　担当部門には、高難度医療技術を用いた医療の提供に関する経験及び知識を有する医師又は歯科医師を責任者として配置し、手術を行う部門に所属する従業者を含めて構成※5

※5　これらの者は専従の者でなくとも差し支えなく、医療安全管理部門等の院内の既存の組織を活用することも可能。

3. 管理者の承認

4. 事後検証

○　診療科の長は、高難度新規医療技術を適用した全ての症例について定期的に、又は患者が死亡した場合その他担当部門が必要とする場合には、担当部門に報告
○　担当部門の長は、特定機能病院等の管理者が作成した規程に基づき、定期的に、手術記録、診療録等の記載内容を確認し、当該高難度新規医療技術が適正な手続きに基づいて提供されていたかどうか、従業者の遵守状況を確認。術後に患者が死亡した場合その他必要な場合にも、これらの確認を行う

図2　高難度新規医療技術導入プロセス
医療法施行規則第9条の23第1項第7号ロの規定に基づき高難度新規医療技術について厚生労働大臣が定める基準について（平成28年6月10日）（医政発0610第21号）

1-4　新しい医療技術の提供と医師の権限

特定機能病院は、医療法施行規則第九条の二十で、他の病院では通常提供することが難しい診療の提供や、他の病院では通常提供することが難しい診療に係る技術の研究及び開発を行うことが義務づけられている。しかしながら、平成26年（2014年）に当時、特定機能病院に指定されていた二つの大学附属病院において、腹腔鏡下手術や麻酔薬の投与による死亡事故が相次いで発覚した。これらは、いずれも臨床現場の医師のみの判断で実施された末に患者に対して重大な結果をもたらしたもので、事故の発覚以前にも同じ診療科内で同様の事故が繰り返し起きていたにもかかわらず漫然と見過ごされていたことや、インフォームドコンセントが明らかに不十分だったことなどが判明した。厚生労働省はこれを重く見て、平成27年（2015年）に全国の特定機能病院への集中検査を実施し、それを踏まえて平成28年6月に特定機能病院の承認要件の見直しを行った。

この中で、高難度新規医療技術（当該医療機関で事前に行ったことのない手術・手技（軽微な術式変更等を除く）であって、当該医療機関にとって難易度が高く、関連する死亡等の重大な合併症の可能性が想定される様な、人体への影響が大きいもの。）の導入プロセスとして、特定機能病院の管理者（病院長）には、高難度新規医療技術を導入する際の適否を確認する部門の設置や、高難

度新規医療技術による医療を行う場合に医師を含めた職員が遵守すべき事項及び当該部門が確認すべき事項を定めた規程を作成することなどを義務づけた（**図2**）。また、未承認新規医薬品等（当該病院で使用したことのない医薬品又は高度管理医療機器であって、医薬品、医療機器等の品質、有効性及び安全性の確保等に関する法律の承認又は認証を受けていないも）についても同様の手続きが必要となった。

同時に、特定機能病院以外の病院においても高難度新規医療技術等を用いた医療の安全を確保するため、これらを用いた医療を提供するに当たっては、特定機能病院の管理者が講ずべき措置に準じ、必要な措置を講ずるよう努めることを病院の管理者が講ずべき医療安全の確保のための措置に追加することになった。

すなわち、難度の高い新しい医療技術実施する場合や、未承認の新規医薬品・医療機器等を使用する場合、主治医や執刀医など診療に当たる個々の医師の権限だけをもって患者に対してその医療技術を提供出来るのではなく、医療機関としての確認や一定の手続きが必要であることが明確化されたのである。

2．保険診療

2-1　保険診療とは

「保険診療」は、健康保険法や国民健康保険法などの医療保険について規定した各法律に基づいて、各保険から医療費の償還を受ける事を前提に「保険医療機関で行われる保険医による診療」である。

わが国では、国民皆保険制度（第12章2-1参照）が取られている。患者は全国どこの保険医療機関であっても被保険者証（保険証）を提示すれば受診する事が可能である。そこで、患者は一部負担金（例えば3割）を支払うことにより、医療そのものを給付される（療養の給付）。医療の提供者側が、残りの医療費（例えば7割）について保険者からの償還を受けるには、法律に基づいた保険医療機関の指定と保険医の登録が必要である（**図3**）。

保険診療として診療を行わず、その費用を患者に全額自己負担させたり、医療機関が全額を負担することも理論的には可能であるが、医療機関がそれらの診療のみを継続して行うとすれば、特殊な状況を除いて医療機関の運営自体が難しくなる。

2-2　保険医療機関と保険医

医療機関を開設するためには、診療所であれば開設地の保健所に開設の届出（病院の場合は申請を行い許可されること）が必要であるが、それだけでは保険診療を行うことは出来ない。別に、保険医療機関としての指定を受けることが必要である。保険医療機関とは、健康保険を取り扱う診療

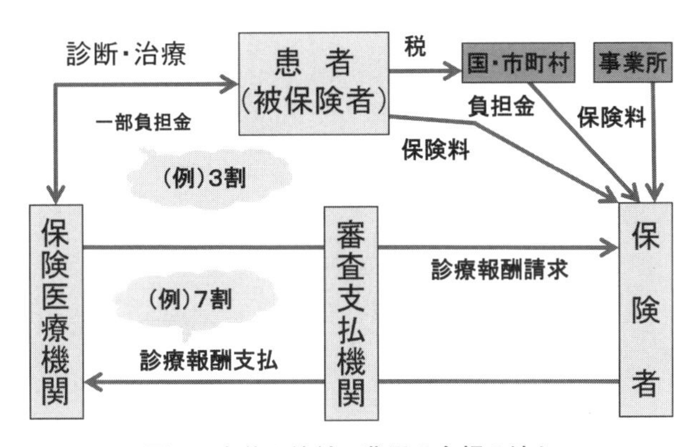

図3　療養の給付・費用の負担の流れ

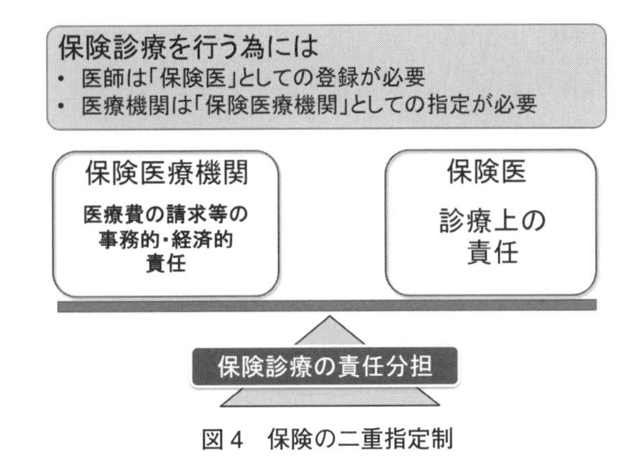

図4　保険の二重指定制

を行う事を所在地を所管する地方厚生（支）局に申請し、指定を受けた医療機関のことである。

一方、医師についても、医師国家試験に合格して厚生労働大臣から免許を受けていても、保険診療を行うことは出来ない。医師が保険診療を行うには、診療に従事する保険医療機関の所在地を所管する地方厚生（支）局に申請して保険医として登録されていなければならない。

このように、保険診療を行うためには、保険医療機関として指定されている医療機関で、保険医として登録されている医師が診療を行うことが前提となっている。これを保険の二重指定制と呼ぶ。保険医療機関は、主に医療費の請求等の事務的・経済的責任を負い、保険医は主に診療上の責任を負う事になる（**図4**）。

2-3　療養の給付

療養の給付とは、現物給付（第12章2-4参照）とも言い、公的医療保険制度の加入者が保険医療機関で保険証を提示することにより、一定割合の自己負担で医療サービスそのものを受けられることを指している。療養の給付には次のものが含まれる（健康保険法第63条）（**図5**）。

①診察

健康保険法　第六十三条
被保険者の疾病又は負傷に関しては、次に掲げる療養の給付を行う。

一. 診察
二. 薬剤又は治療材料の支給
三. 処置、手術その他の治療
四. 居宅における療養上の管理及びその療養に伴う世話その他の看護
五. 病院又は診療所への入院及びその療養に伴う世話その他の看護

図5　療養の給付

②薬剤または治療材料の支給

③処置、手術その他の治療

④居宅における療養上の管理及びその療養に伴う世話その他の看護

⑤病院又は診療所の入院及びその療養に伴う世話その他の看護

なお、患者自身の故意による犯罪行為やけんか・泥酔等の結果として保険医療機関で診療を受けようとした場合には、保険給付が制限され自費扱いとなる場合がある。

2-4　療養担当規則

健康保険法第70条では、保険医療機関は、厚生労働省令で定めるところにより、療養の給付を担当しなければならないと規定されている。また、健康保険法第72条では、保険医療機関において診療に従事する保険医は、厚生労働省令で定めるところにより、健康保険の診療に当たらなければならない、とされている。ここでいう厚生労働省令とは「保険医療機関及び保険医療養担当規則」（療養担当規則）である。療養担当規則は、保険診療を行うに当たっての、保険医療機関と保険医が守るべき具体的診療方針等を厚生労働大臣が定めたものである。国民健康保険法などの他の医療保険各法では、健康保険法の療養担当規則を準用することとされている。また、後期高齢者医療制度では、「高齢者の医療の確保に関する法律の規定による療養の給付等の取扱い及び担当に関する基準」（高担基準）が定められているが、その内容は療養担当規則に準じている。

2-5　診療報酬点数表

保険診療において、療養の給付に際して要した費用の額（診療報酬）は、厚生労働大臣が定めることとされ、全国一律である（健康保険法第76条）。また様々な医療行為の価格は点数で表記されており、1点の単価は10円と定められている。これらの項目ごとの点数を収載した診療報酬点数表は、ほぼ2年ごとに、厚生労働大臣の諮問機関である中央社会保険医療協議会（中医協）において改定案が審議される。そして中医協からの答申を受け、新しい診療報酬が決定されるのである。従って、2年に1度、医療行為の値段が変動することになる。保険医療機関はこの診療報酬点数表、

● 保険医が
● 保険医療機関において
● 健康保険法、医師法、医療法、医薬品医療機器等法（旧薬事法）等の各種関係法令の規定を遵守し
● 『療養担当規則』の規定を遵守し
● 医学的に妥当適切な診療を行い
● 診療報酬点数表に定められたとおりに請求を行っている

図6　保険診療として診療報酬が支払われるための要件

あるいは同様の手続きで決定される診断群分類に基づく1日当たり定額報酬算定制度（Diagnosis Procedure Combination / Per-Diem Payment System：DPC/PCPS）によって定められた点数に従って個々の患者の医療費を算定する。

2-6　保険診療における責務

保険診療は、健康保険法を始めとした医療保険各法に基づく、保険者と保険医療機関の「公法上の契約」による契約診療と考えられている。保険医療機関の指定や保険医の登録は、健康保険法等で規定されている保険診療のルール、つまり、「契約診療における契約内容を熟知していること」が前提となっているのである。従って、保険診療を行う場合、保険医療機関と保険医は①療養担当規則の規定にそって診療を行うこと、②保険診療について厚生労働大臣の指導を受けること、③費用は診療報酬点数表等に従って算定し、患者から一部負担金を徴収すること、等を責務として負うことになる。

そして、以下に掲げる事項が1つでも欠けると保険診療として認められず、診療報酬の支払いを受ける事ができない（図6）。

①保険医が
②保険医療機関において
③健康保険法、医師法、医療法、薬事法等の各種関係法令の規定を守り
④療養担当規則の規定を守り
⑤医学的に妥当適切な診療を行い
⑥診療報酬点数表に定められたとおりに請求を行っている

2-7　保険診療の観点から問題となる行為（図7）

1）診療録の記載不備

療養担当規則第22条では「保険医は、患者の診療を行った場合には、遅滞なく、様式第一号又はこれに準ずる様式の診療録に、当該診療に関し必要な事項を記載しなければならない。」と規定

- 診療録の記載不備
- 無診察治療
- 特殊療法・研究的診療
- 健康診断
- 濃厚（過剰）診療
- 特定の保険薬局への患者誘導
- 経済上の利益の提供による誘引
- 予防的投薬

図７　保険診療の観点から問題となる行為

されている。医師法第24条でも「医師は、診療をしたときは、遅滞なく診療に関する事項を診療録に記載しなければならない。」とされており、診療録への速やかな記載を怠ることは医師法に違反する。

保険診療では、「診療報酬の請求の根拠は診療録にある」とされている。診療録に、診察に関する記載が全くなかったり、「薬のみ（medication）」等の記載しかないような場合、保険医が実際に行った根拠とするには甚だ不十分であると言わざるを得ない。

また、患者やその家族と医療提供者の間で診療行為をめぐるトラブルが発生した場合、争点となった診療に係る診療録の記載がその都度適切に行われていなければ、医療提供者の主張を客観的に証明することが困難になる可能性もある。

2）無診察治療

医師法第20条は、「医師は、自ら診察しないで治療をし、若しくは診断書若しくは処方せんを交付し、自ら出産に立ち会わないで出生証明書若しくは死産証明書を交付し、または自ら検案しないで検案書を交付してはならない。」と規定している。

実際の臨床現場では、患者が投薬（処方せんの交付を含む）のみを希望して医療機関を訪れることもしばしば見受けられる。しかし、投薬の必要性やそれまでの投薬内容をそのまま継続してよいかどうかの判断は、その都度医師自らが患者の診察を行ったうえで医学的見地から下されることが必要であり、患者自身や医療機関の窓口の事務員が行うことではない。したがって、たとえ、診察待ち時間の短縮など患者の便宜を図ることが目的であったとしても、医師が自ら診察を行わずに投薬や注射、リハビリテーションや処置などの治療行為を行う「無診察治療」は、保険診療として認められない。

この無診察治療が、倫理的にも医療安全の観点からも極めて不適切な行為であることは言うまでもない。

3）特殊療法・研究的診療

保険診療は、評価の確立された医療を対象としている。従って、有効性や安全性などの医学的評価が十分に確立されていない「特殊な療法又は新しい療法等」の実施や、「厚生労働大臣の定める医薬品以外の薬物」の使用、「研究の目的」による検査の実施などは、保険外併用療養費制度に規定されている場合を除き、原則として認められない（療養担当規則第18条及び第20条）。

例えば、従来までとは異なる新しい手技を用いて手術を実施した場合（例えば、従来開腹で実施していた手術を腹腔鏡下で実施する場合）は「新しい療法」となり、診療報酬点数表で評価されている従来の手技による点数を準用して保険請求することは認められていないばかりか、その手術に関係する一連の入院料や検査、投薬・注射などの費用も保険給付の対象とならないことになる。

4）健康診断

療養の給付の対象とされているのは、診療の必要があると認められる疾病または負傷である。健康診断を療養の給付の対象として行うことは療養担当規則第20条で禁止されている。

5）濃厚（過剰）診療

療養担当規則第20条では、検査、投薬、注射、処置、手術等は、いずれも必要と認められる範囲で行うこととされている。これらの診療行為は、診療上の必要性を十分考慮した上で、段階を踏んで必要最小限に行うことが保険医に求められている。

6）特定の保険薬局への患者誘導

患者に対して、「特定の保険薬局において調剤を受けるべき旨の指示等」を行ったり、「指示等を行うことの対償として、保険薬局から金品その他の財産上の利益」を受けることは、療養担当規則第2条の5及び第19条の3の規定により禁止されている。

なお、保険医が交付した処方せんに関し、保険薬局の保険薬剤師から疑義の照会があった場合には、適切に対応する必要がある。

7）経済上の利益の提供による誘引

患者に対して、受領する費用の額に応じて収益業務に係る物品の対価の値引き等、健康保険事業の健全な運営を損なうおそれのある経済上の利益の提供により自己の保険医療機関で診療を受けるように誘引したり、事業者又はその従業員に対して、患者を紹介する対価として金品を提供する等、健康保険事業の健全な運営を損なうおそれのある経済上の利益の提供により自己の保険医療機関で診療を受けるように誘引することは、療養担当規則第2条の4の2で禁止されている。

8）予防的投薬

保険診療では、一部を除いて、原則としてその疾病が現時点で発症していないのに予防的に薬剤を投与することは保険給付の範囲外とされている。例えば、抗インフルエンザ薬の予防投薬は、特

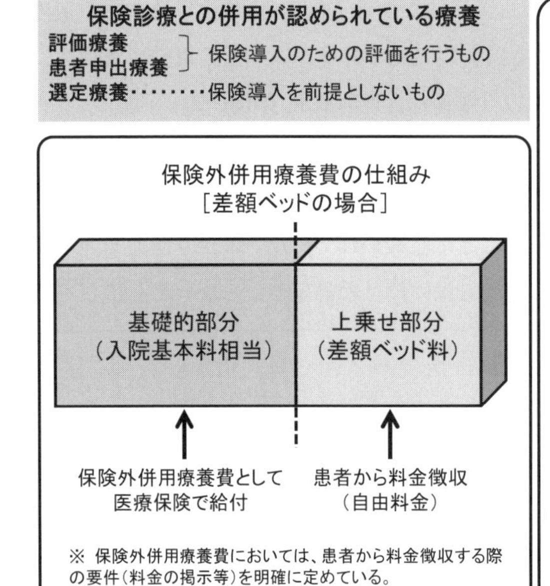

○評価療養(7種類)

先進医療
医薬品の治験に係る診療
医療機器の治験に係る診療
薬事法承認後で保険収載前の医薬品の使用
薬事法承認後で保険収載前の医療機器の使用
適応外の医薬品の使用
適応外の医療機器の使用

○患者申出療養

○選定療養(10種類)

特別の療養環境(差額ベッド)
歯科の金合金等
金属床総義歯
予約診療
時間外診療
大病院の初診
小児う蝕の指導管理
大病院の再診
180日以上の入院
制限回数を超える医療行為

【出典】厚生労働省ホームページ(改変)
http://www.mhlw.go.jp/file/06-Seisakujouhou-12400000-Hokenkyoku/0000118805.pdf

図8　保険外併用療養費

に規定されている場合を除いて保険給付が認められない。同様の理由から予防接種も保険給付外となっている。

2-8　保険外併用療養費制度

保険外併用療養費制度は、新しい医療技術や保険診療の枠組みを超えたサービスのうち、厚生労働大臣が認める範囲で保険診療との併用を可能とするもので、健康保険法第86条に規定された制度である。従来から、保険外併用療養費制度には、評価療養と選定療養の2つが設けられていたが、平成28年に患者申出療養という新たな枠組みが創設された。保険診療を超える部分については患者にその費用負担を求めることができるが、その前提として、内容や費用負担についての患者へのインフォームドコンセントが適切かつ十分に行われることが必要である(**図8**)。

1) 評価療養

評価療養は、「厚生労働大臣が定める高度な医療技術を用いた療養、その他の療養であって、将来的に保険給付の対象として認めるかどうかについて、適正な医療の効率化を図る観点から評価を行うことが必要な療養として厚生労働大臣が定めるもの」と定義されている。評価療養では、入院料などの基礎的な部分が保険外併用療養費として保険給付される。

2) 患者申出療養

患者申出療養は、困難な病気と闘う患者の思いに応えるため、国内未承認薬等の先進的な医療について、患者の申出を起点とし、安全性・有効性等を確認しつつ、身近な医療機関で迅速に受けられるようにするものである。

これは、国において安全性・有効性等を確認すること、保険収載に向けた実施計画の作成を臨床研究中核病院に求め、国において確認すること、及び実施状況等の報告を臨床研究中核病院に求めることとした上で、保険外併用療養費制度の中に位置付けるものであるため、いわゆる「混合診療」を無制限に解禁するものではなく、国民皆保険の堅持を前提とするものである。

3) 選定療養

選定療養は、「患者の選択に委ねることが適当なサービスについて、患者が自ら選択して追加的な費用を自己負担しつつ、基礎的な部分について療養費の支給を受けながら診療を受けることを認める制度」とされている。いわゆる差額ベッドなどのサービスがこれに相当する。

2-9　保険診療における医師の権限の考え方

保険診療においては、医師の権限は健康保険法等に定められた範囲の中で、医学的に妥当かつ適切である場合に限って主張できるものである。例えば、ある診療行為が、療養担当規則に違反していたり、診療報酬点数表で定められた要件を守っていなかった場合、審査支払機関で診療報酬を査定されたり、行政により指導等を受けることとなる。保険医としての責務（健康保険法第72条：図8）を果たさなかったことがその原因である。このような場合に自分の正当性を主張するために、医師の権限を持ち出すのは少し無理がある。医師自らが信じるところと、保険診療におけるルールとが相反する場合、その診療に係る費用が時に保険での償還が認められず、医療提供者側の負担とすべきであると裁定されることもある。それは国民が収める保険料や税金を主な財源として成り立っている保険診療という現在の枠組み上やむを得ないところである。

第16章 薬事制度と薬害

山形大学医学部　法医学講座　准教授　**水野　大**
九州保健福祉大学生命医科学部　医事法学研究室　教授　**前田和彦**

戦後占領下において制定された旧薬事法を当時の日本の実情に合わせて見直し、1960年に薬事法が制定された。この当時、薬事法は世界水準でも偽薬や不正薬品の取り締まり等を基本的な目的とするものが主流であり、有効性・安全性の評価についての規定は十分なものではなかった。本来人体にとって異物である薬物は、有効性と共に身体に害をなす副作用を併せ持つことを避けえない。高度成長期である1960年頃から様々な医薬品が開発され、それにより害を受ける薬害も数多く発生し、社会問題となった。本章ではこの時代から現在にかけて日本において変遷した薬事に関わる法と制度を、この頃発生した薬害事件とその影響の見地から概説する。

1．薬害から見た医薬品等の恩恵と被害

薬害とは、薬の副作用が多数の人々に重大な影響を与える社会的な出来事のことをいう[1)]。薬とは通常、病気の診断、治療、予防に用いる化学物質である医薬品を指す。ここでいう医薬品の副作用とは、医薬品が引き起こす有害で望まれない反応（adverse drug reaction）であるとされる。副作用はWHOの定義によれば「通常の治療や予防に用いられる用量で引き起こされるもの」（WHO Technical Report 498（1972）より）とされているが、日本においては投与量に関わらないこととしている。

日本において過去に社会問題化した主な薬害と、薬事制度の変遷を**図1**に示した。

1-1　ペニシリンショック事件

1928年にペニシリンが発見された。この抗生物質の登場は感染症の治療に革命を起こし、寿命延長に多大な貢献をもたらした。1956年、東大法学部教授の尾高氏がペニシリンの注射に対するアナフィラキシーショックという急性のアレルギー反応により死亡する事件が発生した。尾高氏は東大法学部教授の地位にあり、日本学術会議の副会長を務めた高名な学者であったため、事件は大々的に報道され社会的に大きな反響を与えた。

アナフィラキシーショックを起こす体質については当時すでに認識され始めていたが、尾高氏が死亡するまでに100名にも達するペニシリンショックの死亡者を出しながら、著名人の死亡という

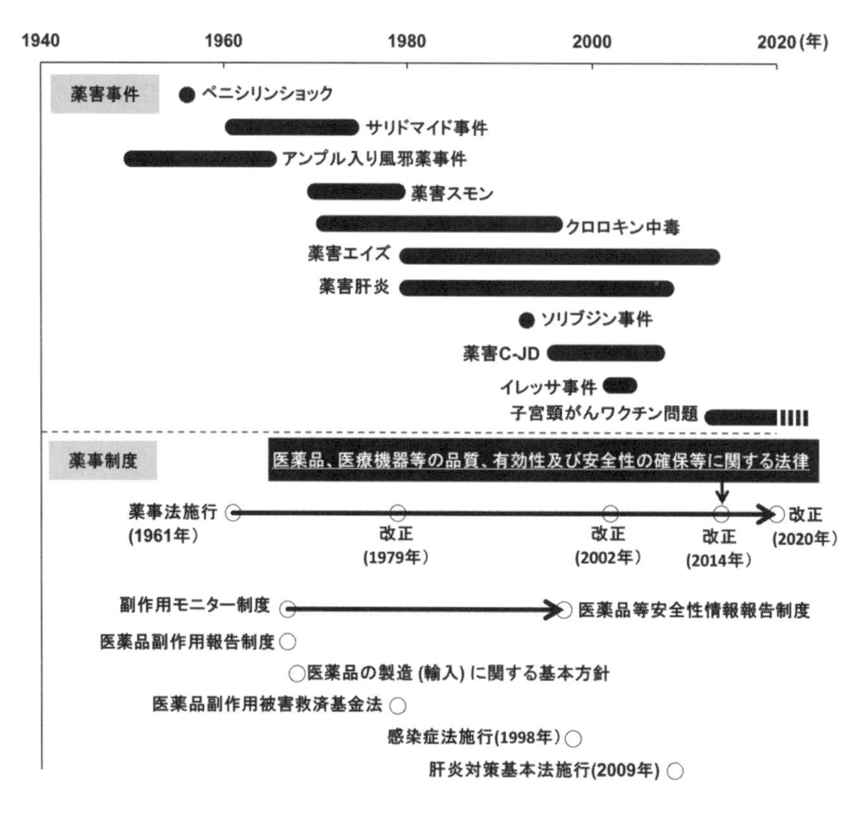

図1　年表：薬事行政と過去の主な薬害事件（文献1より引用・改変）

センセーショナルな事実がマスコミにより大きく報道されるまで、厚生省（現在の厚生労働省）はペニシリンに関し何ら対策もとろうとしなかった。

事件後、厚生省は医務・薬務局長名でペニシリンの副作用に注意を払うよう通達を出し、アレルギーテストが実施されるようになった。その結果、ペニシリンショックによる死亡者数は激減した。本件は戦後の薬害の先駆をなす事件であり、薬害防止において、厚生行政が薬の危険性を現す兆候に敏感に反応し迅速に対策を採ることの重要性を示した。

1-2　サリドマイド事件

1）サリドマイド訴訟に至る経過

グルタミン酸の誘導体、3'-（N- フタルイミド）グルタルイミドであるサリドマイドは最初てんかんの治療薬として開発されたが、催眠・鎮静作用を持つことが明らかとなり、催眠・鎮静薬等として開発・販売された。このサリドマイドを含む医薬品の販売はヨーロッパ諸国では1957年に、日本では1958年に開始された。

西ドイツの小児科医・レンツ博士は、サリドマイドを含む医薬品コンテルカンを妊娠初期に服用した母親から生まれた子供に四肢の発育不全による手足の奇形であるアザラシ肢症が見られることを1961年に報告、「サリドマイドの副作用で奇形児が生まれる可能性がある」とするいわゆるレンツ警告を発し、サリドマイド剤の回収を求めた。西ドイツではこのことが大きく報道され、製薬会社はレンツ警告に従って販売中止と回収を行った。一方米国では米食品医薬品局が毒性・副作用に疑問を持ち、審査中であったため承認されておらず、サリドマイドの大きな被害を免れている。しかし日本ではレンツ警告は科学的根拠のないものであるとされ、サリドマイド剤はその後10ヵ月間にわたって販売され続けた。その後日本でもサリドマイドについての報道がなされるようになり、販売会社である大日本製薬はサリドマイド剤の回収に踏み切ったが、回収作業は1963年後半頃まで完了せず、被害が拡大し薬害事件となった[2]。1963年名古屋地裁で、翌1964年京都地裁で大日本製薬を被告とした民事訴訟が提起され、その後計8地裁で提訴が行われた。

2) 訴訟の経過とその後の薬事制度の変化

訴訟上の争点は、1. サリドマイド剤そのものに催奇性を生ずる作用があるのか否か、催奇形性があると認めた上で原告児童個々の先天障害の原因が、母親のサリドマイド剤服用によるものであるのか否かという因果関係の問題。2. 被害児童及びその家族がこうむった被害の程度、範囲、内容の問題。3. 発売以降の追跡的、継続的な安全調査義務違反、レンツ警告以降における不回収についての未必の故意責任等、サリドマイド剤の製造販売およびその許可についての厚生省と会社の責任（過失）の問題であった。また会社の過失としては、製薬業者としての新化学合成薬品の製造販売における厳格安全確認義務違反、薬品の安全性の表示・宣伝についての義務違反、胎児の催奇形性など予見可能な副作用についての注意義務違反等の存否が争われ、国の過失としては憲法25条及び薬事法の規定に基づき、新薬製造の許可の際の安全性確認義務違反、審査手続き上の義務違反等の存否が焦点となった[2]。

1974年、厚生省と大日本製薬は安全性の確認とレンツ警告の対応に落ち度があったことを認め和解が成立した。本件においては、医薬品が使用者本人のみならず、胎児にまで影響を及ぼすという認識がなかった、また、化学技術の未発達さゆえ鏡像異性体の分離が困難であり、鎮静・催眠作用を持つR体と催奇形性を生じさせるS体とが混合した状態で販売されていたという問題があった。以降医薬品の安全性に対する認識が高まり、非臨床試験の段階から立体異性体に対する安全性を研究・調査するなど医薬品安全性の研究が重要視されるようになった。日本の薬務行政において医薬品の安全確保のための施策の体系的整備を行うきっかけとなり、1967年には行政指導による企業から厚生省への医薬品副作用報告制度が開始され、また1968年には米国での医薬品改正法に大きな影響を受けた医薬品の製造（輸入）承認（現在の"製造販売承認"）に関する基本方針が定められた。

1-3　アンプル入り風邪薬事件

1965年、当時薬局などで普通に購入できる市販薬として盛んに用いられてきた、ピリン系の解熱鎮痛剤（アミノピリン、スルピリン等）を主成分とするアンプル入り内服液を服用した者が急死する事件が続出し、厚生省は同薬剤の製造禁止に踏み切った。同様にピリン系の解熱鎮痛剤を主成分とする錠剤や粉末ではこのようなことは起こらず、アンプル入り内服液が急死事件を起こした原因は、剤型が水溶液であったため有効成分の吸収が早く、ピリン系の薬剤に強く反応する体質の人が、急激な副作用によりショック死したのではないかとされる。薬の剤型が成分の体内吸収・排泄等に影響を与え、副作用が現れる原因となりうることを知らしめた。

このころ、副作用の情報を集める手段として、1967年に副作用モニター制度が行政的に発足された。この制度は1997年に、医療用具モニター制度、薬局モニター制度と統合、拡大されて医薬品等安全性情報報告制度となった。これにより、一般薬を含む医薬品、医療用具の使用の結果みとめられた副作用、感染症、不具合に関する情報を医薬品等との因果関係が明確でないものを含めて収集する制度が確立された。

1-4　薬害スモン（SMON）

1）キノホルム剤による薬害事件の経緯

SMON（スモン）とは非特異性脳脊髄膜炎症（Subacute Myelo-Optico Neuropathy）の略語である。整腸剤としてキノホルムを投与したものに、神経炎症状や下半身まひなどが出現した。キノホルムは1899年に海外で当初外用殺菌剤として開発され、徐々に疫痢、大腸炎等に適用範囲が拡大され、使用量も増大していった。1939年には第5改正日本薬局方に収載され、副作用のない薬として数多くの医薬品に配合、幅広く大量に使用されていた。当初はキノホルムが原因という認識はなく、1955年頃から和歌山と三重、その後1965年頃までに東京、岡山、福岡、鹿児島というように限定された地域で集団発生したことから風土病や感染病が疑われ、患者やその家族への偏見や差別をもたらし、またのちの裁判において製薬会社による薬害否定の根拠となるなど問題を複雑化させた[4)]。

1970年に、スモン患者に特徴的な緑の便や尿、舌に現れる苔状のものに含まれる緑色の成分がキノホルムおよびその金属とのキレート化合物であることが明らかとなった[3)]。その後直ちにスモン患者171名の疫学調査が行われ、これを根拠にスモンの原因がキノホルムにあるとする説が報告された[5)]。そのおよそ1ヶ月後にキノホルム剤の販売中止措置が取られ、その後スモン新規発症患者数は激減した。1972年に厚生省のスモン調査研究協議会は、疫学的事実や動物実験結果を根拠とし、スモンと診断された患者の大多数はキノホルム剤の服用によって神経障害を起こしたものと判断されると総括した。

2）訴訟の経過とその後の薬事制度の変化

国によって使用が認可された薬剤であるキノホルム剤によって、重篤な副作用が発生した薬害事件である本件において、国と製造販売に関わった製薬会社の責任が強く問われることとなった。1971年5月、東京地方裁判所にスモン患者による損害賠償請求訴訟がなされたのを皮切りに、スモンとキノホルムの因果関係、製薬会社および国の責任の有無、そして原告個別のスモン罹患の因果関係を主たる争点とした集団訴訟が各地で起こされた。1978年の金沢地裁判決では、スモンはキノホルムで起きたものもあるがウイルスによるものが一部含まれる可能性が否定できないとされたが、その後原告側がスモンとキノホルムの因果関係確立のための立証を重ねた結果、他の判決では全て、スモンはキノホルムが原因で起きたものであるということを明確に認定した。全ての判決において、製薬会社に医薬品の安全性を確保する義務があること、スモンのような神経障害の予見可能性があったこと、それにもかかわらずキノホルムを販売し続けた責任を認めた。また、スモン発生当時の薬事法の性格が患者・消費者の生命と身体を守るものであるか否かについて、国と争われた。国は責任を頑強に否定したが、東京地裁以外の全ての判決において医薬品の安全性確保の義務は従来の薬事法上にもあるとした。そして、キノホルムの適応症、投与量、投与期間など使用法を厳しく規定すべきであったのに、それを行わなかった責任が国および製薬会社にあるとした。結果的に全ての裁判所が国の責任を認める判決を下した。これら全ての判決に対して被告は控訴を行い、最終的には大多数が訴訟上の和解という形での解決を見、裁判は1996年に終結した。

1979年、医薬品等の品質、有効性及び安全性を確保することを明示した薬事法改正が行われた（1-5 クロロキン中毒参照）。また、同年この薬害スモンをきっかけに、医薬品副作用被害救済基金法が成立した。翌年同法に基づき、医薬品の製造販売業者等の社会的責任に基づく共同事業として、副作用による健康被害を迅速に救済することを目的とした医薬品副作用被害救済制度が設立された。

1-5　クロロキン中毒

1）クロロキン製剤による薬害事件の経緯

クロロキンは1934年にドイツで合成された化学物質で、当初マラリアの治療薬として開発されたが、後にエリテマトーデス・関節リウマチの治療にも用いられるようになった。1948年の旧薬事法のもと、1955年にリン酸クロロキンが国民医薬品集に収載され、日本において販売が開始された。1960年にはクロロキン製剤であるキドラ（オチロン酸クロロキン錠）に、慢性腎炎の治療薬として製造許可がなされ、1961年には日本薬局方にリン酸クロロキンが収載された。その後1964年までにキドラに、妊娠腎、エリテマトーデス、リウマチ性関節炎、てんかん等の効能追加が承認された。

1959年に海外でクロロキン製剤の副作用により眼底黄斑が障害され、網膜血管が狭細化して視野欠損するなどを主症状とするクロロキン網膜症を発症することが報告された。1962年には日本においてもクロロキン網膜症の症例が報告され、以後1965年頃までにクロロキン網膜症に関する数多くの論文発表や症例報告がなされた。しかしながらこれらの多くはクロロキン網膜症の発症の危険性を警告し、長期使用者などに定期的な眼科的検査を行い、早期発見に努める必要性を訴える内容のものであり、クロロキン製剤そのものの有用性を否定するものではなかった。1967年にクロロキン製剤は劇薬、要指示薬に指定され、また、当時の副作用モニター制度により調査が行われた。クロロキン製剤の再評価が1972年に行われ1976年にその結果が公表されたが、マラリア、関節リウマチ、エリテマトーデスについては有効性・有用性が認められたものの、腎疾患については有効性を副作用が上回る場合があるとして有用性を認めず、てんかんについては有効と判断する根拠がないとされた。患者らは1975年に国、製薬会社、医療機関を被告として損害賠償請求訴訟を東京地裁に提起した。

2）訴訟の経過

1982年、東京地裁は国、製薬会社、全ての医療機関に対する責任を肯定する判決を下したが、1988年の控訴審東京高裁は、製薬会社の責任についてはほぼ認めたものの、一部の医療機関と国の責任を否定する判断を下し、原告は不服として最高裁に上告したが、1995年に棄却された。この中で最高裁は、「医薬品は人体にとって本来異物であり、効果と共に何らかの有害な副作用を生ずることは避け難い」として、当時の薬事法14条に定められた医薬品の製造承認は品質面のみならず副作用を含めた安全性確保を目的とするとした。そのうえで、前述のとおり当時のクロロキン網膜症に関する報告の多くが製剤そのものの有用性を否定するまでには至っていなかったとして、1964年までの効能追加承認等、厚生大臣の行った各措置は一応の合理性を有するものであったと評価している。

3）その後の薬事制度の変化

これら様々な薬害事件を教訓として、1979年に改正された薬事法には以下のような点が盛り込まれた。

・薬局方収載品についても承認申請を義務づけ、安全性確保のために承認基準を明記。

・承認6年後の再評価を義務づけ、承認済みでも必要に応じて再評価を課した。

・新薬に限らず、安全性に関する情報の収集と報告を業者に義務づけ。

・患者への臨床試験基準を省令で制定。厚生大臣への事前の計画提出を義務づけ。

・厚生大臣に緊急措置命令権（薬事法違反でなくても重大な健康被害発生の恐れがあるときは、販売の一時停止など）を付与。

・再評価時に基準不合格が判明した場合の承認取り消し、回収命令などを明記。

これにより、薬剤の知見基準は強化され、有害情報の収集や報告、副作用情報が発信されるようになった。

1-6　薬害エイズ

1）薬害エイズの経緯

ヒト免疫不全ウイルス（HIV）感染症においては細胞性免疫が荒廃し、その終末像であるAIDS（Acquired Immuno-Dificiency Syndrome: エイズ）では、種々の日和見感染症や悪性腫瘍、HIV脳症などを生じる。当時エイズを発症してから2年後の患者死亡率は70%にも上り、「現代のペスト」などと恐れられていた（1983年6月10日朝日新聞朝刊）。HIVの空気・飛沫を介しての感染はほとんどなく、その感染経路は体液を介したもの、すなわち性交渉、輸血（血液製剤）、妊娠中の母子感染に限定される。このHIV感染の被害として日本特有に多く発生したものが、血友病患者の血液製剤（濃縮凝固因子製剤）輸液による感染問題であり、薬害エイズ事件と呼ばれる。

血友病とは、血液の凝固に関わる因子の先天的な欠損ないし活性低下により、血液が凝固しにくくなる疾患である。伴性劣性遺伝であるため患者のほとんどは男性であり、頻度は男性10万人に対して約7人の割合であるとされる。根治治療は存在しないが、定期的に欠損している血液凝固因子を体内に注入する因子補充療法により、健常者とほぼ同じ生活が可能となっている。しかし、因子補充療法に用いる輸入血液製剤にHIVが混入していたことから、日本の血友病患者の中にHIV感染者を発生させることとなった。

大量の血液をプールして製造される血液製剤は肝炎ウイルス等ウイルスに対して無防備であり、これをはじめとする血液（体液）関連の薬害は薬害エイズ事件以前にも数多く発生していた。予防接種が普及し始めた19世紀末頃から注射針・注射筒の使いまわしによるB型、C型肝炎が蔓延し、これはディスポーザブルの注射針・注射筒が普及するまで続いた。また、1950年代から1960年代に盛んに行われていた売血により輸血後の肝炎が多発し、これは売血を終息させる原因となった。これらのように血液製剤のウイルス感染に対する危険性は以前から指摘されており、この問題を解決するため米国では、1982年に加熱処理によりウイルスを不活化した加熱製剤を承認した。しかし日本における加熱処理製剤の承認は米国よりも大幅に遅れた1985年からであり、加熱処理製剤承認後もウイルス不活化処理をしていない非加熱製剤の回収指示をしなかった。このことが薬害エイズ事件では更なる感染者を生み出す事態につながり、日本の血友病患者の半数余り（厚生労働省推定1600～2000人）がHIV感染者となった。

2）薬害エイズ訴訟の経過

1989年に東京と大阪で、国と製薬会社5社を相手取った損害賠償請求訴訟が提起された。1995年、東京地裁および大阪地裁は国の行政責任に言及したうえ和解勧告を行い、そして提訴から7年後の翌1996年に、一時金4500万円（負担割合は国4割、製薬会社6割）の支払いと恒久的対策を内容とする和解が成立した。その後、被害者らの提訴・和解はほぼ順調に進んだ。1982年から1985年に製剤を投与され、2004年から2009年にかけて提訴した4名の患者について、被告である国および製薬会社が除斥期間の経過により賠償責任権が消滅したとして和解を拒否したが、大阪地裁が二度にわたって和解勧告を行い、和解が成立した。2013年6月現在、大阪、東京および各地方において提訴を行った患者合計1384名全員が和解を終えている（ただし676名の患者が死亡している）[6]。しかし肝臓病や新生児出血症など血友病以外の血液製剤使用患者における薬害HIV患者についてはほとんど配慮がなされておらず、一刻も早い実態解明と保証が必要である。

3）その後の薬事制度の変化

統一和解後、厚生省のプロジェクトチームによる調査、国会における参考人および証人質疑、さらに大阪地裁での厚生省元課長補佐らの証人調べなど、真相究明の努力が続けられ、薬害エイズの全容が相当程度明らかとなった。また、薬害再発防止策についても提言され、エイズ医療体制の整備や身体障碍者認定等について和解に基づく国と原告団の協議によって格段の進展があった。現在、国立国際医療センター内に設置されたエイズ治療・研究開発センター（ACC）と全国8ブロックのエイズ治療ブロック、全国14機関のブロック拠点病院、そして拠点病院全国380機関（2013年12月時点）を中心にHIV感染者とエイズ患者の治療と受け入れを行っている[7]。また、1998年に従来の「伝染病予防法」「性病予防法」「エイズ予防法」の3つを統合した、「感染症の予防及び感染症の患者に対する医療に関する法律」（感染症法）が制定された。これにより1999年に「エイズ予防法」（後天的免疫不全症候群の予防に関する法律）は廃止されているが、その内容は現在、感染症法へ引き継がれている。薬害エイズの根本原因となった血液事案の改革として2002年に、薬事法および採血及び供血あっせん業取締法の一部を改正する法律が公布され、売血の禁止や献血の推進など輸血用血液製剤の国内自給に向けた施策に国が真剣に取り組む枠組みが作られた。さらに、2002年の改正薬事法において、血液製剤を特定生物由来品と位置付けることによって、生物由来製品である旨のラベル表示、感染症定期報告に関してインフォームドコンセントの努力規定、血液由来に関して採決国・献血／非献血のラベル表示、供血者への遡及等原料基準の強化、医療機関における記録保管等の規定が設けられ、その安全性の確保に努めることとなった[8]。

1-7　薬害肝炎

1）薬害肝炎の経緯

C型肝炎とはC型肝炎ウイルスが原因と考えられる肝炎であり、慢性肝炎、肝硬変へ進展する例が多く、また、進展が緩徐であり経過が長いため、肝がんの合併も多い。2002年、血液凝固因子製剤の投与を受けたためにC型肝炎ウイルスに感染したとして、国および製薬会社を被告とする損害賠償請求が大阪地裁および東京地裁に提起され、その後福岡、名古屋、仙台の各地裁で提訴がなされた。薬害エイズの項でも述べたとおり、ウイルスに対して無防備であった非加熱の血液凝固因子製剤による肝炎感染の危険性を、製薬会社は十分に警告することなく大量に製造販売し、国も、血液凝固因子製剤の適応を先天性血液凝固因子欠乏症などこれが必要と認められる疾患に限定してこなかったなどと原告側は主張した。これに対し原告側は、輸血などにより起こる肝炎が肝硬変、肝がんなどに移行することが分かったのは最近のことである、産科出血などによる後天性低フィブリノゲン血症患者についても血液凝固因子製剤が有効であることは当時の医学的知見であった、C型肝炎はインターフェロン治療などにより十分治療可能で、肝硬変、肝がんに移行するものは患者の一部である、血液製剤の製造工程においてその時々の技術に応じた不活化処理が行われている、などと反論し争われていた。

2) 判決とその後の薬事制度の変化

2006年から2007年にかけて、訴訟が提起されていた5つの地方裁判所のすべてで判決が下された。仙台地裁において、国の責任を認めない判決が出るなど、各地裁の判断は様々であったが、全体としては国および製薬会社の責任を認めるものであった。その後、被告側が控訴、大阪高裁における和解協議の末に政府和解案が提示されたが、原告側はこれを受け入れなかった。その3日後に、当時の福田康夫総理が議員立法による薬害肝炎救済を表明する会見を開いた。そして2008年、特定フィブリノゲン製剤及び特定血液凝固第IX因子製剤によるC型肝炎患者被害を救済するための給付金の支給に関する特別措置法（薬害肝炎救済法）が成立した。この立法に盛り込むことが難しい条項は厚生労働大臣と弁護団との間で締結された基本合意をもって補うという解決方法がとられた。このように、薬害肝炎問題においては、司法による和解勧告は全面解決へ進む契機となったものの解決には至らず、立法機関へとゆだねられた例となった。しかしながら被害者の認定手続きを、一定の線引きをされる恐れがある行政機関にゆだねるのではなく、司法によって「本件特定薬剤による薬害被害者と認められた者」全員の一律救済を行うことが定められたことが重要な点である。また、2009年に成立した肝炎対策基本法では、その前文にB、C型肝炎が国の責任であることが明記され、国および地方自治体が予防・早期発見・治療といった必要な施策を講じることが義務づけられた。

1-8　ソリブジン事件

1) ソリブジン事件について

1993年に販売された、帯状疱疹に用いられる抗ウイルス薬ソリブジンは、これを抗がん剤のフルオロウラシル系の薬剤と同時に使用することにより重篤な副作用が現れ、市販後40日間で14人の死者をだし、市場から姿を消した。

このソリブジンによる薬害はソリブジン自身によるものではなく、特定の他剤との併用により毒性が発揮された、これまでにない新しいタイプの薬害事件であった。ソリブジンが代謝されてできるブロモビニルウラシルには、ピリミジン代謝に関わる酵素の阻害作用がある。フルオロウラシル系の抗がん剤は主に肝臓でこのピリミジン代謝により無毒化され、排出される。このため、ソリブジンとフルオロウラシル系の抗がん剤を併用すると、ソリブジン代謝物の酵素阻害作用により抗がん剤が無毒化されなくなって血中濃度が上昇し、副作用が引き起こされる。

2) ソリブジン事件の問題点

ソリブジンを他剤と併用することによって起こる問題は、開発時の動物実験による併用毒性試験の段階から報告されていた[9]。治験段階においてもこれと疑われる（直接の死因は不明とされ、薬剤との因果関係は認められなかった）死亡事故があり[10]、承認時の添付文書にもこの問題については記載されていた。このように、その原因と危険性についての情報があらかじめ提供されていたこともこの薬害事件の特徴である。にもかかわらずこのような薬害が発生した背景には、販売会社の医薬品情報担当者が副作用情報を十分に伝達していなかった過失など製薬会社の情報伝達方法に関する問題、医療従事者（医師、薬剤師）が添付文書の内容を十分に理解していなかったのではないかという問題点、また、薬剤を使用した患者がその情報に注意を向けなかったのではないかという問題点が重なって存在したのではないかと考えられる。さらに、帯状疱疹では発疹のため皮膚科を受診するケースが多くなり、他科での処方薬歴が不明であったこと、特に、当時はまだ患者に対するインフォームドコンセントの概念が普及しておらず、がんと告知されずに抗がん剤を投与されていることを知らなかったためソリブジンの投与を避けられなかったことも被害を発生させる要因となった。

現在の高齢化社会において急速に増加している高齢患者の多くは合併症をもち、複数の診療科を受診して多剤を併用した療法を受けている。今後同様の薬害事故が発生する恐れは高く、ソリブジン事件は薬歴の共有など医薬品の適正使用のあり方を考えさせるきっかけとなった。

1-9　薬害C-JD

1）薬害C-JDの経緯

C-JD（Creutzfeldt-Jakob disease: ヤコブ病）は、1920年代のドイツで最初の症例が報告された疾病で、中枢神経が侵されることによる、不定の異常行動、記憶力低下、歩行・視力・意識などの障害を症状とする。中枢神経への異常なプリオンタンパク質の沈着が原因であるとする仮説が有力であり、場合によっては10年以上の長い潜伏期間を経て発症する。発症後の平均余命は約1～2年で、根治療法は現在のところ見つかっていない。有病率は100万人に1人前後と言われ、そのうち8割弱が原因不明の孤発性症例である。ヤコブ病は他にも、プリオンタンパク質をコードする遺伝子の変異を原因とする遺伝性のものがあり、全体の2割弱を占める。また、牛海綿状脳症を発症した牛の特定危険部位を食するなど異常プリオンタンパク質を大量に摂取することで、異常プリオンに「感染する」ことによっても発症する。さらに、異常プリオンに汚染された医療機器が使用されたことによる「医原性感染」の疑いがある症例も報告されている。この医原性感染である、ヒト乾燥硬膜を移植された患者の多数にヤコブ病を発症する事件が、日本をはじめ世界各国に発生し問題となった。

2）ライオデュラの移植による薬害

ヒト乾燥硬膜は、死体から採取した脳の硬膜を原材料とし、脳外科手術の際に切除した硬膜を補充するために使用される。1969年から臨床応用が開始され、1991年までに世界で約50万件以上使用された。日本では1973年から、薬事法による輸入承認を得た医療器具（現在の分類では医療機器に該当する）として使用された。日本においてヤコブ病患者の大部分で使用されていたヒト乾燥硬膜は、ドイツから輸入されたライオデュラである。このライオデュラの滅菌にはガンマ線処理が用いられていたが、この滅菌法はヤコブ病病原体には有効ではないということが1978年にはすでに報告がなされていた[11]。にもかかわらず、ライオデュラのガンマ線滅菌は1987年まで行われ続けていた。米国では1987年に若年のヤコブ病患者が報告されると同年内にライオデュラの輸入を禁止、この情報を受けた豪州でも輸入が中止された。一方日本では、1976年に厚生省のヤコブ病に関する研究班が設置され、感染実験等が行われるようになったが、ライオデュラの安全性確保対策は行われていなかった。ライオデュラは、米国から危険性に関する情報が入っていたにもかかわらず使用され続け[12]、総被害患者数146人（2013年9月現在。厚生労働省プリオン病及び遅発性ウイルス感染症に関する調査研究班報告）を生み出す結果となった。

3）訴訟の経過とその後の薬事制度の変化

1996年、乾燥硬膜の移植を1989年に受けてヤコブ病を発症した滋賀県の患者が、国、企業、病院を相手どり、大津地裁において日本で最初の薬害ヤコブ病訴訟を提起した。その後、東京地裁でも薬害ヤコブ病訴訟が提起された。2002年に原告・弁護団と厚生労働大臣、被告企業らとの間で確認書が調印され、同年両裁判所で第1次和解が成立した。2007年までにはこの時点での大津地裁における提訴患者42人の和解が全て成立したが、この42名の患者はいずれも死亡している。確認書では、被告企業、厚生労働大臣の謝罪の他に、厚生労働大臣は医薬品等の情報収集を積極的に進め、万一安全性に疑いが生じた場合にはただちに危険性に応じた措置を採ること、薬学教育を推進していくことなどが確認されていた。

ライオデュラは1987年より、ヤコブ病病原体の感染性を失活させるための水酸化ナトリウム処理が加わった製品に替わったが、1997年、WHOより「ヒト硬膜に関してヤコブ病発症症例が国際的に50例以上報告されていることから、今後使用しないように」との勧告がなされ、これを受けて日本での硬膜の使用は中止された。以降はゴアテックスが使用されている。

1-10 イレッサ事件

1）イレッサ事件の経緯

イレッサは、上皮成長因子受容体（EGFR）の阻害を作用機序とする分子標的薬であり、当時は「手術不能、または再発した非小細胞肺がん」の治療薬として、海外ではまだ承認事例がない段階で日本において2002年に承認された。承認申請に先立って、延命効果を証明する臨床試験が行われず、腫瘍縮小効果を証明することで代替的に延命効果が評価され、市販後に延命効果を証明することを条件に承認がなされていた。イレッサが標的とするEGFRは、非小細胞肺がんや大腸がんなど様々ながん細胞で過剰に存在し、がん細胞の増殖に関与する生体因子である。イレッサは従来の抗がん剤とは異なり、正常な細胞を傷つけずにがん細胞特異的に効果を示す、副作用の少ない抗がん剤であると喧伝されていた。しかしながらその後、諸外国でもイレッサの延命効果は証明されず、2005年に米国において新規患者へのイレッサの投与が禁止され、同年EUで承認申請が取り下げられた。EUでは2009年にイレッサの再承認がなされたが、これは対象者をEGFR遺伝子変異者に限定してのものであった。

このイレッサを投与したことで間質性肺炎を起こし、患者が死亡する副作用被害が発生した。厚生労働省によれば、この副作用被害により承認直後の半年で180人が死亡し、その後死亡者数は1年で294人、2010年9月までに819人に達した[13]。イレッサの臨床試験において国内外で間質性肺炎による死亡例があったことが審査報告書に明記されていたが、2002年のイレッサ添付文書第1版において、間質性肺炎は4つの重大な副作用の最後に記載され、警告欄がなく死亡リスクが記載されていなかった。同年改定された第3版添付文書では、副作用として現れうる急性肺障害および間質性肺炎について、胸部X線検査などによる観察を十分に行うこと、異常が認められた際には投与を中止し適切な処置を行うこと、患者に対し副作用の発現について十分に説明することが記載された。また、基本的注意欄に間質性肺炎に関する記載が追加され、重大な副作用の記載順序が、急性肺障害および間質性肺炎が最初となるように改められた。さらに、輸入販売を行っていた製薬会社は、医療機関に緊急安全性情報を配布した。

2）訴訟の経緯

2004年に大阪地裁、次いで同年東京地裁で、患者および遺族が製薬会社および国に対して損害賠償を求める訴訟を提起した。大阪地裁は、製薬会社の責任を認めたものの、国の責任は否定した。東京地裁はイレッサに有用性を認めた上で、間質性肺炎の副作用に係る安全性確保のための情報提供は、致死性のものであることを理解できる内容のものではなかったとして、指示・警告上の欠陥があったとする判断を下し、製薬会社および国両方の責任を肯定した。しかしながら、東京、大阪各高裁で行われた控訴審においては、指示・警告上の欠陥についてもなかったとする判断を下し、原告らの請求を全て棄却した。原告は最高裁への上告を行ったが、2013年、東京、大阪いずれの上告も棄却され、薬害イレッサ事件は終結した。

1-11 子宮頸がんワクチン問題

1）子宮頸がんワクチンの普及

子宮頸がんは、その発生にヒトパピローマウイルス（Human Papillomavirus：HPV）感染が強く関与しているがんであり、日本における患者の90%近くにHPVが検出される。子宮頸がんワクチンは、このHPVの感染を持続的に予防することを目的に接種されるワクチンであり（以下HPVワクチンと称する）、サーバリックス（グラクソスミスクライン社）と、ガーダシル（MSD社）が製品化されている。サーバリックスは、子宮頸がん患者の7割から検出される亜型であるHPV16型、18型を、ガーダシルはこの2種に加えて尖圭コンジローマの原因となるHPV6、11型をそれぞれ標的とし、これらのウイルス感染予防を目的として筋肉内注射されるワクチンである[14]。サーバリックスは2009年に、ガーダシルは2011年にそれぞれ製造販売承認されたが、推奨される3回の接種に4－5万円程度の費用負担があり普及しなかった。厚生労働省は2010年にワクチン接種緊急促進事業を実施し、HPVワクチン接種事業の助成をHibワクチン、小児への肺炎双球菌ワクチンと共に行った。これにより2012年には、促進事業の対象である中学1年生から高校1年生の女子の接種率は、67.2%となった。さらに2013年4月には小学6年生から高校1年生までの女子を対象とした定期接種が、予防接種法に基づき制度化され、2013年7月までの累計で約340万人がワクチン接種を受けたとされている[15]。

2）有害事象の発生とその後の経緯

HPVワクチン定期接種の開始後、副反応と疑われる有害事象が発生した。これには発熱や、アナフィラキシーショックなどの重篤な症状が含まれ、社会問題となった[16]。これら有害事象は、HPVワクチン販売開始から2017年8月までに計3,130件報告され、うち1,784件は医師または製剤企業により重篤であると判断された[17]。3件の死亡症例も報告されたが、これらの死因内訳は自殺、心室頻拍及び骨肉腫で、いずれも接種との医学的関連性はないと判断されている[15]。HPVワクチン接種後の有害事象発生を受けて厚生労働省は、2013年6月には適切な情報提供ができるまでの間、各自治体から対象者への積極的な勧奨を行わないよう通達を行った。

2013年3月に「全国子宮頸がんワクチン被害者連絡会」が設立され、HPVワクチン予防接種の完全中止、厚生労働省への法的責任の確認や、日本での疫学調査の実施を要求するといった活動が行われている。また2016年3月に「HPVワクチン薬害訴訟全国弁護団」が結成され、2016年7月には日本政府とワクチン製造会社2社に対して1人あたり1500万円の賠償金を求める集団訴訟が、東京・名古屋・大阪・福岡地裁において一斉に行われた。これらは2020年7月現在において係争中である。

3) 日本におけるHPVワクチン接種の現状

2014年時点においてHPVワクチン接種後の体調不良に対して、国は任意接種であること等を理由に補償に応じていなかったが[16]、2015年9月には定期接種制度化以前に遡って救済を行う方針を固めた[18]。現在、厚生労働省は、「厳密な医学的な因果関係までは必要とせず、接種後の症状が予防接種によって起こることを否定できない場合も救済の対象とする」とする救済制度の基本的な考え方により、HPVワクチン接種による有害事象を健康被害救済の対象となるものとしている。これには2013年6月に通達された「積極的な接種勧奨の差し控え」の間にHPVワクチンを接種したものも含まれ、2017年9月までに予防接種法に基づく救済の対象者として36人、独立行政法人医薬品医療機器総合機構法（PMDA法）に基づく救済の対象者として436人が審査され、21人、295人がそれぞれの救済制度の対象となっている。

日本においては先に述べた通り、国・自治体による積極的な勧奨を行わないこととしている。WHOは、2014年に発した公式声明の中で、「日本が報告する慢性疼痛の症例は同様の徴候が他国で認められないことにより、2013年時点ではHPVワクチンを原因として疑う根拠に乏しい」とコメント、2017年にも同様の声明を繰り返し、この日本の方針に対して疑問視する姿勢を示している。日本医師会は47都道府県に協力医療機関を設置し、またHPVワクチン接種後に生じた症状に対する診療の手引きを発行するなど、接種希望者がより安心してHPVワクチン接種を受けられる診療環境を整えている。2016年4月、日本小児科学会など国内17の学術団体は、「既に世界130か国で使用されているHPVワクチンのこれ以上の積極勧奨中止の継続は「極めて憂慮すべき事態だ」」とする、HPVワクチンの積極的な接種を推奨する声明を発表した。こういった状況の中でも、日本では有害事象発生の際に形成されたHPVワクチンを危険視する世論が根付いており、接種の勧奨を再開できていない。このことにより予防接種法に基づく定期接種は続けられているが、それを国民に積極的には伝えられず、2013年8月から2019年8月までの約6年間で接種者の増加は、約4.5万人に留まるというようにHPVワクチンの接種者数は激減している[15]。

2. おわりに

2-1　医薬品・医療機器とそれを取り巻く現状と、安全な使用のための薬事制度の改正

1980年代から1990年代後半にかけて、新薬開発のラッシュが続いた時期があった[19]。そして近年、多数の強力な生理活性物質の開発、日本においても開始され始めた遺伝子治療の臨床研究、そして様々な細胞への分化能を持つ多能性細胞（iPS細胞）が体細胞から人工的に作製され、再生医療、難病治療、創薬への応用などに大きな期待がかかっている。このようなバイオテクノロジーの発達は、これまでに例のない医薬品・医療機器の開発、臨床応用への期待につながる。一方、こう

いった医薬品は「これまでに例のない」という特性上、安全上の問題など従来の医療機器、医薬品と同一には扱えない製品となることが懸念される。現代日本では、高齢患者の数が高齢社会化によって急速に増加している。こういった患者の多くは合併症をもち、複数の診療科を受診して多剤を併用する。また、「自分自身の健康に責任を持ち、軽度な身体の不調は自分で手当てすること（WHO定義による）」とされるセルフメディケーションの見地から、医療機関にかかることなく薬局・薬店から一般用医薬品（OTC医薬品）を購入し使用する、あるいは栄養補給や健康のためにサプリメントを摂取する人も増加している。このように、多数の薬剤・サプリメントが服用される例は近年非常に多くなってきている。さらに、インターネットによる医薬品販売の是非をめぐって2008年に訴訟が行われたように、これまでの対面販売を原則としていた医薬品・医療機器の販売形態は大きな変化を示しつつある。

このように、医薬品・医療機器とそれを取り巻く状況は、昨今大きく様変わりした。新しい医薬品・医療機器の誕生は、予想もし得ない新しいタイプの薬害を発生させるリスクを生むことにもつながる。また、多剤の併用は、先述のソリブジン事件のような薬剤の相互作用による副作用のリスクを生じさせる。離島に住む者や自力で外出ができない要介護者など、気軽に薬局・薬店に行けない者にとっては福音と言えるインターネットによる医薬品販売であるが、一方で十分な知識や説明のないままに想定外の組み合わせで医薬品・医療機器を使用したことによる副作用被害を引き起こすことが懸念される。

これまでに発生した薬害の例から、医薬品・医療機器の安全な使用のためには、1. 製薬会社から医療関係者への適切な情報提供、2. 定期的な安全性の確認、3. 副作用が生じた際の迅速な報告と適切な措置、4. 医薬品・医療機器提供者、および患者自身が、患者の薬歴等使用している医薬品・医療機器等の情報を正確に把握すること、などが重要になると考えられる。先述のように、過去の薬害事件を教訓に薬事法は改正を重ね、様々な医薬品・医療機器の安全確保のための条項が盛り込まれ、安全対策や薬害被害者救済の制度も整えられてきた。2013年、「薬事法等の一部を改正する法律」の成立により、薬事法はその名称を「医薬品、医療機器等の品質、有効性及び安全性の確保等に関する法律」（以下「薬機法」）と変更された。この改正は、1. 医薬品・医療機器の安全対策強化、2. 薬事法の規制対象に、これまでの医薬品、医薬部外品、化粧品、医療機器および指定薬物に、「再生医療等製品」を加える、3. 医療機器・体外診断用医薬品への、その特性を踏まえた独立した規定の設置、の3つの柱から成り立っている[20)]。今回の改正においてはまた、安全性確保に関して、国、都道府県等、医薬品関連事業者等、医薬関係者は責務を有すること、また、国民にも一定の役割を求めることを明記した条文が盛り込まれた[21)]。

薬害肝炎発生が国の責任であることが認められたことを受けて設置された「薬害肝炎事件の検証及び再発防止のための医薬品行政のあり方検討委員会」は、2010年に「薬害再発防止のための医薬品行政等の見直しについて（最終提言）」をとりまとめた。この最終提言の内容を受けて、薬害再発防止のための組織として、医薬品行政機関とその活動に対して監視及び評価を厚生労働省から独立して中立公正に行う第三者組織「医薬品等行政評価・監視委員会」を設置することが、2019年12月に公布された薬機法等の一部を改正する法律案（改正薬機法[22]）において定められた。医薬品等行政評価・監視委員会は、医薬品、医療機器等の安全性の確保並びにその使用による保健衛生上の危害の発生及び拡大の防止に関する施策の実施状況の評価・監視を行い、厚生労働大臣に必要に応じて意見又は勧告を行う、所掌事務を遂行するため必要があると認めるときは関係行政機関の長に対し、情報の収集、資料の提出、意見の表明、説明その他必要な協力を求めることができるなどとされた。

2-2　新しい医薬品・医療機器を安全に用いるために

薬機法により医薬品のインターネット販売が合法化され、第一類、第二類、第三類のOTC薬品がインターネットを通じて購入可能になった。処方箋がなければ販売できない医療用医薬品、劇薬、および医療用医薬品からOTC医薬品に転用されて3年以内のいわゆるスイッチ直後品目については薬剤師による対面販売によらねばならないなど、販売方法についてのルールの整備が行われた。医薬品インターネット販売に一定のルール整備が行われた上でこれを合法化したことで、医療機関にかかることなく、薬局・薬店からOTC医薬品を購入して使用する傾向が増加すると思われる。そのため、医療機関において患者の薬歴を正確に把握できない事態がこれまで以上に頻繁に起こり、患者自身が多剤併用のリスクから身を守る努力を行わなければならなくなると考える。例えば、医療機関で処方された医薬品名や用法・用量、常用しているOTC医薬品やサプリメント、副作用やアレルギー歴などの情報（薬歴）を記録するお薬手帳（日本薬学会、薬学用語解説）を、積極的に医療機関や薬店・薬局に持参して記入と確認をしてもらうなどは、患者自身が行える、薬の飲み合わせや副作用を防ぐ働きかけとして有効であろう。

薬機法により新たなカテゴリーに分類されることとなった「再生医療等製品」は、近年のiPS細胞研究や遺伝子関連技術などにより急速に発展しつつある。この再生医療等製品の範囲は「人の細胞に培養等の加工を施したものであって、1. 身体の構造・機能の再建・修復・形成や、2. 疾病の治療・予防を目的として使用するもの、または遺伝子治療を目的として人の細胞に導入して使用するもの」とされている。これらはいずれも人の細胞を用いるという特性上、品質が不均一であり有効性・安全性の予測が困難である。このため再生医療等製品については、条件・期限付きで承認できる制度が導入された（**図2**）。これは、臨床研究・治験において有効性が推定され安全性が確認されれば、条件および期限付きで特別に早期に承認できるもので、承認後に有効性・安全性を改めて検証するものである。また、再生医療等製品の使用に際して医師等は、患者にリスクを説明し同意を得るよう努力する規定が設けられた。さらに、使用成績に関する調査、感染症定期報告や使用対象者にかかる記録と保存を行うなど、市販後の安全対策を講じることとした。承認の条件および期限については、販売先を専門的な医師や設備を有する医療機関に限定し、承認を受けたものは原則7年を超えない定められた期間内に使用成績に関する資料等を添付して再度承認申請を行うことを

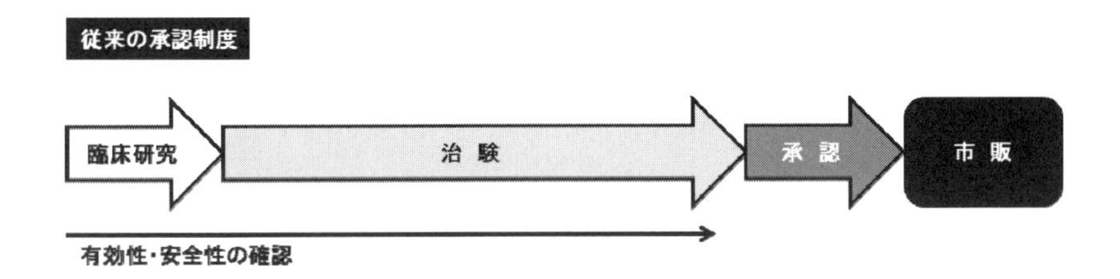

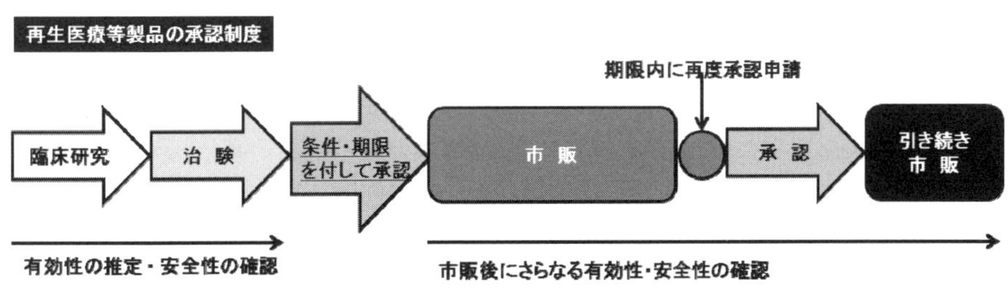

図2　再生医療等製品に対応した、条件・期限付きの承認制度

必要とするとされた。再生医療等製品による健康被害については、独立行政法人医薬品医療機器総合機構法の改正により、医薬品と同様に副作用被害救済制度及び感染症被害救済制度の対象とすることが定められ、健康被害の救済精製度も整備された。これらの改正により、高いレベルの有効性・安全性を有する再生医療製品等の開発、市販後の活用が促進されることが期待される。

2019年公布の改正薬機法には、情報技術の発展に対応する改正が盛り込まれている。その内の一つに、添付文書の電子的な方法による提供の原則化がある。これにより紙媒体の添付文書を製品に同梱する従来の方法では困難であった、医薬品・医療機器情報の変化をリアルタイムで提供することが期待される。また、テレビ電話等による服薬指導を行うことが可能となった。このような法制度の整備によって、めまぐるしく変化する副作用リスク等の医薬品・医療機器情報を迅速に提供する、遠隔地同士で意思の疎通を行いながら服薬指導等を行う、といったことができるようになってきた。一方で、HPVワクチンにおいて見られたように、有害事象の発生が先行した世論の形成などによって情報の供給が十分に行われなくなり海外から批判を受けるような状態に陥るといったことも起こるようになってきた。

どのような医薬品でも治療効果としての有効性と、人体に有害性を発揮する副作用の両面性を併せ持ち、その利益とリスクのバランスを考えて使用されているものである。現在の医療においては、国、医療機関、および製薬会社がその安全性に対して責務を持つことはもちろんのこと、それを使用する患者自身も自らが使用する医薬品・医療機器についての情報をもち、医療関係者や薬店・薬局へ情報提供することで、自らを守るための安全性確保に対して一定の役割を果たせると考える。

文献

1) 薬害．薬事衛生研究会：第3部第11節 薬事法規・制度及び倫理 解説 2014-15年版．東京：薬事日報社；2014年．p331-337.

2) 木田盈四郎：第6章 サリドマイド事件．先天異常の医学．東京：中公新書；1982年．p136-163.

3) 吉岡正則：田村善蔵：SMON患者の緑色色素の本態．医学のあゆみ．1970年；74（7）：320-322.

4) 実川悠太編：グラフィックドキュメント・スモン．東京：日本評論社；1990年．

5) 祖父江逸郎、田村善三編：スモン研究の経緯とその解析．厚生省特定疾患スモン調査研究班．昭和59年度研究業績別冊．1985年．

6) 塩野隆史：第6章 除斥期間経過後の患者の救済．薬害過失と因果関係の法理．東京：日本評論社；2013年．p21-26.

7) 前田和彦：第12章 医事法に関わる生命倫理分野と法制度．医事法講義［新編第2版］．東京：信山社；2014年．p278-279.

8) 塩野隆史：第10章 その他の論点と総括．薬害過失と因果関係の法理．東京：日本評論社；2013年．p38-42.

9) 吉船伸一、笠井浩、長坂保則他：ラットにおけるYN - 72（ソリブジン）とフルオロウラシル系薬剤との相互作用の検討．基礎と臨床．1994年；28（9）：2675-2688.

10) 新村眞人、西川武二、小川秀興他：抗ウイルス剤YN-72（BV-araU, ブロバビル）の初期第二相臨床試験．臨床医薬．1990年；6（3）：455-468.

11) Gibbs CJ Jr, Gajdusek DC, Latarjet R: Unusual resistance to ionizing radiation of the viruses of kuru, Creutzfeldt-Jakob disease, and scrapie. Proc Natl Acad Sci U S A. 1978; 75: 6268-6270.

12) 片平洌彦、小松喜子、浅川久恵他：ヒト乾燥硬膜・ライオデュラによるクロイツフェルト・ヤコブ病（CJD）に関する文献的考察（第1報）－ライオデュラ使用によるＣＪＤ罹患の予見及び回避義務について―．社会薬学．1998年；17: 34-47.

13) 塩野隆史：第6章．製造物責任上の「欠陥」理論との接続．薬害過失と因果関係の法理．東京：日本評論社；2013年．p141-143.

14) ヒトパピローマウイルス（HPV）ワクチンに関するファクトシート．国立感染症研究所．2010年．

15) 厚生科学審議会予防接種・ワクチン分科会副反応検討部会（1～44回）資料．

16) Rose Wilson, Pauline Paterson, Heidi J Larson：日本におけるHPVワクチン接種状況問題と選択肢（The HPV Vaccination in Japan）．A Report of the CSIS Global Health Policy Center. 2014年．

17) 厚生労働省リーフレット「HPVワクチンの接種に当たって　医療従事者の方へ」．厚生労働省．2018年．

18) 市原攝子：個人化する社会における選択と責任：日本における子宮頸がんワクチン事業を事例に．国際広報メディア・観光学ジャーナル．2016年；23: 3-19.

19) ISDB（International Society of Drug Bulletin）. ISDB Declaration on therapeutic advance in the use of medicines, Paris 15-16 November 2001. retrieved from the Internet on 2012-10-31.

20) 薬事医療法制研究会：第一部「医薬品医療機器等法」とは．早わかり　改正薬事法のポイ

ント . 東京 : 株式会社じほう ; 2014 年 . p2.

21）前田和彦 : 第 6 章 . 薬事に関わる法制度 . 医事法講義［新編第 4 版］. 東京 : 信山社 ; 2020 年 . p118

22）松野晴菜 : 薬機法等の一部を改正する法律案の概要と論点 . 立法と調査 . 2019 年 ; 5 (412) : 41-69.

第17章 コミュニケーション論

岐阜大学医学部　医学教育開発研究センター　教授　藤崎和彦

1. なぜ、臨床倫理の場でコミュニケーションか

1-1　患者を思いやる気持ちが必要十分条件か

「患者を思いやる気持ち」が臨床場面での倫理において必要十分条件でないことは、本書の読者はすでに理解されていることと思う。もちろん、「患者のことを思いやろう」「患者の立場に立って考えよう」という気持ちはとても大事なのであるが、残念なことに、医療者側の善意は必ずしも医療の結果や患者の満足を保証するわけではない。また、近年はどこの医療機関や施設においても、患者とのトラブルや患者からのクレームは増加の一途であるのだが、それらの多くは必ずしも医療者側が「患者をいじめてやろう、嫌な気持ちにしてやろう」といった悪意の結果ではなくて、医療者と患者との思いの行き違いや医療者側の一方的な善意のおしつけの結果として起きていることも否定しがたい事実である。そういった中で、真に医療者側の善意を患者側に効果的に届けるためには、個々の医療者の効果的なコミュニケーション能力が不可欠なのである。

- 専門的なことを非専門家である患者にわかりやすく伝えることの難しさ。
- そもそも医療の会話場面が医療者主導の会話場面になっている。
- 悪い情報を伝え、それを患者が受けとめることを支えることの難しさ。
- 伝えられた相手の社会的状況や心理的状態等の個別性に配慮し、自己決定を援助することの難しさ。
- 不確実性を分ち合い、ともに悩み考える関係性やパートナーシップを築くことの難しさ。

図1　臨床倫理におけるコミュニケーションの難しさ

1-2　臨床倫理におけるコミュニケーションの難しさ（図1）

なぜ、臨床倫理を考えるうえでコミュニケーションが問題になってくるのかというと、医療の場でのコミュニケーションには、日常のコミュニケーションにはない難しさがあるからである。難しさの背景には以下のような要因があり、医療の場で求められる適切なレベルのコミュニケーションが行えないときに臨床倫理上の問題が生じやすいのである。

1）知識格差

当然のことながら専門家である医療職種と素人である患者との間には厳然たる知識格差が存在する。専門的なことを非専門家である患者にいかにわかりやすく伝えるかということが、実は想像以上に難しいことなのである。

2）制度的会話

医療現場の会話は言語学でいうところの“制度的会話”で、患者と医療者の会話は一定のルールの下で行われるべきという暗黙上の了解がある。制度的会話の主導権は基本的には専門家にあることが多く、医療者から「何でも言って（聞いて）くださいね」と言われても、患者は「この人にこんなことを言っていいのか、言うにしてもどこまでなら、ちゃんと受け止めてくれるのか」と常に相手の顔色をうかがいながらしか言えないことが多く、言いたくても言えない、聞いて欲しくても聞いてもらえないという状況が起きやすいそもそもの会話場面なのである。しかし、患者の抱えている真の問題点が聞けていなければ、結果的には患者の個別性やニードに応じたケアは行えずに、専門家側のマニュアル的な対応になってしまい、マニュアルと個別性とのギャップが大きいと、クレームやトラブルに発展してしまうのである。

3）悪い情報をめぐるコミュニケーション

医療現場では悪い情報をめぐるコミュニケーションは、避けて通れない。しかし「相手の気を悪くしない」ことを尊ぶ日本文化では、聞いた人が、がっかりしたり、不安になったり、ショックを受けたりする悪い情報を扱うことに慣れておらず、悪い情報について上手（うま）くコミュニケーションすることが難しいということも、医療の場でのコミュニケーションを難しくしている。

4）プライバシーへの侵犯

患者の個別性に配慮するには、プライバシー部分にも踏み込む必要がある。しかし、日本の文化は他人のことを根掘り葉掘り聞くのは上品ではないという文化で、ましてや今の若い世代は、友達同士でも踏み込んだコミュニケーションの経験が不足しているので、どう聞くか、どこまで聞くか、悩みを抱えていることが少なくない。しかし、患者の心理社会的状況を確認しないままケアを提供するというのは、患者の腎機能や肝機能を確認せずに薬物を使用しているのと同じで、専門家としてふさわしいことではない。患者の気持ちを傷つけず、いかに上手くプライバシーに踏み込むか。医療者にはこの難しい能力が求められているのだ。

5) 不確実性の共有

実際の医療の場では、診断・治療に関わる不確実性を避けては通れない。たとえ9割の患者には有効な治療法といわれても、目の前の患者が残りの1割のほうに入ってしまえば、その患者にとってはそれが全てである。不確実性を共有し合い、ともに悩み考える関係性やパートナーシップをどう築いていくのか、まさにコミュニケーション能力の真価が問われるような現場なのである。

2. コミュニケーション技能をOSCEで評価する

2-1 「身体化された技能」としてのコミュニケーション

コミュニケーション技能はある種の「身体化された技能」で、いくら頭で理解していても、いざ必要なときに自然とふさわしい声かけがタイミングよく口から出てこないと意味がないという側面がある。それは、野球やテニスで、相手の球に合わせて自然に身体の重心を移動させ、適切なスウィングで打ち返せるようになるには、日々のランニングや素振りの練習が必要なのと同じで、十分な基礎練習ができていないかぎりは、実際の現場で適切に患者とコミュニケーションできるようにならないのと同じである。そういった意味からコミュニケーション教育も、「患者の立場に立て」「患者のことを思いやれ」といった心がまえ論教育から、模擬患者参加型の具体的な技能教育へと変化してきている。

2-2 コミュニケーション技能をOSCEで評価する（図2）

臨床実習で患者に接しながら実習しているものの、どちらかというとそれが「やりっぱなし」になっていて、必ずしも技能や態度について十分な学生評価がされていないことが、1970年代の前半に世界的な医学教育で問題として指摘されるようになり、そういった流れの中でOSCE (Objective Structured Clinical Examination；客観的臨床能力試験）がR.M.Harden等により開発され、1975年にBritish Medical Journalに報告された[1]。OSCEはmultiple station testともよばれるように、インタビューや診察技術などの個々の技能を評価する小部屋を順番に回りながら、学生が構造化された試験課題をこなす中で総合的に臨床能力を評価していくという新しいスタイルの実技試験であった。その後、OSCEは1980年代を通じて世界に広がり、20年たった1994年時点では世界30数か国で実施されるようになっていた。1992年からはカナダの国家試験にOSCEが導入されるようになり、1998年からは米国以外の医学校を卒業した医師が米国で診療免許をとるための試験；ECFMGに、そして2004年からは米国の医師国家試験であるUSMLE Step2にOSCE

1964	H.S.Barrows：神経所見のデモンストレーション
	Programmed Patient ⇒ Simulated Patient
1976	Barrows & Tamblyn 女史日本へ
1988	川崎医大総合診療部でSP（前田純子）による教育
1992	川崎医大総合診療部で初めてのOSCE
	組織的なSP養成がスタート
	カナダの医師国家試験にOSCE導入
2001	医歯学部共用試験OSCEトライアル開始
2004	米国USMLE Step2でCS（OSCE）開始
2005	医歯学部共用試験正式実施
2009	薬学共用試験正式実施
2009	韓国の医師国家試験にOSCE導入
2013	台湾の医師国家試験にOSCE導入
2020	医学部臨床実習後OSCE正式実施

図2　模擬患者とOSCEをめぐる歴史

が導入されるようになっている。

2-3　教育パートナーとしての模擬患者の存在（図3）

このOSCEステーションで学生のコミュニケーション技能を評価するための患者役を務めるのが模擬患者（Simulated patient/Standardized patient：SP）である。模擬患者はコミュニケーションの教育や評価を行うために訓練を受けて患者役を演じる市民ボランティアで、世界的にはH.S.Barrowsが1964年に世界で初めて模擬患者について報告し[2)、3)]、わが国では1992年頃から組織的な養成がはじまり、現在では全国で160～170グループ、約1600名ぐらいの模擬患者が存在するようになってきている。模擬患者が医学教育に参加することの意義は、少なくとも以下の3点があげられる。

まず第1には、市民が医学教育の場に参加することで、学生の学習態度が各段に向上することである。見なれた身内である教員ではなく、まれ人であり外の社会に属する市民が参加することで、学生たちは良い意味で緊張し、「なあなあ」や甘えの通じない外の社会の人間に対して失礼にならないように、社会性をもった存在として振る舞おうとし、結果的に学生の積極的な学習態度を引き出す。

第2には、自分たちの教育に市民がボランティアで参加してくれるという事実に対して、学生たちは社会の側の自分たちに対する「良い医療人になってほしい」という期待を身をもって実感し、その期待にしっかりと応えないといけないという自らの社会的使命を深く自覚し、前向きに学習に取り組もうという強力な動機づけをもつのである。

1998年末	15グループ	108名
2000年末	21グループ	200～250名
2001年7月	34グループ	
2002年4月	40グループ	450名
2003年6月	50グループ	550名
2004年3月	60グループ	
2006年2月	80グループ	
2008年2月	120グループ	
2010年3月	135グループ	1200～1400名
2014年8月	160～170グループ	1600名

図3　全国のSPグループ

共用試験OSCEで教育できていること
・初診面接における情報収集
・心理社会的配慮の基本部分
・検査、疾患、治療についての簡単な説明（歯学・薬学）
共用試験OSCEで教育できていないこと
・初診以外での情報収集、踏み込んだ情報収集
・患者教育、行動変容への援助アプローチ
・悪い情報をめぐるコミュニケーション
・難しい患者（ノンアドヒアランス、怒っている、操作しようとする）への対応

図4　共用試験OSCEで教育できていること、できていないこと

そして第3には、模擬患者が教育に参画することで、医療の受け手であり、医療に素人である模擬患者からのフィードバックが得られるということがある。

ロールプレイも含めて従来のコミュニケーション教育は、あくまでも医療関係者の内輪だけの学習方法であり、コミュニケーションの相手であるところの患者の声がフィードバックされることはほとんどなかった。しかし、非医療者のボランティアである模擬患者からのフィードバックは、まさに、サービスの受け手であるユーザーの声であり、医療の世界に対するフィードバックでもある。

2-4　OSCEをめぐる世界的動向と倫理OSCE（図4）

わが国では医学部・歯学部では2005年から全ての大学で共用試験OSCEという模擬患者相手の

面接の実技テストが臨床実習前の学生相手に正式実施（トライアルは2001年から）されるようになり、6年制教育になった薬学部でも2年間延びた分、臨床に強い薬剤師養成ということで5年生は実務実習に充てられており、その実習前には医・歯学部と同様の全国共通の共用試験OSCEを2009年から実施している。ただ、わが国でのOSCEの位置づけはあくまでも臨床実習に出る前の学生が臨床実習で患者やスタッフのご迷惑にならない程度の技能の有無をチェックしているいわば「仮免許試験」に過ぎないわけであるが、世界的には先述のカナダや米国の例のように卒業時点のコミュニケーション技能を国家試験や卒業試験OSCEとして認定評価して医師免許取得という方向に進んでおり、お隣の韓国でも2009年から医師国家試験にOSCEが導入され、台湾でも2013年から国家試験OSCEがスタートするなど、世界的には国家試験レベルでのOSCE導入が当たり前のようになってきている。わが国でも国家試験ではないものの医学部では臨床実習後OSCEの正式実施が2020年に予定されている。

共用試験OSCEの導入によってわが国の医歯薬学のコミュニケーション教育でも、初回面談での情報収集、心理社会的配慮の基礎、簡単な説明などは教育されるようになってきているが、初診以外での情報収集や踏み込んだ情報収集、患者教育や行動変容への援助アプローチ、悪い情報をめぐるコミュニケーションや難しい患者（アドヒアランスが良くない、怒っている、操作しようとする）との対応等については、海外では通常、臨床実習前に当然のように教育されているにもかかわらず、わが国では十分な教育が行われていないのが実状である。

さらには倫理教育の場面でも海外の医学校では、医療の臨床現場で判断の難しい状況で適切な倫理的行動を実際に取り得るかというパフォーマンスを教育・評価するために、倫理OSCE（ETHICS OSCE/BIOETHICS OSCE）が盛んに行われている[4)、5)、6)]。

3. 医療現場で求められるコミュニケーション技能

3-1　基本的コミュニケーション技能

医療コミュニケーション技能の基本は傾聴、共感、受容が適切にできることである。傾聴、共感、受容と聞けばC.R.Rogersのカウンセリング的応答をイメージされるかもしれないが、カウンセラーにかぎらず「対人援助職種」である医療専門職にとっても、傾聴、共感、受容は共通に重要で基本となるコミュニケーション技能となる。

1) 傾　聴

先述のように「制度的会話」場面である医療現場でのコミュニケーションでは、患者が言いたいことが十分に聞き出せていないことが起きやすい。だから、ただ患者の話を聞けば良いということではなく、医療者側がしっかりと踏み込んで相手が聴いてほしいことまで聴くこと、つまりは「積

・Listen：患者の経過（ストーリー）や思い、受けとめ、おかれた状況や今後への不安を傾聴しながら、患者の強み・弱みを把握。
・Explain：患者に行動変容の必要性を中立的な（指示にならないように）に説明。
・Acknowledge：患者の強みを承認したうえで、課題となる部分を相互に確認する。
・Recommend：考えられるお勧めプランを推奨する。
・Negotiate：具体的な取り組みをどうするかについて交渉し次回のゴールを明確に設定。

図5　LEARN のモデル

極的傾聴；active listening」ということがとても重要となる。また、そのためには yes/no の返事しか聞けない閉鎖型質問（closed-end question）ではなく、「そのことについてくわしくお話し下さい」といった開放型質問（open-end question）の積極的使用が不可欠である。

2) 共　感

多くの医療者は患者に共感してあげていると考えているにもかかわらず、残念ながら患者側にはそれが十分に伝わっていないことが少なくない。せっかく患者に共感しようとしているのなら、それが言葉と態度で患者に確実に伝えることが重要である。共感を伝える基本は「おうむ返し；para phrase」が基本である。患者が「昨日、眠れなくて」と言われたら、「昨日、眠れなかったんですね」（事実のおうむ返し）と返すだけでなく、そもそも「共感」は感情を共有すると書くわけだから、さらに「それはつらかったですね」(感情のおうむ返し）と感情部分まで共有しようと返す（カウンセリングスキルでいう「反映」）ことが重要である。

3) 受　容

受容とは患者の考えや思いを否定しないでそのまま受けとめるということである。たとえネガティブな気持ちや医療者側には事実とは受けとられない発言でも、すぐに否定するのではなく,「ご本人ではそのように思われているのですね」と一度はそのまま受けとめることが重要である。特に、悪い情報に患者が接したときに、患者が悲しむ作業（悲嘆作業）を行うことは、つらい事実（喪失）を受けとめるためにも必要な作業であるので、安易な慰めの言葉をすぐに返すのではなく、一緒に悲しみしっかり分かち合うような声かけがとても重要である。

3-2　行動変容の援助に関わるコミュニケーション（図5）

行動変容の援助をめぐる関係の中で、援助する医療者側は、ちゃんとやるべきことが実行できて

- S：set up the interview　患者と話す場の設定
- P：assess the patient's perception　患者の認識の確認
- I：obtain the patient's invitation　患者の説明に対する希望・受け入れの確認
- K：give knowledge and information　医学的情報の提供
- E：address the patient's emotions　感情への共感的対応
- S：strategy and summary　今後の方針と説明のまとめ

図6　SPIKESモデル：アメリカ臨床腫瘍学会

いる人、できない人の面倒を見てあげている善意の人という、人間的・道徳的に優位な立場に立つことが起きがちで、一方、援助される患者側は、ちゃんとやるべきことが実行できていないダメな人で、まっとうにできている人から善意でもって援助を受けているといった、道徳的な上下関係の構図になりやすい一面がある。そのうえ、援助する側から見ると、「せっかく善意で言っているのだから、素直にその言葉に従うのが誠意だ」といった、感謝を要求するような権力構造や上下関係を押し付けがちになる。そして、言うことを聞かない患者は、「ひとの善意を無にする不心得もの」で、「素直に言うことを聞くか、さもなければ、目の前から消えてなくなれ！」というような、怒り似た気分を覚えたりすることもある。そのため、ともすれば患者に対しても、上から目線の説教くさい指導になりがちなのであるが、多くの場合、そういったスタイルの指導は効果的でないといわれている。

そういった問題点を克服する行動変容の援助モデルとしてLEARNのモデルがある。従来の一方的な医学的の説明（Explain）→行動変容の指示（Direction）というスタイルではなく、まずは患者の認識や思いを傾聴（Listen）するところからはじめようというモデルである。

3-3　悪い情報をめぐるコミュニケーション（図6）

悪い情報をめぐるコミュニケーションが難しいことは冒頭にも記載した。悪い情報を伝えて患者が落ち込んだり、がっかりすることは、ある意味、避けられないことなので、大事なのはがっかりさせないことではなくて、悲嘆作業が効果的に進められるように、一緒に患者のがっかりした気持ちを分かち合うことである。往々にして医療者は、目の前の患者のがっかりした気持ちを励ますべく、さらに状態の悪い患者の例を引き合いに持ってきて、「それよりはまだましだったから良かった」といった「よりまし論」を展開しがちである。しかし、患者にしてみれば、いくら「あなたの落ち込んだのはマイナス100やマイナス90の状態ではなくてマイナス60で済んだのだから、30か40お得で良かったじゃないですか」と言われても、そもそも、プラスだったと思っていた状態がマイナスになったこと自体に落ち込んでいる患者には、ほとんど慰めにはならないことのほうが多いのである。それよりは、この医療者も自分と一緒に今の事態を悲しんでくれているんだということが適切に伝わるような声かけのほうがより重要である。

アメリカ臨床腫瘍学会は、悪い情報を医師が伝えるモデルとしてSPIKESのモデルを提唱しており、わが国においてもがん対策基本法などを受けて、がん患者に対する診療・支援体制整備の一環として医師の間にも徐々に研修が広がりつつある。

3-4　不確実性を共有しながらのパートナーシップ

医療に不可避である不確実性を患者と共有しながらパートナシップを作っていく際のコミュニケーションをイメージする際に、「おばあさんの外国旅行」のたとえを用いることが多い。地理もわからず言葉も通じず、危険もある外国にたった1人で行くことになったおばあさん。いくらていねいに飛行機の乗り方や現地での道順を地図で説明されても、不安は解消されない。それが外国には行ったことがないけれど、ある程度通訳や道案内ができ、途中で出会ういろいろなことに一緒に喜んだり悲しんだりしてくれる孫が、最後まで寄り添って旅をしてくれたら、こんなに心強いことはないのである。今まで元気だった人が病気になるということは、まさに見知らぬ異国への旅に他ならず、その孫の役割を果たすのは援助に関わる医療者の責任でもある。決して全知全能の預言者を装うことは要らないのだから、いつも患者の心に寄り添うパートナーを目指し、悪い事態に遭遇したら「一緒にがっかり」してくれる同伴者でいて欲しいものである。

【文献】

1）R M Harden, M Stevenson, W W Downie, G M Wilson: Assessment of clinical competence using objective structured examination. British Medical Journal, 1, 447, 1975.

2）H.S.Barrows & S.Abrahamson: The Programmed Patient; A Technique for Appraising Student Performance in Clinical Neurology. J.of Med.Edu., Vol.39, 802-85, 1964.

3）H.S.Barrows: Simulated Patients（Programmed Patient）; The Development and Use of a New Technique in Medical Education. C.C.Thomas, Springield, Illinois, 1971.

4）Singer PA, Cohen R, Robb A, Rothman A : The ethics objective structured clinical examination. J Gen Intern Med, Jan, 8（1）, 23-8, 1993.

5）Singer PA, Robb A, Cohen R, Norman G, Turnbull J: Performance-based assessment of clinical ethics using an objective structured clinical examination. Acad Med, 71（5）, 495-8, 1996 May.

6）Kathryn M. Tchorz, S. Bruce Binder, Mary T. White, Larry Wayne Lawhorne, Deborah M. Bentley, Elizabeth A. Delaney, Jerome Borchers, Melanie Miller, Linda M. Barney, Margaret Dunn, William K. Rundell, Thav Thambipillai, and Randy J. Woods: OSCE Training in Ethics and Palliative Care; A Pilot Study During the Surgical Clerkship. Journal of Surgical Research, Feb, 2008.

第18章 医療情報の取り扱いと個人情報の保護

岐阜大学大学院医学系研究科　医療情報学分野　教授　紀ノ定保臣

国立大学医学部における医学教育の指針―国立大学医学部長会議からの提言―平成28年度版には、卒前教育の問題点と今後の戦略の中で、“スチューデントドクター制度による参加型臨床実習”が取り上げられている。そこでは、これまでの講義中心で知識の授与に偏りがちであった卒前教育における臨床実習について、今後は世界標準の診療参加型臨床実習を行うことが求められているとの提言がある。そのためには、医学生をスチューデントドクターとして大学病院で診療チームの一員として扱い、日々遭遇する患者の諸問題を解決できるように、On the Job Training（OJT）を行えば良いとされている。このような場合、診療参加型臨床実習では学生に医行為をさせる必要があり、学生のカルテ記載（電子カルテへの入力）も可能とする環境が求められる。

本稿では、スチューデントドクターが医行為をする場面を念頭に、医療情報の取り扱いと個人情報を保護する観点から、身につけておくべき電子カルテシステムの利用と活用方法について、また患者個人情報等の要配慮情報に対する個人情報保護に関するマネジメントシステムの概要について紹介する。

1．個人情報保護に関する社会の変化について

社会基盤のICT（Information Communication Technology）化が急速に進展・拡大している。日常生活において、インターネットを利用したメールやファイルの交換、TwitterやFacebookに代表されるSNS（Social Network System）の普及やブログを利用した個人の意見発信等、その手段は増えることがあっても減ることがないという現実がある。また、自身の病態を積極的に発信し、同様の病気に苦しんでおられる方々との間で、情報の共有や意見交換をしたいという活動も増加傾向にある。一方、このような記事が真実なのか、あるいはフェイクなのか、その判断は読者の側に委ねられている。同様に、個人のプライバシーをどのように保護するか、保護すべきかという議論も止むことのないテーマである。

個人のプライバシーを保護することを目的としたOECD（経済協力開発機構）のプライバシーガイドラインでは、下記**図1**に示す基本8原則が提示されている。また、併せてOECDのセキュリティガイドラインも提示する。

OECDプライバシーガイドライン

【基本8原則】
① 収集制限の原則
（同意を得ること）
② データ内容の原則
（正確で最新に保つこと）
③ 目的明確化の原則
（収集目的を明確にすること）
④ 利用制限の原則
（同意した目的にのみ利用すること）
⑤ 安全保障の原則
（データを安全に保護すること）
⑥ 公開の原則
（運用方法を公開すること）
⑦ 個人参加の原則
（データの修正や消去に応じること）
⑧ 責任の原則
（情報収集者は責任を負うこと）

OECDセキュリティーガイドライン

【基本9原則】
① 認識の原則
（教育および意識の向上）
② 責任の原則
（役割・責任の確立）
③ 対応の原則
（記録と監査・レビュー）
④ 倫理の原則
（他者の正当な利益を尊重）
⑤ 民主主義の原則
（社会の本質的な価値に適合）
⑥ リスクアセスメントの原則
（リスク評価と有効性評価）
⑦ セキュリティの設計及び実装の原則
（管理策の選択と導入・運用）
⑧ セキュリティマネジメントの原則
（PDCAの全プロセス）
⑨ 再評価の原則
（監査及びレビュー、継続的改善）

図1　OECDのプライバシーガイドラインとセキュリティガイドライン

図1に示したOECDによる8原則の勧告（1980年）は、個人には自己情報のコントロール権があるとする基本的な思想に基づくものである。また、これを受けEUや米国では個人情報保護に関する法制化が成立した（1995年）経緯がある。日本では2005年に個人情報保護法が全面施行され、その後の2015年9月に改正、さらに2017年5月30日に改正個人情報保護法が全面施行となった。改正個人情報保護法では、「個人情報の定義の明確化」、「適切な規律の下で個人情報の有用性を確保」、「個人情報の保護を強化」、「個人情報保護委員会の新設およびその権限」、「個人情報の取り扱いのグローバル化」、「その他の改正」の6項目で構成されている。

今回の改正個人情報保護法は、個人情報の定義を明確化することで従前のグレーゾーンを解決し、また誰の情報か分からないように加工された「匿名加工情報」について、企業の自由な利活用を認めることにより経済の活性化を進めようとする意図がある。他方、必要に応じて個人情報の流通経路を辿ることができるようにし、また、不正に個人情報を提供した場合の罰則を設け、不正な個人情報の流通を抑止する目的もある。一方、何が個人情報にあたるかを厳格に定めたことにより、個人が特定できないように匿名加工されれば個人情報をビッグデータとして利活用できることが可能になるため、保健・医療・介護等のデータはビッグデータ化の対象となりやすく、また商業利用する場合の社会的価値も高いことより、今後多くの議論がされる領域であるとも思われる。さらに、病気の治療内容を含む個人の医療情報を匿名に加工してビッグデータとして研究開発に活用できるよう、事業者に対する規制などを定めた次世代医療基盤法が2017年4月28日に成立した。公布後1年以内に施行される。このような医療情報を積極的に社会で活用しようとする動きは、各地の医療機関や薬局などが個別に把握している医療データについて、誰のものか識別できないようにした上で集約することで、新薬の開発や新しい治療法の確立などに役立てる狙いがある。一方、医療機関においてはこれまで以上に情報セキュリティ対策と診療情報の管理・活用に対する対応が求められることになる。また、スチューデントドクターが医行為をする場面を想定した個人情報の保護に対する意識の醸成と情報セキュリティに対する知識の獲得やリスクマネジメントの実施が不可欠であり、スチューデントドクターを育成する大学病院の役割もこれまで以上に多面的な環境の整備が求められるといえる。

2．スチューデントドクターが医行為をする場面を念頭に、医療情報の取り扱いと個人情報の保護について

全国の大学病院には、電子カルテシステムが導入されている。紙の記録やフィルム画像を全く利用しないペーパレス・フィルムレスの病院もあれば、一部の記録に紙やフィルムを利用する病院もある。それぞれの大学病院で運用の違いはあるものの、電子カルテシステムの利用を前提とした診療のスタイルはほぼ同じである。また、電子カルテシステムを利用する場合には診療記録の作成方法や記載ルール、指導医との連携、他職種との連携を正しく理解することが不可欠となる。さらに、それぞれの医療機関において電子カルテシステムの運用ルールがあり、そのルールを遵守することがチーム医療を進めるために不可欠となる。

大学病院において電子カルテシステムを含む広義の医療情報システムを運用しようとする場合、厚生労働省から出ている「医療情報システムの安全管理に関するガイドライン」を遵守することが求められる。また、このガイドラインは時代の背景に応じて適宜改定されており、最新版は今回の改正個人情報保護法に併せて策定された第5版（平成29年5月）である。改定に際しては、“医療機関等を対象とするサイバー攻撃の多様化・巧妙化、地域医療連携や医療介護連携等の推進、IoT等の新技術やサービス等の普及への対応として、関連する1章、6章等を改定するとともに、第4.2版の公表以降に追加された標準規格等への対応を行った”としている。

2-1　電子カルテシステムを正しく運用するために

スチューデントドクターが医行為を実施すれば、必ず診療録への記載が発生する。診療録への記載は電子カルテシステムを用いて作成することが一般的である。この時、電子カルテシステムの仕組みを正しく理解し、同時に電子カルテシステムを用いた診療録等の作成・保存・修正・活用方法にも一定のルールがあることを理解する必要がある。また、最近は医師や看護師、薬剤師、管理栄養士、検査技師や放射線技師、医事課職員などがお互いに連携してチーム医療を推進するスタイルが主流であり、電子カルテの記載や閲覧行為のみならず、患者情報の共有を前提としたチーム医療提供体制の中の一員であるという自覚とスチューデントドクターとしての振る舞い、責任感が求められるといえる。

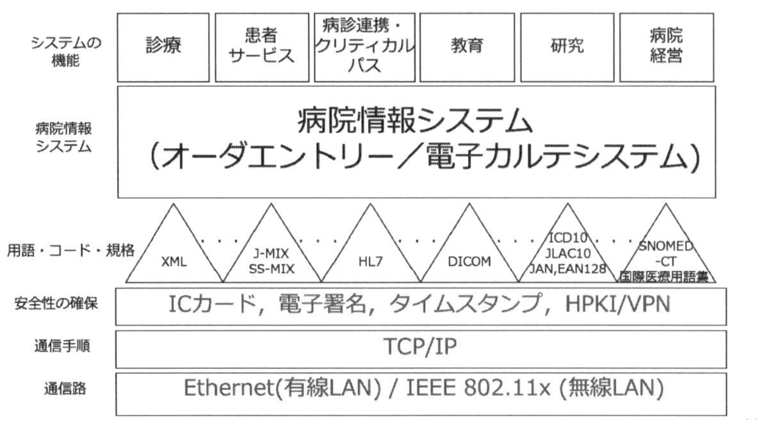

図2　病院情報システムの構成概要と機能

1）病院情報システムの一般的な機能構成例：病院情報システムは社会の基盤システムである！！

図2に病院情報システムの一般的な構成例を紹介する。

大学病院内に張り巡らされた情報ネットワークシステムは、光ファイバーを主とする有線LANによる高速ネットワークシステムと、WiFiと呼ばれる無線によるネットワーシステム等から構成されており、病院情報システムの基盤となっている。そして、この基盤ネットワークシステムの上に院内の各部署に配置された電子カルテ端末やプリンター、利用者を認証するICカードシステム、電子署名・タイムスタンプシステム、オーダエントリーシステム、電子カルテシステム、各種の診療録・看護記録や検査データ、画像データ等を保存する大規模サーバ群や各部門システム群が構築されている。また、大学病院情報システムの役割は単に診療を中心とした機能だけでなく、患者サービスや地域医療連携、教育・研究、病院経営等の機能を含んだ総合システムとなっている。さらに、昨今は他の医療機関のみならず、外部検査機関や調剤薬局等とも外部ネットワークで相互に接続されており、社会医療基盤システムになりつつある。換言すると大学病院のみならず、医療関係施設の情報システム網は相互に接続された社会基盤システムとなっており、その重要性と障害が起きた場合の甚大な影響を考えると、安易な気持ちで電子カルテシステムを利用することは避けるべきであることが良く理解できると思う。

2）電子カルテシステムを正しく活用するために：診療記録は公文書である！！

診療録を電子カルテシステムで作成・運用する場合、POMR（Problem Oriented Medical Record）に基づいたカルテ記載方法を採用することが一般的である。POMRは、以下の５つの作業段階：基礎データ、問題リスト、初期計画、経過記録、退院時要約・要約記録から構成される。

①基礎データ（base data）

・主訴、現病歴、既往歴、家族歴など

・生活像、診察所見、検査成績

②問題リスト（problem list）

・ナンバーとタイトルを付ける

・active と inactive の区別を付ける

③初期計画（initial plan）

・診断的計画（diagnostic plan）

・治療的計画（therapeutic plan）

・教育的計画（educational plan）

④経過記録（progress note）

・叙述的記録（narrative note）

S（subjective data）：主観的なデータ（患者の主訴）

O（objective data）：客観的なデータ（診察所見、検査成績）

A（assessment）：評価（医師の判断、考察）

P（plan）：計画

・経過一覧表（flow sheet）

⑤退院時要約、要約記録（discharge summary、summary note）

3）診療情報の特性：診療記録（公文書）の作成にはルールがある！！

3.1　病院で発生する診療データは、そのデータ項目と発生頻度に他分野と異なる特徴がある。

・患者基本情報（患者の氏名、性別、生年月日（年齢）、住所）は原則一回限りの発生。

・病名および主要症状は外来や入院での診療毎に追記される。

・すべての診療データには診療年月日と作成時刻が付与される。

・処方、注射・処置・手術、診療回数等は、患者によって大きく異なる。

・診療データはマルチメディア的であり、テキスト、数値、波形データ、画像、動画等がある。

・長期にわたって保存され、多目的に利活用されることが期待されている。

3.2　さまざまな診療業務で発生するデータを効率良く入力、修正、参照、利活用出来ることを目的に、オーダエントリーシステムや検査結果等の参照システム、画像閲覧システム、電子カルテシステム等が準備されており、患者毎に全ての診療記録がデジタルの形式で保存されている。また、それぞれの診療記録データには法定保存期間が定められているため、真正性・見読性・保存性を担保しつつ、データベース（DB）システムと呼ばれる電子的な診療データ格納保存庫で長期にわたって管理・保存されている。

※　真正性：故意または過失による虚偽入力、書換え、消去および混同を防止すること。
　　　　　また、作成責任の所在が明確であること。
　見読性：データの内容を必要に応じて肉眼で見読可能な状態に容易にできること。
　　　　　また、データの内容を必要に応じて直ちに書面に表示できること。
　保存性：法令に定める保存期間内は、復元可能な状態で保存すること。

4）病院情報システムと電子カルテシステムについて：運用にはルールがある！！

4.1　病院情報システムは、院内のICT化と共に発達してきた。最初に電子化されたのは、実施した検査や診療等に対する医事請求システムであった。次いで、オーダ・エントリーシステムが医事会計システムと接続され、その後、検査部門システムや薬剤部門システム、放射線部門システム、その他中央診療部門との接続を拡大するなど、今日の病院情報システムが完成し、最後に電子カルテシステムがペーパレス・フィルムレスのシステムとして運用されるまでになった。

4.2　オーダ・エントリーシステムの運用概念図を**図3**に示す。

外来や病棟において最も多用される機能が医師によるオーダ・エントリー（指示出し）であり、入力されたオーダに対して、医療従事者（医師や看護師、薬剤師、その他中央診療部門の担当者）はそれを実施し、実施記録や検査結果等が電子カルテに記録される。医療機関内にお

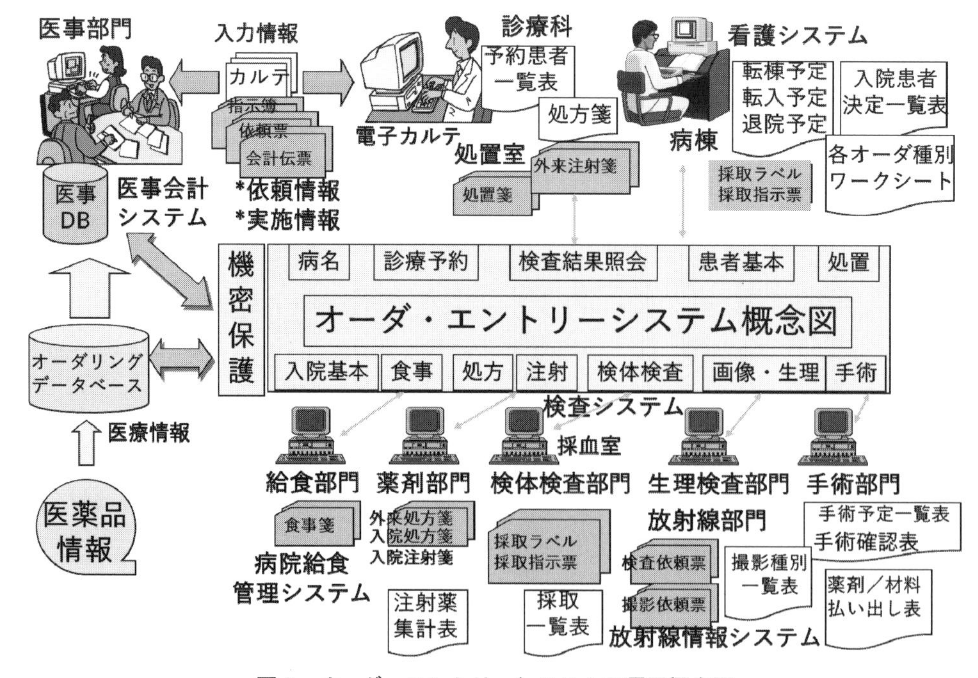

図3　オーダ・エントリーシステムの運用概念図

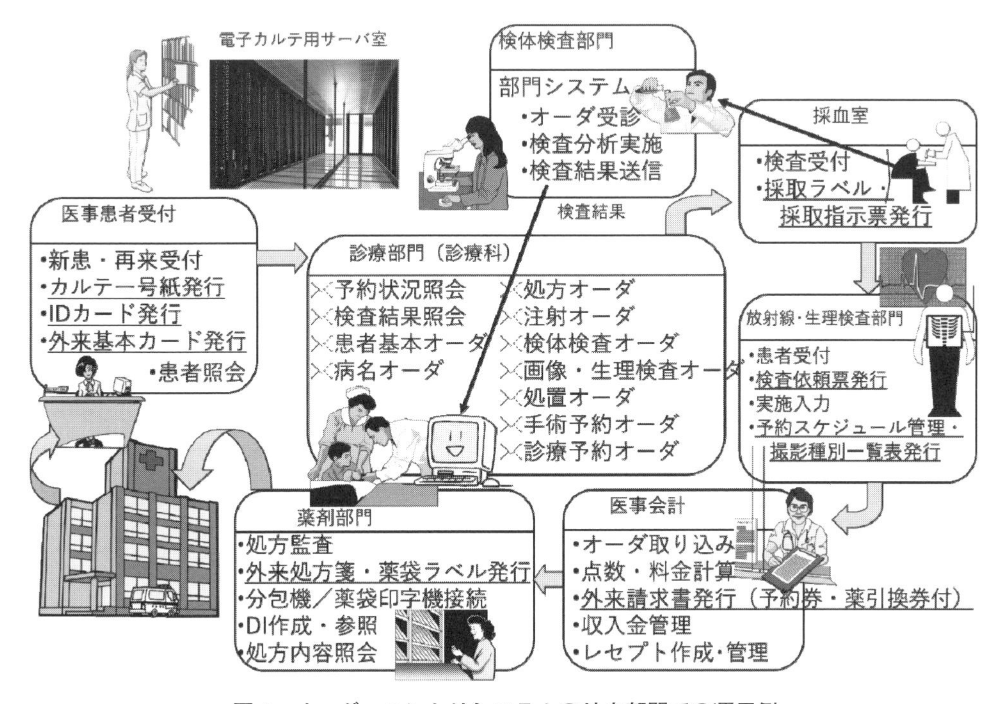

図4　オーダ・エントリシステムの外来部門での運用例

いて多用されるオーダの種類とその運用例を**図4**に示す。

4.3　オーダを受けた検査部門での業務の流れを**図5**に示す。検査部門情報システム（LIS：Laboratory Information System）では、医師からの指示内容に応じて検査を実施し、検査結果を電子カルテシステムに報告、保存する。この時、検査結果の精度確認等も実施され、検査結果の質が保証される運用になっている。同様に、標準的なプロトコルを用いたHIS-RIS-PACS-Modality連携の運用例を**図6**に示す。

2-2　電子カルテシステムの実運用について

電子カルテシステムの実画面を用いて、電子カルテシステムに記載、保存された患者毎の診療記録は診療の流れや患者の病態変化を時系列でフォローアップできるようになっている仕組みを紹介する（**図7**参照、診療録を学術目的への使用に同意を頂いた患者の記録：第二期電子カルテシステムの画面を提示している）。

以下の**図8**に各種画像や波形データ等の統合ビュー機能と電子カルテ記事の記載例を紹介する。

また、電子カルテシステムを用いた外来診療のシーンを**図9**に紹介する（説明は図中を参照）。

2-3　電子カルテシステムの特徴と効果的な活用方法について

これまでの説明で、電子カルテシステムの使用方法については、充分に理解できたと思われる。

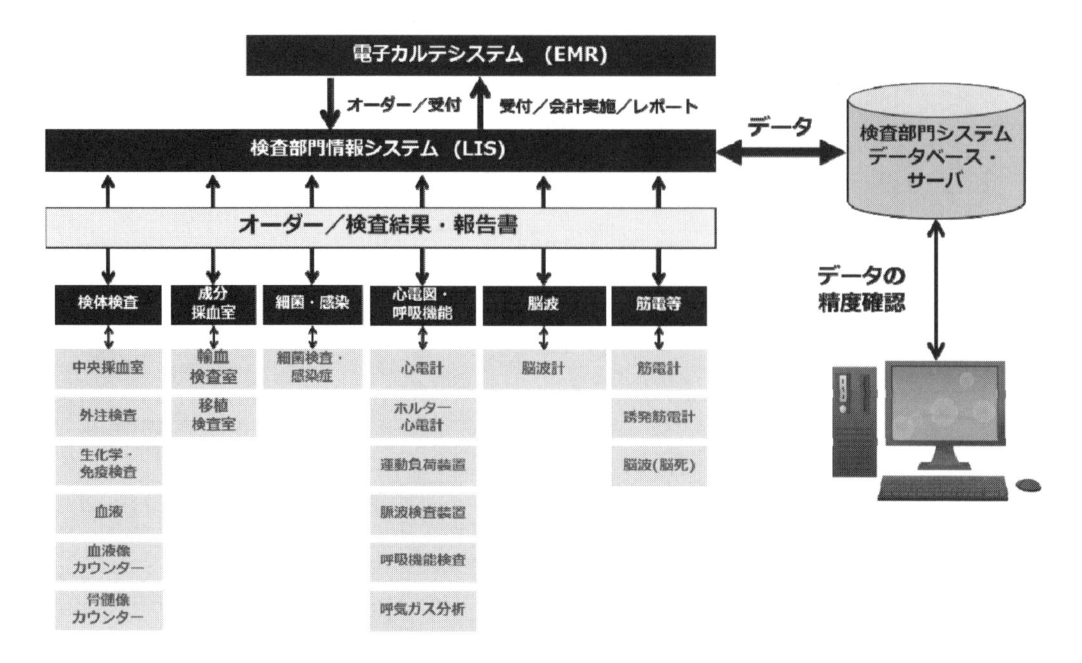

図５　検査部門情報システムの構成例とその運用

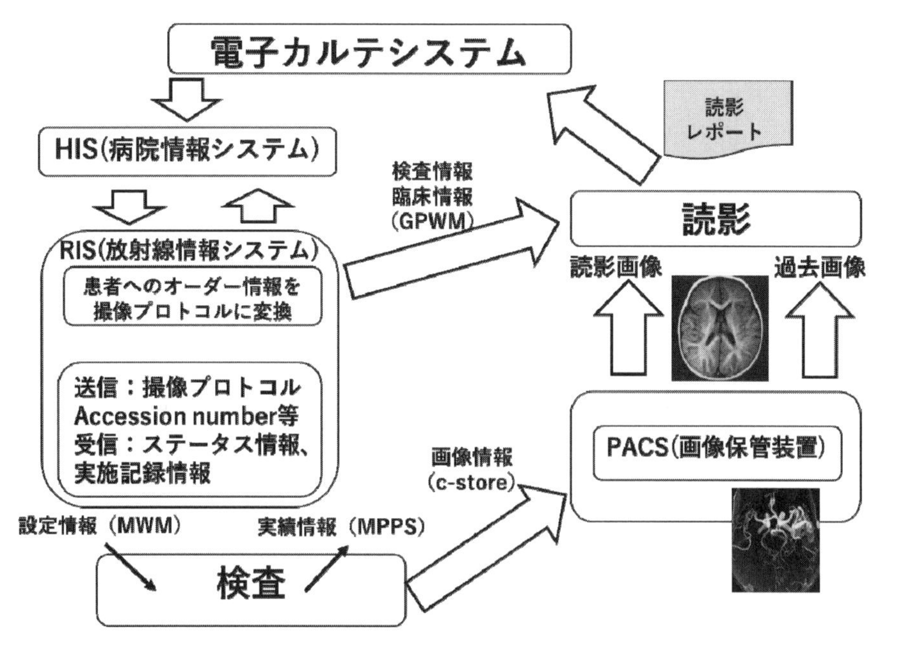

図６　標準プロトコルに基づいた画像検査オーダ・撮像・PACS に保存・画像診断レポートの作成

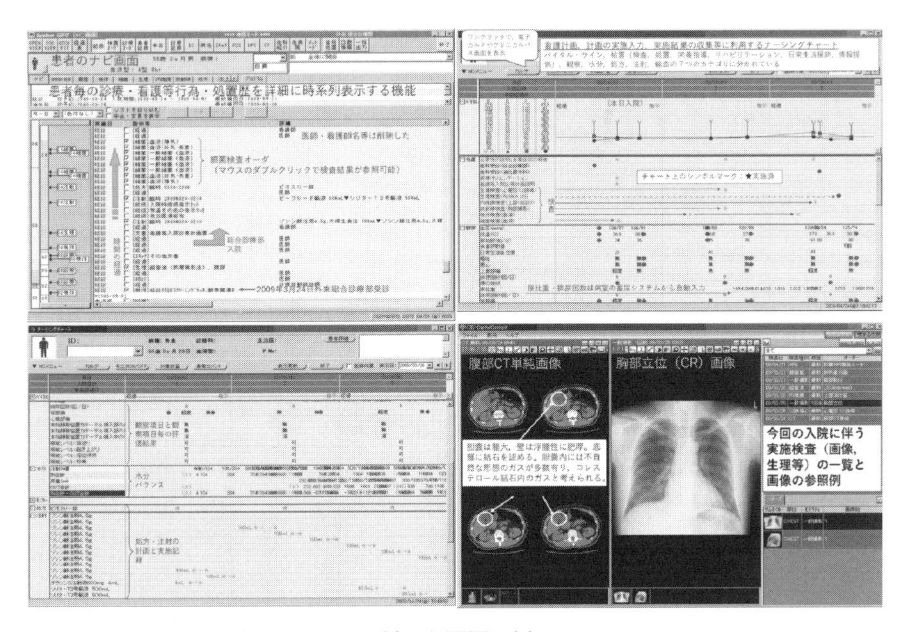

図 7.　電子カルテシステムで利用されている種々な画面の例
　図 7 左上：患者毎に、診療・看護行為・処置等を時系列に表示するオーバビュー画面
　図 7 右上：看護チャートであり、バイタルサイン・処置・観察・水分・処方・注射・輸血の７区分で表示
　図 7 左下：看護チャートの続き（水分バランスや処方・注射の計画と実施状況が可視化されている）
　図 7 右下：画像参照画面

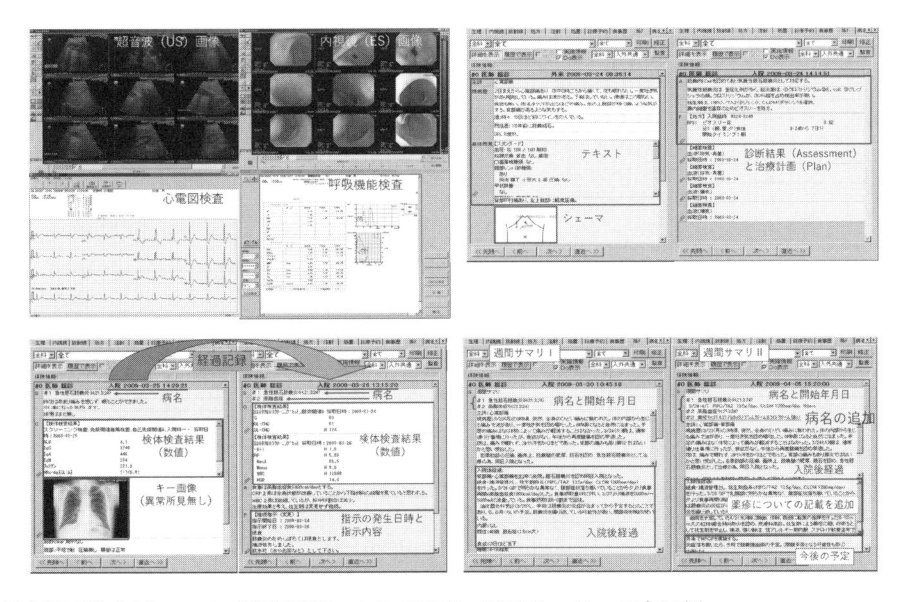

図 8.　超音波画像のビューア（動画対応）カルテ記事、週間サマリーの表示例
　図 8 左上：超音波・内視鏡画像や心電図波形・呼吸機能等のビューア（動画対応）
　図 8 右上：電子カルテの例：主訴・現病歴・身体所見・アセスメント結果・治療計画が記載されている
　図 8 左下：SOAP 形式で記載された電子カルテシステムの記載例（病名や病名開始日も記載済み）
　図 8 右下：病名および病名開始日、週間サマリーが簡潔に作成されている

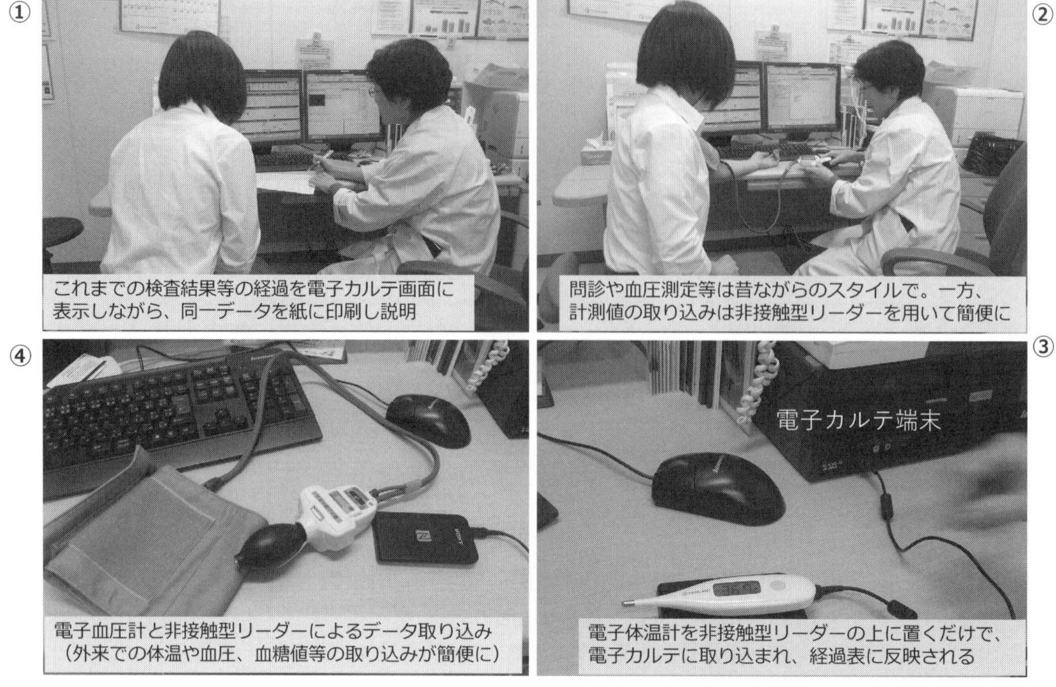

図９　岐阜大学病院の外来診察室での診療場面（第３内科　山本眞由美教授に協力を頂いた）

また、電子カルテシステムは便利であり、使い慣れたワープロと類似のツールであると思われた学生も多いと思う。しかし、この理解は正しくない。

電子カルテシステムは真正性のある医療文書を作成・保存するための手段であり、作成された診療録は原本性を担保すべき行政文書となる。また、診療録は法律に基づいて一定期間管理・保存されるべき文書である。さらに、診療録に修正が必要になった場合には、修正前と修正後が明示できる状況で保存されなければならず、同時に修正した者の氏名とその時刻も記録に残すことが求められている。さらに、電子的に保存された診療録等が安全に、保存・管理される仕組みが不可欠であり、安全性を高めた大規模サーバ室等の確保と組織的な活動が必須である。

岐阜大学病院は、2016年１月１日から新しい第三期の電子カルテシステムを運用している。目的は、より安全に、より診療記録の活用を目指し、医療・介護の連携や医師・歯科医師・薬剤師・保健師等との連携を強化すると共に、蓄積された診療記録を積極的に活用するためである。また、このような活動は同時にスチューデントドクターを育成する大学病院の役割とも合致していると考えている。

図10に、岐阜大学病院で現在使用している新しい電子カルテシステムの端末とその運用方針を紹介する。それは、ICカードとパスワードによる二要素認証によるログインと、仮想化技術を用いたローカル端末には一切の診療データを保存させない仕組みの電子カルテ端末の利用である。

PC端末にはデータは残らない。
1患者1カルテ
ICカードとパスワードの2要素認証

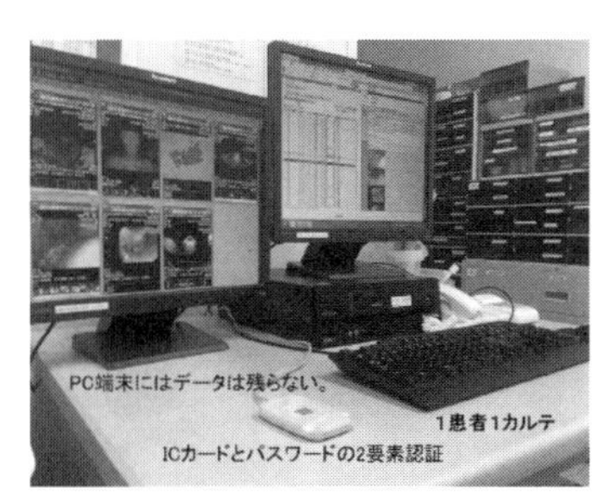

図 10　岐阜大学病院での新しい電子カルテ端末

3．コンピュータ・ウィルスとその脅威について

2017 年 5 月 12 日、コンピュータ・ウィルスであるランサム（身代金）ウェア「WannaCry（ワナクライ）」が世界 150 ヶ国で猛威を振るった。欧州圏では病院が感染被害に遭い、手術や治療ができなくなったとの報道もあった。今回話題となった「WannaCry」とは一体何なのか？　そもそも WannaCry は何が問題だったのか？

このマルウェアは「ランサムウェア」と呼ばれるタイプのもので、感染すると PC 内に入っている jpg、mp3、pptx、docx、xlsx などの主要な拡張子を持つファイルを暗号化するコンピュータ・ウィルスであるとのこと。暗号化を解除するためには、指定されたアドレスに対しビットコインで身代金を支払うよう指示されるとのこと。このように、感染者に対し直接金銭を要求するのが、ランサムウェアの特徴である。コンピュータウィルス対策ソフトを販売するトレンドマイクロによると、日本国内でも多数の攻撃が観測され、2017 年 5 月 7 日午前 9 時から 5 月 16 日午後 9 時までの 9 日間で、合計 1 万 6436 件の攻撃を確認したとのこと（トレンドマイクロ セキュリティブログ）。また、なぜ感染が広がったのか？　WannaCry は、Windows の「脆弱（ぜいじゃく）性」を利用して感染するウィルスであり、Windows のファイル共有プロトコル「SMBv1」の脆弱性を利用し、ランダムな通信先に対して攻撃の通信を送りつけ、相手を感染させる仕組みのようである。

一般的なマルウェアは、感染させるために「メールを送りつけ、添付ファイルを利用者に“クリックさせる”」ことや、「Web サイトに不正なコンテンツを埋め込み、利用者に“クリックさせる”」方法がよく用いられる。ところが、WannaCry の感染はコンピュータの基本 OS である Windows の脆弱性を利用し、利用者が何もアクションを起こすことなく感染させられることが大きな特徴となっている。そのため、脆弱性が残り続けている限り、この感染を止めることはできないといえる。ユーザ側にできることは、各種セキュリティ対策ソフトのアップデートを行い、端末側での防御をしっかりとすることである。また、ノート PC など持ち運べるデバイスでは、安全が確認できないネットワークへの接続に注意する必要もある。さらに、ランサムウェアの被害から身を守るためには、ノート PC の OS や各種アプリケーションを速やかにアップデートする習慣をつけるなど、常にコンピュータウィルスに対する意識を持ち続けることが重要となる。

4．電子カルテシステムの安全な利用方法と診療情報等の取得・利用・提供等の手続きについて

電子カルテシステムは大変便利なツールである。電子カルテ端末にログインし、患者選択画面を開けば、全ての患者記録を閲覧することが可能になる。また、指導医から指定された患者のカルテを開けば、記入することも可能になる。一方、スチューデントドクターとして忘れてはならないことがある。それは倫理観であり、医療機関としての組織文化である。

4-1　ホームページ（HP）による病院紹介と患者の権利宣言

それぞれの大学病院のHPでは病院の紹介情報が公開されていると思う。その中には、**図11**（岐阜大学病院のHP例を掲載）に示すような「患者の権利宣言」が掲載されており、患者は最善の医療を受ける権利を有し、病気や診療内容について納得できるまで説明を受け、自分の希望や意見（同意・選択・拒否）を述べること、また、そのことにより何ら不利益をこうむらないことが明記されている。同様に、セカンドオピニオンを聞くことができる権利、手続きに沿って自分の診療記録を見ることができる権利、個人情報が保護され正当な理由なく第三者に開示されないことの権利等も掲載されている。スチューデントドクターは、自身が所属する大学病院でのこのような患者に公開されている掲示内容を正しく理解し、その文言に沿った適切な対応を取ることが求められていることを忘れてはならない。同時に、患者には大学病院の使命である教育・研究にご理解、ご協力を頂くことも忘れてはならない。

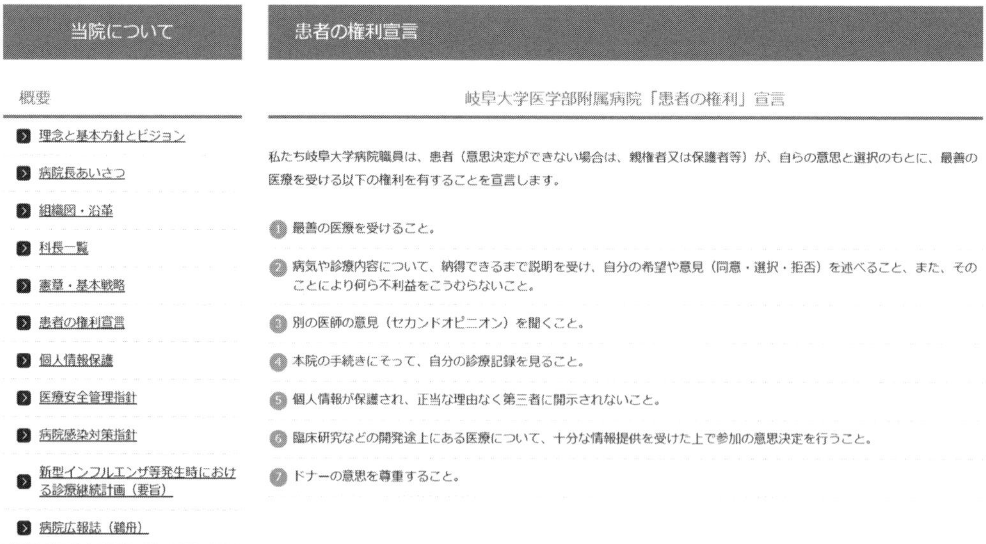

図11　岐阜大学医学部附属病院「患者の権利」宣言の紹介用HP

4-2　個人情報の取得・利用・提供等について

1)　取得の原則

・利用目的の特定：個人情報の取得は、利用目的をできる限り明確に特定し、その目的の達成に必要な限度において行うこと。

・適正な取得：適法、かつ、公正な手段によって個人情報を取得すること。

・特定の機微な個人情報の取得：あらかじめ定められた事項を「書面によって明示し、本人の明示的な同意」がある場合以外は、機微な個人情報を取得してはならない。

・直接書面以外の方法によって取得した場合の措置：上記のようにHP等においてあらかじめ利用目的を公表する。

2)　利用に関する措置

・個人情報の利用は、特定した利用目的の達成に必要な範囲内で行わなければならない。特定した利用目的の達成に必要な範囲を超えて個人情報を利用する場合は、定められている事項を示して、あらかじめ本人の同意を得なければならない。ただし、下記例外のように法律等による定めがある場合は、本人の同意を要することなく個人情報の利用ができる。①法令に依拠、②生命・財産の保護、③公衆衛生・児童の健全な育成、④国等の委託

・個人情報を利用して本人にアクセスする場合の措置：個人情報を利用して本人にアクセスする場合は、下記に定められている事項を本人に通知し、同意を得なければならない。ただし、別途、法律等による定めがある場合は、本人の同意を要することなく個人情報の利用ができる。①HP等においてあらかじめ利用目的を公表する、②「個人情報」の取得方法

3)　提供に関する措置

・個人情報を第三者に提供または目的外利用する場合は、あらかじめ本人に対して、定められた事項の内容を通知し、本人の同意を得なければならない。ただし、下記の事項等、別途定めがある場合は、本人の同意を要しない。①大量の個人情報を広く一般に提供する場合で、あらかじめ定められた事項を本人に通知している場合、②法人その他団体の役員および株主に関する情報で、あらかじめ定められた事項を本人に通知、もしくは、容易に知りうる状態においている場合、③委託するとき、④合併その他の事由による事業の承継に伴って個人情報を提供するとき、⑤特定のものと共同して利用する場合で、あらかじめ、定められた事項を本人に通知、もしくは、容易に知りうる状態においている場合、⑥以下の例外のいずれかに該当する場合（法令に依拠、生命・財産の保護、公衆衛生・児童の健全な育成、国等の委託）

5．おわりに

大学病院には教育・研究機関としての役割と保健医療機関としての役割がある。また、それぞれの役割を果たすために、多くの法律や規制、ガイドラインが設定されている。

本稿が、スチューデントドクターの育成と制度の発展に貢献できることを期待する。

【文献】

1）紀ノ定保臣・編著：医療情報セキュリティマネジメントシステム（ISMS）. 日本医療企画. 2010.

索引

数　字

英　文

A

B

C

D

E

G

H

I

J

L

M

N

O

P

Q

R

S

T

V

W

和　文

あ

い

う

え

お

か

き

く

け

こ

さ

し

第 3 版
生命倫理・医事法

価格はカバーに
表示してあります

2015 年 8 月 20 日　第一版 第 1 刷 発行
2018 年 2 月 15 日　改訂第一版 第 1 刷 発行
2022 年 3 月 18 日　第三版 第 1 刷 発行
2023 年 2 月 10 日　第三版 第 2 刷 発行

編著者　塚田（つかた）　敬義（ゆきよし）・前田（まえだ）　和彦（かずひこ） ©
発行人　古屋敷　桂子
発行所　株式会社 医療科学社
〒 113-0033　東京都文京区本郷 3 － 11 － 9
TEL 03 (3818) 9821　FAX 03 (3818) 9371
ホームページ　http://www.iryokagaku.co.jp

ISBN978-4-86003-133-6　（乱丁・落丁はお取り替えいたします）

本書の複製権・翻訳権・上映権・譲渡権・公衆送信権（送信可能化権を含む）は（株）医療科学社が保有します。

JCOPY　<出版者著作権管理機構 委託出版物>

本書の無断複製は著作権法上での例外を除き，禁じられています。
複製される場合は，そのつど事前に出版者著作権管理機構
（電話 03-5244-5088，FAX 03-5244-5089，e-mail: info@jcopy.or.jp）の
許諾を得てください。